Schaefer / Schipperges / Wagner

Gesundheitspolitik

Gesundheits politik

Historische und zeitkritische Analysen

Hrsg. von H. Schaefer, H. Schipperges und G. Wagner

Deutscher Ärzte-Verlag Köln 1984

ISBN 3-7691-0087-5

Umschlaggestaltung: Hanswerner Klein BDG/BFF, Leverkusen 3
Gesamtherstellung: Deutscher Ärzte-Verlag GmbH, Köln-Lövenich

Inhalt

Vorwort

Im Jahre 1967 wurde an der Bezirksärztekammer Nordwürttemberg eine Studienkommission für „Prospektive Untersuchungen über die Medizin im Jahre 2000" ins Leben gerufen. Aus der Arbeit dieser Kommission konnten inzwischen mehrere Monographien der Öffentlichkeit vorgelegt werden, u. a.: „Computer verändern die Medizin" (1969); „Entwicklung moderner Medizin" (1971); „Medizinische Dienste im Wandel" (1975); „Medizinische Ökologie" (1979); „Effektivität und Effizienz in der Medizin" (1981).

Die vorliegende Publikation greift auf Referate in einem Interdisziplinären Kolloquium zurück, das in den Jahren 1980 bis 1982 am Institut für Geschichte der Medizin der Universität Heidelberg veranstaltet wurde. Kritische Analysen und vermutete Tendenzen wurden hier ebenso wie mögliche Modelle und notwendig erscheinende Strategien zur Diskussion gestellt. Bewußt wurden die unterschiedlichen Ansichten verschiedener Experten in das Kolloquium hineingenommen; auf die Wiedergabe der anregenden Diskussionen mußte leider verzichtet werden. Die Ärztekammer wünscht der Veröffentlichung ein reges Interesse, und sie würde auch ein kritisches Echo begrüßen.

Stuttgart, im Mai 1984   Dr. Boeckh
                           Präsident der
                           Bezirksärztekammer Nordwürttemberg

1 Einführung

1.

Es gibt kaum einen Begriff, der heutzutage in der Öffentlichkeit häufiger gebraucht wird und gleichwohl weniger besagt als „Gesundheit". Da ist die Rede vom Gesundheitswesen oder einem Gesundheitssystem, von Gesundheitsforschung und Gesundheitsplanung, von Gesundheitserziehung und Gesundheitsbildung, von Gesundheitsarbeitern, Gesundheitsberatern, von den Gesundheitspolitikern ganz zu schweigen.

In der von Willy Brandt herausgegebenen sozialkritischen Zeitschrift „Die neue Gesellschaft" erschien im Jahre 1973 ein Artikel, der auf einer knappen Seite ein volles Dutzend Wortbildungen mit dem Begriff „Gesundheit" brachte. Da war die Rede von Gesundheitspolitik, Gesundheitssicherung, Gesundheitswesen, vom „Recht auf Gesundheit", von Gesundheitssystemen, Gesundheitsberufen, vom Gesundheitsarbeiter (wie hier der Arzt definiert wurde), von einer Gesundheitsorganisation und gar Weltgesundheitsorganisation und schließlich von einem integrierten Gesundheitssystem.

In diesen Ausführungen finden wir den erstaunlichen Satz: „Gesundheitspolitik ist eine zu ernste Sache, als daß man sie allein den Medizinern überlassen sollte." Was können sie hier nicht alles verkehrt machen, die Ärzte, während doch die Soziologen und Psychologen von vornherein wissen, um welche Braut der Tanz geht, — und selbstverständlich auch ihre Partner: das „Betroffenenkollektiv", die mündigen Patienten! Und wenn man die Ärzte auch nicht ganz draußen lassen kann bei der Politik mit der Gesundheit wie auch beim Geschäft mit der Krankheit, so sollte man ihnen doch wenigstens gehörig auf die Finger schauen und gelegentlich auch energisch auf die behandelnde Hand klopfen! Denn: Gesundheit ist viel zu wichtig! Sie ist das Wichtigste überhaupt in unserer Welt: sie ist das „summum bonum"!

Es dürfte angesichts dieser und ähnlicher Parolen angebracht sein, dem Begriff „Gesundheitspolitik" in seinem begrifflichen und sozialen Wandel während der Entwicklung der neueren Medizin einmal etwas eingehender nachzugehen, zumal das heute uns vor Augen stehende „Gesundheitswesen" sich ausschließlich als Krankenversorgungswesen und als Sozialversicherungssystem repräsentiert.

Angesichts der vorherrschenden Verwirrung auf allen Feldern, die mit dem Begriff „Gesundheit" verbunden sind, und der gleichzeitig anwachsenden gesundheitspolitischen Bedeutung aller modernen Gesundheitssysteme hat sich die Kommission „Prospektive Untersuchungen über die Medizin im Jahre 2000" an der Bezirksärztekammer Nord-Württemberg die Aufgabe gestellt, sich zunächst einmal mit dem zentralen Begriff „Gesundheitspolitik" zu befassen. Das Thema wurde in drei aufeinanderfolgenden Semestern in einem Interdisziplinären Kolloquium an der Universität Heidelberg behandelt, wobei sich bald schon herausstellte, daß neben zeitkritischen Untersuchungen vor allem auch historische Analysen durchgeführt werden mußten, um das ungemein vielschichtige Vorfeld moderner Gesundheitssysteme in den Blick zu bekommen und damit auch das, was wir „Gesundheitspolitik im Wandel" genannt haben und besser noch nennen sollten: „Gesundheitspolitik im Umbruch".

Es entspricht der Gepflogenheit unseres Kolloquiums und damit auch dem Charakter dieses Sammelbandes, daß die Autoren für die in ihren Beiträgen geäußerten Ansichten und Urteile allein verantwortlich sind. Die Herausgeber haben sich darauf beschränkt, lediglich formale Korrekturen anzubringen, um einen möglichst einheitlichen Duktus zu gewährleisten.

2.

„Gesundheitspolitik" scheint ein moderner „terminus technicus" zu sein, will man nicht den Begriff „Politik" auf Handeln und Eingreifen überhaupt ausweiten. Um so auffälliger ist es, daß sich bereits in der medizinischen Literatur der frühen Aufklärung der „politische Arzt" als ein Modewort findet, wie auch die Medizin als solche immer mehr auf die Funktionen einer „Medizinischen Polizei" ausgeweitet wird. Man denke nur an Johann Peter Franks „System einer vollständigen Medicinischen Policey" oder an den „Medicus politicus" von Friedrich Hoffmann.

Als weitere Beispiele erwähnt seien die „Grundsätze der Volksarzneykunde" von Johann Christian Juncker (Halle 1787) oder auch Tissots „Anleitung für das Landvolk in Absicht auf seine Gesundheit" (Zürich 1768), die auch im deutschen Kulturraum weiteste Verbreitung fand. Die Medizin versuchte unter dem Zeichen der Aufklärung nicht nur den entscheidenden Schritt aus dem rein empirischen Bereich in die wissenschaftlichen Bezirke zu tun; sie sollte und wollte damit auch das kleine, private, persönliche Wohlergehen, wie es der alten kurativen Heilkunst vorgeschwebt hatte, enger und bewußter mit der öffentlichen Wohlfahrt verbinden, der „salus publica". Der „Medicus politicus" von Hoffmann war dazu ebenso nur eine Etappe wie auch das „System der Medicinischen Policey", das am Ausgang des 18. Jahrhunderts von Johann Peter Frank entworfen worden war.

Aber erst im 19. Jahrhundert ist die Medizin in allen Bereichen diesen Weg bewußt und systematisch gegangen, auf einer Bahn, die am Anfang des 18. Jahrhunderts bereits von den weitblickenden Geistern so klar konzipiert war. Zweifellos arbeitet auch unsere moderne Gesundheitspolitik noch mit dieser Idee der Aufklärung, ohne auch nur im geringsten mit einem solchen Programm fertig geworden zu sein. Wie läßt sich diese Situation historisch verstehen?

Für Paracelsus noch war es das Amt des Arztes, die Not des einzelnen fachkundig zu wenden. Aber schon der junge Leibniz beschrieb in seinem Memorandum zur Begründung einer Akademie der Wissenschaften (1670) eine wesentlich weiter gespannte gesundheitspolitische „Medizin von sozusagen vorsorgender Art". Mit Kant und Johann Benjamin Erhard wurde die private Heilkunst zu öffentlicher Wohlfahrtskunde aufgewertet. Christian Friedrich Nasse, der große Bonner Kliniker, glaubte noch einmal den Arzt als den „Zeugen der großen und kleinen Szenen des Lebens" beschwören zu können, wobei seine Medizintheorie sich der „Lehre von der ganzen Menschennatur", einer umfassenden Anthropologie also, verpflichtet wußte.

Seit dem ausgehenden Mittelalter bereits hatten alle gesundheitlichen Fragen und sanitären Maßnahmen in den Händen des „Physicus" gelegen, der als Stadtarzt oder Leibarzt auch gutachterliche oder gesundheitspolitische Funktionen zu übernehmen hatte. Am Ende des 18. Jahrhunderts war es der „Kreisphysicus", dem die Aufgaben der Sanitätspolizei, einer Medizinalaufsicht, der Seuchenbekämpfung sowie der Gerichtsmedizin anvertraut waren. Die theoretischen Voraussetzungen dieser Disziplin hatte wiederum Johann Peter Frank in seinem monumentalen „System einer vollständigen Medicinischen Policey" dargelegt. In einer frühen Dissertation bereits wollte Johann Peter Frank (1784) beweisen, daß der einzelne Arzt keine Möglichkeit mehr habe, im Bereiche der öffentlichen Gesundheitspflege erfolgreiche Maßnahmen zu treffen, daß daher nur noch der Staat in der Lage sei, die Gesundheit zu pflegen und zu erhalten. Frank behandelt alle Fragen einer öffentlichen Gesundheitspflege, so die Verbesserung des Hebammenwesens, die Vorbeugung der Tollwut, die Prophylaxe bei Pocken, Pest, Lepra, das Trockenlegen von Sümpfen und ähnliches. Er befürwortet den volkstümlichen Unterricht in Hygiene, die Anschaffung von Apparaten zur Lebensrettung, strenge Aufsicht über den Verkauf von Lebensmitteln, das Verbot von schädlicher Kleidung und ähnliche hygienische Maßnahmen.

In Großbritannien entwickelte sich der Begriff einer staatlichen Gesundheitspolitik wesentlich später. Zwar hatte schon John Robertson in seinem „Treatise on Medical Police & Diet" (1809) die Schaffung eines Gesundheitsrates („Council of Health") beantragt, der jedoch erst um die Mitte des 19. Jahrhunderts zum Tragen kam. Auch Robertson war zu der Schlußfolgerung gekommen, daß öffentliche Gesundheitspflege nur vom Staat erfolgreich durchgeführt werden könne. Hingegen stand eine allgemeine hygienische Volksbelehrung schon am Ausgang des 18. Jahrhunderts in voller Blüte, wobei nur an Namen wie Unzer, Struve, Faust, Mezler, Franz Anton Mai oder auch Hufeland erinnert sei.

Im Jahre 1867 hielt Pettenkofer auf der Naturforscherversammlung in Frankfurt seine berühmte Rede „Ueber die Bedeutung der öffentlichen Gesundheitspflege", und auf der gleichen Versammlung erfolgte die Gründung einer „Sektion für öffentliche Gesundheitspflege". Seit dem Jahre 1869 erschien eine „Deutsche Vierteljahresschrift für öffentliche Gesundheitspflege". 1873 kam es zur Gründung des „Deutschen Vereins für öffentliche Gesundheitspflege". Im Jahre 1883 fand die erste große Hygiene-Ausstellung in Berlin statt.

Der zu Unrecht vergessene bedeutende Theoretiker der Hygiene Eduard Reich (1879) glaubte in seinem „System der Hygiene" die neue Gesundheitslehre wie folgt definieren zu können: „Die Hygiene umfaßt die ganze physische und moralische Welt und communiciert mit allen Wissenschaften, deren Gegenstand die Betrachtung des Menschen und der diesen umgebenden Welt ist". Eine genau-

ere Difinition lieferte wenig später Alfred Grotjahn in seiner „Sozialhygiene"
(1904): Eine Sozialhygiene hat als normative Wissenschaft zu enthalten „die
Lehre von den Maßnahmen, die der Verallgemeinerung hygienischer Kultur unter der Gesamtheit von örtlich, zeitlich und gesellschaftlich zusammengehöri-
gen Individuen und deren Nachkommen unterliegt".

Auf dieser Basis konnte am Ausgang des 19. Jahrhunderts auch die Gesundheitspolitik ihre strategischen Planungen ansetzen und ihre praktischen Maßnahmen entfalten. Was dabei allerdings immer wieder und immer stärker ins Auge fallen muß, das ist 1. der Mangel an Systematik und 2. das Ausbleiben aber
auch jeder Konsequenz.

Wir werden daher bei den folgenden Darstellungen den historischen Zeugnis-
sen breiteren Raum geben müssen, weil ohne die damals einsetzenden Motive
und Tendenzen unser modernes Gesundheits-Wesen, und dies vor allem unter
der Perspektive eines Gesundheits-Systems, einfach nicht zu verstehen ist.

Während nämlich für die ärztlichen Generationen zwischen Hippokrates und
Paracelsus die Heilkunst eher als Technik des Steuerns, des Verhütens und der
Vorsorge angesehen wurde, als eine Haushaltspolitik in dem von Natur aus labilen Fließgleichgewicht des individuellen Organismus, sieht das 19. Jahrhundert
die „soziale Frage" für alle Bereiche der Medizin bedeutsam werden. Für Hippokrates war der Arzt noch der „kybernetes", ein vor- und fürsorgender Steuer-
mann für die private Lebensführung. Paracelsus noch sah das Amt des Arztes
darin, die Not zu wenden. Demgegenüber will Rudolf Virchow den Arzt in das
„soziale Zeitalter" (1848) einführen, um die Politik als eine „Medizin im Großen"
systematisch zu gestalten. „Obwohl dem Wortlaut nach nur Heilkunst, hat sich
die wissenschaftliche Medizin immer die Aufgabe gesetzt und stellen müssen,
die einige Lehre vom Menschen zu enthalten". So Rudolf Virchow im Jahre
1849, und weiter: „Ausschlaggebend für den Fortschritt wird die Erhebung der
Medizin zur Naturwissenschaft im höchsten Sinne des Wortes, als Wissenschaft
vom Menschen, als Anthropologie im weitesten Sinne sein". Als Anthropologie
im weitesten, in einem sozialen Sinne erst gewinnt die Medizin absolute Priorität
vor allen anderen Wissenschaften.

Gegenüber den großspurigen Sozialprogrammen des 19. Jahrhunderts sind die
praktischen Schritte allerdings überraschend bescheiden geblieben. Wir werden ihnen bei unseren Untersuchungen dennoch nachgehen müssen, um die
leitenden Linien eines öffentlichen Gesundheitsdienstes im Auge zu behalten.
Um das Jahr 1700 bildete sich in Preußen ein frühes „Collegium sanitatis", das
alle Aufgaben eines öffentlichen Gesundheitswesens zu übernehmen versuchte. Im Jahre 1725 wurde von Friedrich Wilhelm I. auf dieser Basis das Preußi-
sche Medizinaledikt erlassen, das auch anderen Ländern als Vorbild diente.
Aber dieses Edikt hatte sich — wie Virchow in seiner „Medicinischen Reform"
(1848) klagt — zu einem künstlichen System entwickelt, das bald schon in einem „unfruchtbaren Geschäftsformalismus" erstarren mußte. Virchows kon-
struktive Gegenvorschläge für ein großangelegtes „Medicinal-Ministerium" sind

aus politischen Gründen nicht zum Tragen gekommen, damals nicht, und bis heute nicht!

Erst im Jahre 1876 konnte die Idee eines Reichsgesundheitsamtes verwirklicht werden. Mit dem Jahre 1881 leitete dann Bismarck sein Gesetzgebungswerk ein, das den sozial schwächeren Schichten der Bevölkerung Schutz bei Krankheit, Unfall und Invalidität gewähren sollte. 1883 wurde die Krankenversicherung der Arbeiter ins Leben gerufen, 1884 folgte die Unfalversicherung, 1889 die Invaliditäts- und Altersversicherung, die 1911 in der Reichsversicherungsordnung (RVO) vereinigt wurden.

3.

Soweit ein erster kursorischer Überblick über die jüngste Entwicklung; wir werden auch bei den folgenden Einzelanalysen immer wieder gerade in dieses 19. Jahrhundert zurückblenden müssen, einen Zeitraum, der uns so nah auf den Leib geschrieben ist, der im Grunde noch gar nicht „Geschichte" wurde, sondern eher unser „Vorfeld" blieb, einen Zeitraum aber auch, den Martin Heidegger einmal die dunkelste aller Epochen der Weltgeschichte genannt hat. Bevor wir uns daher an ein so waghalsiges Thema wie eine Gesundheitspolitik für die Welt von morgen wagen, sollten wir uns immer wieder auch dem Memento historischer Modelle anvertrauen.

Die historischen Muster haben uns — in ihrer Funktion als heuristische Modelle — deutlich gemacht, daß wir es im Gesundheitswesen stets mit einem Regelkreis zu tun haben, in welchem der Mensch den zentralen Angelpunkt bildet, daß es sich um ein „Ökosystem" handelt, in welchem Struktur und Funktion nicht zu trennen sind. Historische Modelle „geben uns unersetzliche Denkmittel", schreibt Karl Jaspers in seiner Schrift „Philosophische Autobiographie" (1957), „aber nicht so, daß wir sie im Durchdringen der gegenwärtigen Situation zur Heilung anwenden könnten". Sie sind eben kein Rezept, sonder nur ein Memento. Als heuristische Modelle wollen sie daher in jedem Punkte neu artikuliert, stets aktualisiert und so für unsere Aufgaben operationalisiert werden.

Was also waren — um es noch einmal zu wiederholen — die Prioritäten praktischer Gesundheitspolitik in den letzten hundert Jahren? Um die Mitte des 19. Jahrhunderts hatte sich der säkulare Paradigmawechsel der Gesundheitspolitik bereits vollzogen: Aus der alten, privaten, gewerblich geübten Gesundheitspflege und Heilkunst (medicina privata) ist eine öffentliche Gesundheitspflege und soziale Krankenversorgung (medicina publica) geworden. Die Medizin wird schließlich aufhören (so Virchow schon 1849), eine besondere Wissenschaft zu sein: „Ihre letzte Aufgabe als solche ist die Konstituierung der Gesellschaft auf physiologischer Grundlage".

Als eine „soziale Wissenschaft" erst wird die Medizin den ihr von Natur aus zustehenden Platz in der Gesellschaft behaupten und zum unerschütterlichen Garant der sozialen Zukunft werden. Rudolf Virchow jedenfalls hielt es für untragbar, daß die realen Wissenschaften immer offensichtlicher „in den tiefsten Born der Erkenntnis" schauen, ohne nun auch „die Neigung einer Anwendung ihrer Erkenntnis zu verspüren". Hat doch die Medizin allein Kenntnis „von den Gesetzen, die den Körper *und* den Geist" zu bestimmen vermögen! „Soll die Medizin daher ihre großen Aufgaben wirklich erfüllen, so muß sie in das große politische und soziale Leben eingreifen; sie muß die Hemmnisse angeben, welche der normalen Erfüllung der Lebensvorgänge im Wege stehen und ihre Beseitigung erwirken. Sollte es jemals dahin kommen, so wird die Medizin, was sie auch sein muß, ein Gemeingut aller sein; sie wird aufhören, Medizin zu sein, und sie wird ganz aufgehen in das allgemeine, dann einheitlich gestaltete Wissen, das mit dem Können identisch ist." Ist es doch die vornehmste Aufgabe des Staates, die Verwirklichung der Kultur zu erfüllen! Und wer anders als die Ärzte sollten „dereinst als die eigentlichen Träger der wahren Kultur auftreten"!

Für den Gesundheitspolitiker Virchow verstand es sich noch von selbst, „daß es die Aufgabe des Staates ist, die Leistungsfähigkeit jedes einzelnen" in Anspruch zu nehmen, um sich „auf diese Weise die Mittel zu verschaffen, den Bedürfnissen jedes einzelnen" zu genügen. Nur in diesem Wechselverhältnis läßt sich der Zweck des Staates erfüllen, nämlich „die Realisierung des Wohlseins aller". Die Aufgabe des Staates liegt daher in erster Linie darin, „die Mittel zur Erhaltung und Vermehrung der Gesundheit und Bildung in möglich größtem Umfange durch die Herstellung öffentlicher Gesundheitspflege und öffentlichen Unterrichts zu gewähren".

Im Jahre 1849 bereits hatten Salomon Neumann und Rudolf Virchow den Kommissionsentwurf zu einer Medizinalordnung vorgelegt, in der es heißt: „Die öffentliche Gesundheitspflege hat zu sorgen
1. für die Gesellschaft im ganzen durch Berücksichtigung der allgemeinen natürlichen und gesellschaftlichen Verhältnisse, welche der Gesundheit hemmend entgegentreten . . .,
2. für das einzelne Individuum durch Berücksichtigung derjenigen Verhältnisse, welche das Individuum hindern, selbst für seine Gesundheit einzutreten".

Damit war bereits der Idee einer Gesamtsozialversicherung Ausdruck gegeben, die heute — am Ausgang des 20. Jahrhunderts — eine nahezu totale Krankenversicherung umfaßt mit Leistungen von über 200 Milliarden im Jahr. Am Ende unseres Jahrhunderts aber stehen auch wir immer noch mitten in diesem großangelegten und dramatisch bewegten Transformationsprozeß von der mittelalterlichen christlichen Armenpflege über die bürgerlichen Krankenanstalten des 19. Jahrhunderts bis hin zum Integrierten Gesundheitszentrum des Jahres 2000 —, einem wahrhaftig säkularen Entwicklungsprozeß, der noch nirgendwo strukturell fixiert ist oder auch nur ein annähernd endgültiges Stadium erreicht hätte.

Eine eigenständige Gesundheitspolitik großen Stils konnte im 20. Jahrhundert jedenfalls — abgesehen von dem zwiespältigen Intermezzo im Dritten Reich — nicht entwickelt werden. Die sicherlich ernst gemeinten Entwürfe waren zu kurzsichtig angelegt, zu kurzfristig gedacht, zu sehr aus dem Blickwinkel mittelfristiger Legislaturperioden gesehen. Und so darf es uns nicht wundern, daß es weder von der politischen Seite einen ernsthaften Anspruch an die Medizin gab noch von der medizinischen Seite ein ernstzunehmendes Angebot an die Politik.

Die Medizin von morgen wird sich vermutlich im Vorfeld der Krankheit abspielen. Die Krankheiten werden selbstverständliches Thema der sich weiter entwickelnden Heiltechnik sein. Bei der Heilkunde der Zukunft aber geht es auch um die Gesundheit! Es sind vor allem die chronischen Krankheiten, die in den letzten Jahren den Charakter von Volkskrankheiten angenommen haben. Gegen solche „Epidemien" aber können nur gesundheitspolitische Maßnahmen großen Stils angesetzt werden, wie sie bereits Rudolf Virchow vor Augen standen, als er (1848) bemerkte: „Epidemien gleichen großen Warnungstafeln, an denen der Staatsmann von großem Stil lesen kann, daß in dem Entwicklungsgange seines Volkes eine Störung eingetreten ist, welche eine sorglose Politik nicht länger übersehen darf". Die Störungen — die Symptome der Zeit — sind es, welche die prophylaktischen Maßnahmen — eine Politik für die Gesundheit — bestimmen.

Für eine effektive Gesundheitsplanung und eine realistisch denkende Gesundheitspolitik dürfte es dabei von ausschlaggebender Bedeutung sein, daß alle Problemkreise nicht isoliert nebeneinander oder konkurrierend zueinander, sondern als ein in sich geschlossenes Programm betrachtet werden, das — in Theorie wie Praxis — das Konzept einer Medizin als Gesundheits-Wissenschaft vorzutragen in der Lage wäre: einer Heilkunde und Heilkultur, die sich nicht nur mit den Krankheiten befaßt, sondern auch mit der Gesundheit des Menschen, mit einer wirklichen Gesundheits-Politik!

2 Zur Entwicklung
   des modernen Gesundheitswesens

2.1 Das gesundheitspolitische Programm Rudolf Virchows

H. Schipperges

Einführung

Vor etwas mehr als 300 Jahren, im Winter des Jahres 1669 auf 1670, legte der damals 24jährige Leibniz eine vielbeachtete Denkschrift für eine Gesellschaft der Wissenschaften vor, die später in der Preußischen Akademie der Wissenschaften realisiert wurde. Das Memorandum, das eindrucksvoll den Geist der Neuzeit spiegelt, trägt den Titel: „Grundriß eines Bedenkens von Aufrichtung einer Societät in Teutschland zu Aufnehmen der Künste und Wissenschaften". Es stellt in seinem Programm bereits eine klare Absage an Struktur und Geist der veralteten europäischen Universitäten dar. Eine neue und nun wirkich universitäre Wissenschaft wird gegen die alte, die scholastische Hochschule gesetzt.

Aufgabe der kommenden aufgeklärten Gesellschaft ist es — so Leibniz — die Natur der Kunst zu unterwerfen, die menschliche Arbeit leichter und menschliches Leben genußreicher zu machen. Alle Wissenschaft richtet sich fortan auf den Nutzen, auf das „gemeine Beste". An die Stelle des Seelenheils tritt das „allgemeine Wohl", dem insbesondere die Medizin zu dienen hat. Die Politiker aber haben weiter nichts zu tun, als „durch Imitation nachzuahmen", was die Wissenschaft an Wahrheiten aufgedeckt hat, um es nunmehr für die Allgemeinheit brauchbar zu machen. Was Gott in der großen Welt getan hat, wird nun im säkularisierten Sektor transformiert und praktiziert. Dazu allein dient die neue Wissenschaft, zumal in der Medizin.

Leibniz stellt mit diesem seinem Programm die Grundlagen einer „Medizin von sozusagen vorsorgender Art" vor, die damals bereits einer Theorie und Praxis der Gesundheitspolitik in großem Stil gerecht wurden. Ende des 18. Jahrhunderts finden wir ein ähnliches Programm bei Immanuel Kant, so vor allem in seiner Altersschrift „Der Streit der Fakultäten" (1798). Mit Hufeland will Kant die Medizin als eine „moralische Kultur" ansehen, als einen immer neuen Vesuch, „das Physische im Menschen moralisch zu behandeln". Die Mittel hierzu habe man „als gesetzgebendes Glied im Korps der Ärzte aus der reinen Vernunft" herzunehmen. Nur so könne die moralisch-praktische Philosóphie zugleich auch eine Universalmedizin abgeben, eine wirkliche Gesundheitspolitik.

Beim Versuch einer solchen konstitutionellen Verfassung einer Universalmedizin beruft Kant sich ausdrücklich auf den mit ihm eng befreundeten Arzt Johann Benjamin Erhard, der alles Moralische in der Geschichte überhaupt angesehen hatte als „das Phänomen nicht einer Revolution, sondern der Evolution einer naturrechtlichen Verfassung". Das Fortschreiten zum Besseren — dieses große Idol der Aufklärung — sei nun einmal in der Natur des Menschen angelegt und nicht mehr rückgängig zu machen. „Denn ein solches Phänomen in der Menschengeschichte vergißt sich nicht mehr".

In seinem „Streit der Fakultäten" (1798) hatte Immanuel Kant dem aufgeklärten Zeitalter eine Rangordnung menschlicher Grundmotive vorgestellt: das ewige Wohl, das bürgerliche Wohl, das leibliche Wohl — elementare Grundmotive und fundamentale Grundfakultäten. Hierbei müsse dem Naturinstinkt nach „dem Menschen der Arzt der wichtigste Mann" sein, da er immer nur „aus der Natur der Dinge selbst" heraus denkt und in der „Evolution einer naturrechtlichen Verfassung" plant. Aus seiner dreifachen Verbundenheit — mit der Natur, in der Geschichte und durch die Gesellschaft — wird der Arzt nun auch zu öffentlichen Geschäften verpflichtet.

Noch einen Schritt weiter geht wenig später der mit Rudolf Virchow befreundete Arzt und Sozialreformer Salomon Neumann (1847), wenn er — aufgrund empirischer Statistiken der sozialen Verhältnisse Berlins — weittragende gesundheitspolitische Maßnahmen für die Praxis fordert. „Es hat aber überhaupt die Unterscheidung einer medicina privata und einer medicina publica nur dann einen Sinn und die Wahrscheinlichkeit eines wirksamen Erfolges, wenn der Einzelne, dem man es überlassen, seine Gesundheit selbst zu schützen, sowohl die Fähigkeit des Urteils hat, was ihm bezüglich derselben heilsam und gut sei, als auch sich im Besitze der materiellen Mittel befindet, um den entsprechenden Bedürfnissen genügen zu können". Die Medizin wird eine soziale Wissenschaft sein müssen, so Virchow wie Neumann. Politik ist dann nichts weiter als „Medizin im Großen".

Seit der Mitte des 19. Jahrhunderts hatte sich die Medizin immer ausschließlicher als „angewandte Naturwissenschaft" verstanden. Sie bediente sich der zunehmend exakter werdenden Methoden der Physik und Chemie und schuf damit eine mechanistisch unterbaute Physiologie und Pathologie, welche die Voraussetzungen lieferten für die Errungenschaften der modernen Heiltechnik. Dieser Entwicklung haben wir zweifellos die imponierenden Erfolge der operativen Disziplinen wie auch einer effektiven Pharmakotherapie zu verdanken, wobei nicht zu verkennen ist, daß dabei einer szientistischen Einengung Vorschub geleistet wurde und wichtige Kompetenzbereiche des Arztes verlorengingen.

Erst seit der Mitte des 20. Jahrhunderts ist dieses eindimensionale Konzept mehr und mehr aufgegeben und ausgeweitet worden: 1. durch eine anthropologisch orientierte „Medizin in Bewegung" (Krehl, Siebeck, von Weizsäcker); 2. durch den Einbau psychosozialer Programme (Freud, Jung, Adler); 3. durch den ökonomischen Umbruch innerhalb der medizinischen Systeme (Kostenexplosion, Grenzen des Wachstums).

Wir dürften angesichts dieses paradigmatischen Umbruchs der modernen Medizin gut beraten sein, ein Konzept ernster zu nehmen, das von einem der größten Ärzte des vergangenen Jahrhunderts stammt, einem Pionier überdies der naturwissenschaftlich orientierten Medizin, und das dieser schon in seinen jun-

gen Jahren mit überraschender Vollständigkeit entworfen hat: das sozialpolitische Programm des jungen Rudolf Virchow.

1. Zum historischen Hintergrund von Virchows Sozialpolitik

Um die Mitte des 19. Jahrhunderts sieht Rudolf Virchow „das soziale Zeitalter"
anbrechen. Damit prägt er einen Terminus, der die moderne Zeit in dramatische
Bewegung versetzen sollte und ohne den auch unsere Gegenwart kaum zureichend zu verstehen ist. Mit seiner sozialen Idee versuchte Rudolf Virchow bald
schon seine wissenschaftlichen „Einheitsbestrebungen" zu begründen, wenn
er schreibt: „Von unserem Standpunkt aus, der der naturwissenschaftlich-mate-
rialistische ist, sind die öffentliche Gesundheitspflege und der öffentliche Unterricht nicht zu trennen, da sie beide auf die Kultur, die normale Entwicklung und
Erhaltung derselben durch die Lebensvorgänge einheitlich verbundener Kör-
perteile hinauslaufen, und sich nicht gegenseitig bedingen, sondern durchaus
einschließen" (1847).

Was diesem sozialpolitischen Programm die Schwungkraft und das Durchset-
zungsvermögen gegeben hat, ist zweifellos der Glaube an die wissenschaftliche
Fundierung der „Medizin im Großen", wie sie präzisiert wurde in der „Zellular-
pathologie" des Jahres 1858. Mit seinen zwanzig Vorlesungen, die Virchow
1858 im Pathologischen Institut zu Berlin gehalten hat, und die er noch im gleichen Jahre veröffentlichen konnte unter dem Titel „Die Cellularpathologie in ihrer Begründung auf physiologische und pathologische Gewebelehre", hat Rudolf Virchow in der Tat die tausendjährige Humoralpathologie abgelöst und einer naturwissenschaftlichen Krankheitslehre die Bahn gebrochen. In der Zelle
glaubte Virchow die Matrix und den Keim alles Lebendigen gefunden zu haben.
Durch die ganze Reihe alles Lebendigen hindurch finden wir eine bestimmte
Übereinstimmung jener elementaren Form, die sich im Zellengefüge letztlich zu
einem wohlorganisierten Zellenstaat summiert. „Wie ein Baum" — so lesen wir
bereits in der ersten Vorlesung — „eine in einer bestimmten Weise zusammen-
geordnete Masse darstellt, in welcher als letzte Elemente an jedem einzelnen
Teile, am Blatt wie an der Wurzel, am Stamm wie an der Blüte, zellige Elemente
erscheinen, so ist es auch mit den tierischen Gestalten. Jedes Tier erscheint als
eine Summe vitaler Einheiten, von denen jede den vollen Charakter des Lebens
an sich trägt".

Daraus geht für den Naturforscher Virchow eindeutig hervor, „daß die Zusammensetzung eines größeren Körpers immer auf eine Art von gesellschaftlicher
Einrichtung herauskommt, eine Einrichtung sozialer Art, wo eine Masse von einzelnen Existenzen aufeinander angewiesen ist, aber so, daß jedes Element für
sich eine besondere Tätigkeit hat, und daß jedes, wenn es auch die Anregung
zu seiner Tätigkeit von anderen Teilen her empfängt, doch die eigentliche Leistung von sich ausgehen läßt".

Unter dem Eindruck dieser durchgehend sozialen Organisation wird schließlich auch der Organismus zerlegt in einzelne „Zellenterritorien", die wiederum in ihrer sozialen Natur verstanden werden sollen als „der dritte Stand" der Gewebe, wobei Virchow sicherlich nur zu oft zu voreiligem Generalisieren verführt wurde. Zwei Jahre nach Erscheinen seiner fundamentalen „Cellularpathologie" sprach Virchow vor der 35. Versammlung Deutscher Naturforscher und Ärzte (1860) in Königsberg „Über den Fortschritt in der Entwicklung der Humanitätsanstalten". Virchow ging hier von der Dynamik der fortgeschrittenen Wissenschaften aus, die uns immer systematischer der Erkenntnis der Wahrheit wie auch der Freiheit des Denkens zuführen würden. „In der Tat kann man schon jetzt sagen, daß alle einzelnen Zweige der Wissenschaft sich immer mehr dem gemeinschaftlichen Ziele näherten, dem Humanismus zu dienen und in die Rolle einzutreten, welche in früheren Zeiten den transzendenten Strebungen der verschiedenen Kirchen zugefallen war". Nirgendwo zeige sich dies deutlicher als in der Entwicklung der Krankenanstalten, die wiederum aufs engste verknüpft seien mit den sozialen Störungen und den politischen Sanierungsmaßnahmen. Gerade auf diesen Gebieten seien die Zielpunkte zu sehen, „in deren Erringung der Humanismus unserer Zeit höhere Triumphe feiern könne, als sie jemals dem klerikalen Streben geworden seien".

Damit haben wir bereits die Grundstimmung und die hauptsächlichen Tendenzen getroffen, die sich seit der Mitte des 19. Jahrhunderts immer entschiedener durchsetzen. Mit dem „Abbruch der Tradition" (Nietzsche) unmittelbar verbunden finden wir den Aufbruch zu einem neuartigen soziologischen Programm der Heilkunde. Der Arzt der Zukunft sieht sich „zu öffentlichen Aufgaben bestimmt" und „berufen zur großen Kulturmission". Hatte Johann Lucas Schoenlein in seiner Würzburger Antrittsvorlesung (1819) noch die Idee der Medizin mit der Idee des Lebens gleichsetzen können und Georg Kieser auf der Naturforscherversammlung zu Jena (1836) sogar die wissenschaftliche Medizin gepriesen als die „höchste Poesie des Lebens", so erkennen wir seit der Reformbestrebung der 40er Jahre einen ständig heftiger werdenden Impuls der Sozialbewegung auf die Medizin, einen utopisch vorgetragenen Fortschrittsglauben.

Während aber die alten Utopien sich auf kleine Inseln, auf Versuchsanstalten oder Sonnenstaaten — so bei Thomas Morus, Francis Bacon oder Campanella — beschränkt hatten, wird sich die neue Utopie ihrer öffentlichen Bestimmung bewußt; sie geht auf Großräume über, sie drängt auf politische Realisierung. Aus seinem Glauben an die Mission der Wissenschaft holt der Arzt immer selbstverständlicher seine Berufung und übernimmt nach und nach das Amt eines Propheten der neuen und besseren Welt.

Vor diesem geistesgeschichtlichen Hintergrund sieht der junge Virchow sehr bewußt die „soziale Frage" auch für die Medizin wirksam werden, sieht er das „soziale Zeitalter" anbrechen. Bei Hippokrates und Galen noch war die Medizin eine Steuermannskunst gewesen, eine „Kybernetik", war nichts anderes als vorsorgende und verhütende Haushaltspolitik im Fließgleichgewicht des so labilen Organismus. Auch für Paracelsus war das Amt des Arztes noch schlichtweg, die Not des einzelnen zu wenden. Erst mit Leibniz und Kant wird die private bürgerliche Heilkunst ausgeweitet zu einer öffentlichen Wohlfahrtskunde. Die Medizin als die Lehre von der Natur des Menschen wird zum Modell auch für den gesunden oder kranken Staatskörper. Obwohl dem Wortlaut nach nur Heilkunst — schreibt Rudolf Virchow —, hat sich die wissenschaftliche Medizin immer die Aufgabe gesetzt und stellen müssen, eine einheitliche Lehre vom Menschen und seiner Welt zu enthalten und zu entfalten. Rudolf Virchow sieht die alte Heilkunde vor einer entscheidenden Wende stehen, wenn er die Schritte von der empirischen Heilkunst zu einer anthropologischen Medizin beschreibt, einen Weg, auf dem die Ärzte wieder Priester werden, „die Hohenpriester der Natur in der humanen Gesellschaft", um dann mit Pathos zu schließen: „Aber mit der Verallgemeinerung der Bildung muß diese Priesterschaft sich wiederum in das Laienregiment auflösen und die Medizin aufhören, eine besondere Wissenschaft zu sein. Ihre letzte Aufgabe als solche ist die Konstituierung der Gesellschaft auf physiologischer Grundlage" (1849).

2. Die medizinische Reform als Entwurf einer „Medizin im Großen"

„Die medizinische Reform tritt zu einer Zeit ins Leben, wo die Umwälzung unserer alten Staatsverhältnisse noch nicht vollendet ist, wo aber von allen Seiten schon Pläne und Steine zu dem neuen Staatsbau herzugebracht werden". Der alte Schutt will abgeräumt sein, neue Institutionen müssen aufgebaut werden. Die politischen Stürme der Zeit seien nur ein Ausdruck für die radikalen Veränderungen in der allgemeinen Lebensanschauung. „Die Medizin kann dabei allein nicht unberührt bleiben; eine radikale Reform ist auch bei ihr nicht mehr aufzuschieben". Die „grosse" Medizin darf nicht vergessen, daß ein Prinzip der Perfektabilität in der Welt ist, dem sie sich nicht für immer entziehen kann. Der Arzt darf sich nicht länger seinem eigentlichen Auftrag entziehen, durch den ihm die öffentliche Gesundheitspflege anheimgegeben wird. Denn: „Die Ärzte sind die natürlichen Anwälte der Armen, und die soziale Frage fällt zu einem erheblichen Teil in ihre Jurisdiktion".

Das sind die ersten programmatischen Sätze, mit denen Virchow im „tollen Jahr" 1848 seine neue Zeitschrift eröffnet. Mit dem von ihm mit aller Leidenschaft geforderten Konzept einer „medicina publica", der „öffentlichen Gesundheitspflege", will Virchow zunächst einmal zum Ausdruck bringen, daß eine radikale Veränderung im Verhältnis zwischen Staat und Medizin eingesetzt habe. Wir seien längst über die aufgeklärte Sanitätspolizei und eine biedermeierliche Armenkrankenpflege hinausgekommen. Jetzt erst fange der Mensch an, sich selbst als seinen eigenen Herrn und Meister zu fühlen. In ihrer eigenen Natur will und soll die Menschheit die Normen auch der sittlichen Ordnung finden. Darin in erster Linie sei der welthistorische sittliche Fortschritt unserer Zeit zu sehen!

Die radikale Reform in der Medizin kämpft — wie Virchow von nun an mit immer größerer Entschiedenheit herausstellt — um den großen Gedanken des Humanismus. Dessen Bedingungen aber sind einzig und allein „Gesundheit und Bildung", und Gesundheit und Bildung sind nur durch jene öffentliche Gesundheitspflege zu realisieren, die „das soziale Zeitalter" einleitet. Die soziale Frage, sie ist zum Weltproblem geworden, sie ist „gleichsam das offene Gefäß, in welchem der große Gärungsprozeß der widerstreitenden Bedürfnisse naturgemäß vor sich geht". Keine Staatsform kann sich künftighin noch als gesichert betrachten, die nicht mit Ernst und Entschlossenheit an die Ausführung der sozialen Frage geht. Dem frischen Radikalismus des revolutionären Volkes gegenüber sind die Tage der alten konservativen Medizin endgültig gezählt.

Hat man sich wirklich einmal, meint Virchow, die soziale „Sorge für die Zukunft" zur Aufgabe gemacht, so kann man nicht anders als radikal sein: „Will man etwas, so muß man radikal sein", aus der „radix", der Wurzel heraus, neu bauen. Und auch hier erinnert Virchow wieder an Hippokrates, der gesagt haben soll: ‚„Was die Arznei nicht heilt, heilt das Eisen. Was das Eisen nicht heilt, das heilt das Feuer".

Was Virchow in seiner „Reform" fordert, sind zunächst einmal fünf konkrete Schritte: 1. Es soll ein Kongreß von Sachverständigen einberufen werden, der die Reform einer allgemeinen, der Öffentlichen Gesundheitspflege in Gang bringt. 2. Ein Reichsministerium für Öffentliches Gesundheitswesen ist möglichst rasch einzurichten, damit Legislative und Exekutive in Einklang kommen. 3. Was von diesem beratenden und ausführenden Gremium erwartet wird, ist eine einheitliche Medizinalgesetzgebung für ganz Deutschland. 4. Vorgeschlagen wird weiterhin die Gründung einer „Akademie der Medizin", die als oberste Instanz für die medizinische Grundlagenforschung zu gelten hat. 5. Einzurichten ist ferner ein „Oberster Gesundheits-Rat", der in allen Medizinalangelegenheiten der Regierung als eine ständige Behörde zur Verfügung steht.

Auf diesem Wege werden die Ärzte nach und nach das werden, was sie ihrem Auftrag nach eigentlich immer schon gewesen sind, nämlich „die Vorkämpfer der ewigen Gesetze der Menschheit, der heiligen Rechte des Geschlechts". Virchow sieht mit seiner Generation den Zeitpunkt gekommen, wo die Medizin allein noch die Aufgaben der Kultur erfüllen kann, so daß in Zukunft nur die Ärzte noch die eigentlichen Träger wahrer Kultur sein werden. Die medizinische Reform soll daher nichts Geringeres repräsentieren als die Reform der Wissenschaft in der Gesellschaft. Hierfür glaubte Virchow die Prinzipien entwickelt zu haben, die uns organisch in die Zukunft weitertragen.

Die soziale Bewegung ist seit der Mitte des vorigen Jahrhunderts nicht mehr zur Ruhe gekommen. Um das Jahr 1850 werden die revolutionären Thesen des jungen Virchow noch schärfer artikuliert, wenn er die „Erhebung der Medizin zur Naturwissenschaft im höchsten Sinne des Wortes, als Wissenschaft vom Menschen, als Anthropologie im weitesten Sinne" fordert. Von dieser revolutionären Dynamik des aufkommenden Einheitsgedankens in den Naturwissenschaften her wird man nun auch jene Anthropologie im weitesten Sinne verstehen, die in allen Motiven und Schichten und Strebungen sowohl von der Entwicklungslehre der Zeit als auch von der Sozialbewegung potenziert worden ist. Virchow sieht seine „Medizin im Großen" als die höchste und schönste Wissenschaft an, in der sogar die längst verschollenen Gedanken aus den Philosophieschulen des Altertums wieder wach geworden sind. Der Arzt wird es nunmehr sein, der die Brücken schlägt von der Physiologie, der organischen Physik und Chemie zum allein noch befruchtenden Gebiet der sozialen Praxis.

Virchow geht ausdrücklich von den Forderungen des „politisch-sozialen Fortschritts" aus, wenn er postuliert: „. . . und die Ehre erheischt es, den sittlichen, politisch-sozialen Fortschritt der Zeit auch in der Medizin zur Geltung zu bringen." Das Prinzip „von Gottes Gnaden" und die Armenkrankenpflege „um Christi Jesu willen" sind gefallen; das Prinzip der gleichen Berechtigung und die öffentliche Gesundheitspflege als Konsequenz derselben sollen und wollen zur Geltung kommen" (1848). Auch daraus werden sofort wieder weiterreichende Konsequenzen gezogen: „An die Stelle des Strafrechts muß jetzt die Psychologie treten, wie die Politik durch die Anthropologie zu ersetzen ist, denn die Geisteskrankheiten der Völker, die psychischen Epidemien, können nur anthropologisch geheilt werden." Den Krankheiten des Staates müssen „politische Arzneien" verordnet werden, sonst bleiben beide eine halbe Sache: die Politik wie die Medizin!

Der junge Virchow steuert — das geht aus diesen ersten stürmischen Ansätzen zu einer Umwälzung des Gesundheitswesen schon deutlich hervor — von Anfang an seiner „Medizin im Großen" zu. Die Institutionen einer Öffentlichen Gesundheitspflege können seiner Meinung nach keine andere Aufgabe haben, als „den großen Gedanken des Humanismus Gestalt zu geben". Durch die Leitartikel der „Medizinischen Reform" zieht sich daher als tragendes Thema: „Unsere Aufgabe ist die pädagogische: Wir müssen streitbare Männer erziehen, welche die Schlachten des Humanismus kämpfen." Und noch einer der letzten Nummern seiner schließlich doch am harten Widerstand der Umstände gescheiterten Zeitschrift (1849) können wir das Bekenntnis entnehmen: „Die medizinische Reform, die wir gemeint haben, war eine Reform der Wissenschaft und der Gesellschaft. Wir haben ihre Prinzipien entwickelt."

Wir sollten die Prinzipien dieses sozialpolitischen Programms noch einmal wiederholen:

1. Das erste und oberste Prinzip der Sozialmedizin lautet: Die Gesundheit des Menschen ist keine Privatangelegenheit, sondern eine Sache von hohem sozialen Rang. Die alte gewerbsmäßig ausgeübte Privatmedizin muß daher in eine allgemeine, die Öffentliche Gesundheitspflege übergeführt werden.

2. Als weiteres Prinzip der Sozialmedizin haben die sozialen und wirtschaftlichen Bedingungen zu gelten, die sich naturnotwendig auswirken auf Gesundheit und Krankheit der Staatsbürger. Krankheit und Gesundheit sind nun einmal umspannt vom Netz des sozialen Lebens, und es ist in erster Linie die Medizin,

die in diesem Netzwerk zu ihrer eigentlichen Wirkung kommt. Der ärztliche Auftrag als solcher hat daher bereits politischen Charakter.

3. Als letztes Prinzip der Sozialmedizin tritt uns nun ein ganz praktisches Programm vor Augen: Wenn nämlich die soziale Medizin die Aufgabe hat, nicht nur Krankheiten zu bekämpfen, sondern auch die Gesundheit zu bilden, dann muß der Staat auch die hierfür erforderlichen sozialen Maßnahmen erkennen und ergreifen. Der Staat muß dafür Sorge tragen, daß die Ärzte ihres ältesten und eigentlichen Amtes walten können, damit sie dereinst auftreten können „als die eigentlichen Träger der wahren Kultur".

Der zur geistigen Aufklärung gesteigerte Prozeß der Säkularisierung abendländischer Weltanschauung erhält mit diesem sozialpolitischen Programm noch einmal eine dramatische Wendung. Für den jungen Virchow war es damals bereits völlig klar, daß die theologischen Fakultäten von den Universitäten abzutrennen seien, daß man auf konfessionelle Krankenhäuser verzichten müsse und daß auch die Erziehung des Geistes und des Gewissens nach und nach in die Hände des Staates übergehen werde. Diese Forderungen sind im einzelnen sehr systematisch auf den Kundgebungen der Versammlungen der Gesellschaft Deutscher Naturforscher und Ärzte erhoben worden, aber sie lassen sich bereits auch in den Manifestationen der „Medizinischen Reform" erkennen; sie tragen im Grunde das sozialpolitische Lebenswerk Virchows, der noch im hohen Alter bekennen konnte: „und so ist die Wissenschaft für uns Religion geworden".

3. Folgerungen und Auswirkungen der „Medizin im Großen"

Damit kommen wir in einem dritten und letzten Schritt noch einmal auf die Medizin als eine „soziale Wissenschaft" zurück, so wie sie in erstaunlich ausgereifter Form bereits in Virchows frühen sozialpolitischen Programmen zu erkennen ist, eine in sich geschlossene Programmatik, die wir aus den Quellen zu erschließen und für unsere Zeit zu artikulieren haben. Beginnen wir diesmal mit der praktischen Seite, die sich äußerst folgerichtig aus der theoretischen Grundkonzeption ergibt.

Der praktische Alltag des Arztes beweist uns mehr als jedes System der Wissenschaftstheorie, wie sehr der gesunde und kranke Mensch in die folgenden drei verschiedenen Prozesse eingeflochten ist. Was im Menschen sich spiegelt, ist 1. der Natur-Prozeß: die Welt der Natur und der Sachen, der Dinge da draußen; 2. der Geschichts-Prozeß: eine Kulturwelt mit wachsenden Stufen der Lebensgestaltung und Daseinsstilisierung und 3. der Gesellschafts-Prozeß: ein alles integrierender Prozeß, der mit dem Mitmenschen ebenfalls die Natur umfaßt. Genom und Umwelt kommen hier zu ihrer Verbindlichkeit. Der Mensch steht nun einmal mitten in einem Koordinatensystem von Umwelt, Mitwelt und Erlebniswelt. Genau diese drei Punkte aber bildeten — wie wir gesehen haben — das

Programm der „Medizinischen Reform", das der junge Virchow auf die Formel brachte: „Unser Jahrhundert beginnt das soziale Zeitalter."

Diese kühne Feststellung schien zunächst nicht mehr zu sein als die selbstverständliche Konsequenz einer prinzipiellen wissenschaftlichen Einsicht. In seinem 1849 gegründeten und heute noch bestehenden Archiv hatte Virchow nicht zufällig an den Ausspruch des Descartes erinnert, „daß, wenn es überhaupt möglich sei, das Menschengeschlecht zu veredeln, die Mittel dazu nur in der Medizin gegeben seien. In Wirklichkeit, wenn die Medizin die Wissenschaft von dem gesunden und kranken Menschen ist, was sie doch sein soll, welche andere Wissenschaft könnte mehr berufen sein, in die Gesetzgebung einzutreten, um jene Gesetze, welche in der Natur des Menschen schon gegeben sind, als die Grundlagen der gesellschaftlichen Ordnung geltend zu machen. Der Physiologe und der praktische Arzt werden, wenn die Medizin als Anthropologie einst festgestellt sein wird, zu den Weisen gezählt werden, auf denen sich das öffentliche Gebäude errichtet, wenn nicht mehr das Interesse einzelner Persönlichkeiten die öffentlichen Angelegenheiten bestimmen wird."

Virchow hält es für völlig verfehlt, wenn man glaubt, „daß entgegen den Wissenschaften vom Staat und der Kirche die sogenannten realen Wissenschaften in den tiefsten Born der Erkenntnis sehen könnten, ohne die Neigung einer Anwendung ihrer Erkenntnis zu verspüren. Denken wir an das Wort von Baco, daß Wissen Können sei, und vergeben wir unserer großen uns so hoffnungsreichen Wissenschaft nichts, von der schon Hippokrates gesagt hat: ‚Quae ad sapientiam requiruntur, in medicina insunt omnia.'" Was in der Welt auch immer zu Wissen und Weisheit nur Bezug hat, die Medizin enthält das alles bereits in sich selber. Sie wird aber auch erst wirkliche Heilkunde, wenn die private, die gewerbliche Heilkunde mit der öffentlichen Gesundheitspflege zusammenfällt. Nur so wird die Medizin ihrem ältesten Kulturauftrag gerecht, und nur so liefert sie die „unerschütterliche Garantie unserer sozialen Zukunft". Für alles und jedes hat daher die Medizin ein Wort mitzusprechen. Unserer und jeder menschlichen Kultur wird sie allein die Richtung weisen. Niemals mehr wird man vergessen dürfen, daß es die Medizin ist, die alle Kenntnis von den Gesetzen hat, welche den Körper und den Geist zu bestimmen vermögen. Soweit Rudolf Virchow in den temperamentvollen Entwürfen seines neuen Archivs, die zunächst nur die Forderungen eines reinen Theoretikers zu sein scheinen.

Aber bereits im dritten Jahrgang von Virchows Archiv (1851) kann der Berliner Arzt und Sozialreformer Salomon Neumann (1819—1908) an einer umfassenden medizinischen Statistik seiner Stadt zeigen, in welchen konkreten Punkten der Staat in diese medizinische Gesetzgebung eingeführt werden muß und wie und wo er seiner Pflicht einer öffentlichen Gesundheitspflege nachkommen kann. Zum erstenmal werden hier die großen Schlagworte laut, die bis zum heutigen Tage nicht mehr verstummt sind: „Die medizinische Wissenschaft ist eine soziale Wissenschaft." Ein neues Gesetz der Liebe und der Gerechtigkeit wird „die unerschütterliche Garantie unserer sozialen Zukunft" bilden; beruht doch

„der größte Teil der Krankheiten nicht auf natürlichen, sondern auf gesellschaftlichen Verhältnissen". Daher ist die medizinische Wissenschaft „in ihrem innersten Kern und Wesen eine soziale Wissenschaft, und solange ihr diese Bedeutung in der Wirklichkeit nicht vindiziert sein wird, wird man auch ihre Früchte nicht genießen, sondern sich mit der Schale und dem Schein begnügen müssen". Im Namen des Rechtes wird für alle medizinischen Institutionen die christliche Barmherzigkeit grundsätzlich zurückgewiesen. Statt dessen soll fortan die allgemeine Menschenliebe einen Rechtszustand erzeugen, „der den Besitzlosen ihr einziges Eigentum, ihre Gesundheit, sichere". Das „Recht auf Gesundheit", es ist hier erstmals und eindeutig proklamiert.

Virchow kennt daher nur noch eine Fakultät, die naturwissenschaftliche Medizin, für die er den bestechenden Namen erfunden hat: Anthropologie im weitesten Sinne. Diese totale Medizin beherrscht die wissenschaftliche Methode, sie ist der Kern der Entwicklungstheorie und der Motor aller Sozialbewegung. Ihre Physiologie baut die künftige Gesellschaftsstruktur, ihre Therapeutik die Kirche der Zukunft. Selbst Politik ist weiter nichts als Medizin im Großen.

Und dies alles ist nicht etwa die geniale Vision eines einzelnen, nicht nur die Illusion einer einzigen rebellischen Generation und ganz und gar nicht das Traumbild verblendeter Scharlatane gewesen. Jahr für Jahr vielmehr und über das ganze vergangene Jahrhundert hinweg haben die Versammlungen der Gesellschaft Deutscher Naturforscher und Ärzte diese Mission einer Hygienischen Kultur gepredigt bis zur „Zeit der Erfüllung". Sie haben sich verstanden, wie das der sonst so trockene Heidelberger Anatom Tiedemann 1829 auf dem Kongreß der Naturforscher in Heidelberg ausdrücken konnte, als „das Konzil für die kommende Welt".

Auch in diesen Forderungen erkennen wir abermals das ganze Spektrum von im Grunde genommen sehr persönlichen Motiven, die den Naturforscher Virchow zu einem Systematiker und Dogmatiker gemacht haben: Virchow möchte aus dem Temperament seines naturwissenschaftlichen Strebens heraus die notwendigen Widersprüche, die Aporien des naturgesetzlichen Denkens, vermeiden und strebt deshalb nach dem Einheitsprinzip in der Wissenschaft. Virchow glaubt im Organismus die gleiche Situation erkennen zu können, die er in seiner öffentlichen Lage zu bestehen hat und für die er sich politisch einsetzt. Virchow steht mehr unter dem Evolutionsgedanken oder auch dem Perfektabilitätsprinzip, als er wahrhaben will, und sucht deshalb auch nach dem Fortschritt auf dem Wege der Naturwissenschaften.

Wir sollten an dieser Stelle noch einmal die allesverbindende Idee von der Medizin als einer Zentralwissenschaft vom Menschen zusammenfassen. Es ist ein konsequenter Weg, ein klares Ziel, ein eindeutiger Wille —: und als Resultat dieser Utopie imponiert schließlich der babylonische Turmbau eines Jahrhunderts der Naturwissenschaft. Wir, die wir uns heute nur mühsam in dem Trümmerfeld dieses Naturtempels zu orientieren vermögen, finden kaum noch den Bauplan und die Fundamente wieder. Und doch sind sie so klar gegeben, wenn man nur den Quellen folgen will.

Es ist zunächst die naturwissenschaftliche Methode, die auf dem Wege der Erfahrung voranschreitet; sie bedient sich der vorgegebenen Baùpläne der Körper, der Gesetze der Mechanik, die mit dem Plan des tierischen Organismus übereinstimmen. Sie erprobt in dieser materiellen Gesetzlichkeit alle Möglichkeiten durch; sie experimentiert und erfährt eindeutig, ob sich die eingeschlagenen Wege als richtig oder als falsch erwiesen haben; sie glaubt an die Evidenz ihrer Hypothesen. Medizin ist Naturwissenschaft.

Mit dem Temperament seiner wissenschaftlichen Leidenschaft versucht der junge Virchow die notwendigen Widersprüche seiner Weltanschauung zu vermeiden; er verlangt immer energischer nach einem einheitlichen Prinzip, das nicht nur für die körperlichen, sondern auch für die geistigen und sozialen Bedingungen unserer Existenz gültig ist. Mit der Theorie seines Zellenstaates will er begreiflich machen, daß im öffentlichen Haushalt die gleichen labilen Gleichgewichtsverhältnisse vorherrschen wie im Haushalt des eigenen Leibes — und daß sie auf die gleiche Weise saniert werden können. Das ganze Zellengefüge ist als „Einrichtung sozialer Art" nichts anderes als eine demokratisch geordnete Verfassung und danach zu behandeln. Aus der Naturwissenschaft ist eine Sozialwissenschaft geworden.

In diesem beständigen Werden und Vergehen läßt sich abermals ein einheitliches Prinzip erkennen, das dem Ganzen eine Richtung zum Höheren gibt: eine Entwicklung, ein genetisches Prinzip, das wiederum der Arzt auf einen allgemein verpflichtenden kosmopolitischen Standpunkt erheben kann. Die Anthropologie wird auf diesem Wege zum entscheidenden „Treffpunkt zwischen den Naturwissenschaften und der Geschichte". Historie ist angewandte Anthropologie!

Vor dem theoretischen Hintergrund dieser „Anthropologie im weitesten Sinne" sollen die Ärzte nun auch in praxi ihrem sozialpolitischen Bildungsauftrag nachkommen. Die Ärzte sollen aus ihrer esoterischen Heilkunst heraustreten an die Öffentlichkeit. „Das Terrain ist günstig genug; es liegt nur an den Ärzten, wenn sie ihre Wissenschaft nicht exoterisch machen". Auftrag dieser politischen, öffentlichen Medizin ist letzten Endes nichts anderes als die Bildung des Volkes zu gesunder Lebensführung. „Diese Art von Bildung ist unser Gegengewicht gegen die Freigebung der Pfuscherei, und wir sind überzeugt, daß es sich in einigen Generationen von selbst herausbilden wird". Neben der rein reparativen Linderung der Leiden wird die positive Stilisierung der Gesundheit zum selbstverständlichen Auftrag des Arztes gehören. „Wir verlangen daher zunächst eine Verallgemeinerung der physiologischen Bildung. Die Physiologie muß ein Teil der allgemeinen Universitätsbildung der Studierenden aller Fakultäten werden". Ihre Basis aber muß bis in die Gymnasialbildung und in die Elementarschulen hineingetragen werden. Vom naturwisschenschaftlichen Standpunkt aus seien „die öffentliche Gesundheitspflege und der öffentliche Unterricht" einfach nicht zu trennen. Auch hieraus wieder sogleich die Konsequenzen und das Programm: „Nicht bloß die physische Erziehung, die Gymnastik in ihrer weitesten Ausdehnung, die Bestimmung der Unterrichtszeit gehören hierher, sonder der Unterricht muß gewisse Impulse von der Medizin erhalten. Populäre Unterweisungen, die eine allgemeine, vernünftige Diätetik, eine allgemeine Prophylaxe etc. begründen, müssen sich auf eine durch den Unterricht allgemeiner verbreiteter Kenntnis des menschlichen Körpers stützen; die Sittlichkeit muß aus einer gründlicheren Anschauung von dem Wesen der Naturerscheinungen, von der Bedeutung der ewigen Naturgesetze und von ihrer Geltung im eigenen Leibe neue und sichere Stützen gewinnen" (1848).

Virchow geht noch einen Schritt weiter, wenn er die Idee dieses Bildungsprogrammes mit dem „Gang der Kultur des Menschengeschlechtes" insgesamt zu verbinden trachtet. Wir alle sind von der Natur ausgegangen, haben uns nach und nach gelöst, wurden emanzipiert und bleiben doch alle dieser Natur verhaftet. „So muß auch die Medizin zur Natur zurück". Aus den Ärzten waren Priester geworden. Allein die Medizin vermochte sich bald schon zu emanzipieren, „wie sich der Staat und die Schule emanzipieren, bis der Prozeß mit der Emanzipation der Gesellschaft beendet sein wird". So sollen auch die Ärzte wieder Priester werden, „die Hohenpriester der Natur in der humanen Gesellschaft. Aber mit der Verallgemeinerung der Bildung muß diese Priesterschaft sich wiederum in das Laienregiment auflösen und die Medizin aufhören, eine besondere Wissenschaft zu sein. Ihre letzte Aufgabe als solche ist die Konstituierung der Gesellschaft auf physiologischer Grundlage" (1849).

Die alte, lediglich empirisch unterbaute und kurativ eingestellte Heilkunst hat nun endlich die sozialen Aufgaben einer allgemein verbindlichen Heilkultur ins Auge gefaßt; sie hat mit den naturwissenschaftlichen Methoden die Mittel in der Hand, ihren sozialen Auftrag — Gesundheit und Bildung für alle — zu verwirklichen; das letzte Ziel dieser Politik als einer „Medizin im Großen" ist eben „die Konstituierung der Gesellschaft auf physiologischer Grundlage".

Gegenüber diesen großspurigen Sozialprogrammen sind die praktischen Maßnahmen des 19. Jahrhunderts überraschend dürftig geblieben. Die „Medizinische Reform" sollte bald schon in einem sterilen Formalismus erlahmen. Virchows Konzept für ein großangelegtes „Medicinal-Ministerium" kam aus politischen Gründen nicht zum Tragen.

Erst im Jahre 1876 konnte die Idee eines Reichsgesundheitsamtes verwirklicht werden. Mit dem Jahre 1881 leitete Bismarck sein Gesetzgebungswerk ein, das den sozial schwächeren Schichten der Bevölkerung Schutz bei Krankheit, Unfall und Invalidität gewähren sollte. 1883 wurde die Krankenversicherung der Arbeiter ins Leben gerufen, 1884 folgte die Unfallversicherung, 1889 die Invaliditäts- und Altersversicherung, die 1911 zu jener Reichsversicherungsordnung (RVO) erweitert wurde, die spätere Generationen immer wieder von neuem modifiziert und ergänzt haben.

Rückblick und Ausblick

Wir haben versucht, das gesundheitspolitische Programm des jungen Virchow in seinen wichtigsten Ansätzen und seinen entscheidenden Phasen aufzuzeichnen, und wir sollten nun mit einem kurzen kritischen Rückblick auch noch einen Ausblick versuchen auf die immerhin möglichen Konturen einer Medizin als sozialer Wissenschaft. Im Hintergrund der sich so stürmisch entfaltenden Naturwissenschaft des 19. Jahrhunderts steht immer noch die aufgeklärte Weltanschauung des 18. Jahrhunderts, zu der sich Rudolf Virchow so klar bekannt hatte, wenn er sagt: Wer sich als Wissenschaftler zum „maître et possesseur de la nature" hat krönen lassen, der wird nun auch werden wollen ein „maître et possesseur de la société". Diesen säkularen Umbruch vom naturwissenschaftlichen Modell auf den sozialwissenschaftlichen Kontext — vor einem genau zu profilierenden geistesgeschichtlichen Hintergrund — haben wir immer noch nicht ernst genug genommen. Wie das 19. Jahrhundert mit seinem so radikalen Abbruch der Tradition, so stehen auch wir am Ausgang des 20. Jahrhunderts wieder vor einem entscheidenden Umbruch. Das soziale Bewußtsein dominiert immer stärker über das technologische und möchte vor allem das wirtschaftliche Denken verdrängen. „Von der Ökonomie zur Ökologie" —, das ist nur ein Schlagwort für die Richtung dieser Entwicklung. Ganz blaß deuten sich bereits die Konturen einer nachindustriellen Gesellschaft an, in der die medizinischen Dienste nur noch in einem großangelegten Verbundsystem zwischen Diagnostik und Therapie, Technologie und Sozialpsychologie arbeiten werden, ausgerichtet auf jenes Gleichgewichtssystem, dessen Kriterien nicht mehr aus der Wissenschaft allein genommen werden. Die Wissenschaft als solche hat keinen archimedischen Punkt.

Bereits um die Mitte des 20. Jahrhunderts ist denn auch eine ganze Serie neuer Methoden und Konzepte in die Medizin eingeführt worden: neben der Psychoanalyse von Sigmund Freud die „Anthropologische Medizin" eines Viktor von Weizsäcker, die „Phänomenologische Anthropologie" Ludwig Binswangers oder auch die „Personale Anthropologie" nach Viktor von Gebsattel. Dieser einschneidende und immer noch anhaltende dramatische Umbruch im Selbstverständnis der modernen Heilkunde läßt sich nirgendwo eindrucksvoller verfolgen und überzeugender darstellen, als an den Vorworten Ludolf von Krehls zu seiner „Pathologischen Physiologie". Um die Jahrtausendwende noch ganz auf dem Boden der exakten Naturwissenschaften, zeigt sich Krehl bereits in der 8. Auflage (1915) mehr als der besinnliche Naturforscher, der im Empirischen zufrieden sein darf, aber auch das Bedürfnis spürt, „nachzudenken, wie dieses wunderbare Leben sich am Kranken entwickelt". Bereits die 9. Auflage weist deutlicher nach, warum Heilkunde und Naturwissenschaft sich nicht decken können, obschon sie ein Stück zusammengehen. Der Arzt hat den soziologischen Raum betreten — wie Krehl sagt —, und er holt sich den „unerschöpflichen Schatz" unseres historischen Besitzes zurück. Er holt mit dem Begriff der Persönlichkeit das irrationale Element wieder zurück in eine einseitig rationalisierte Wissenschaft, das Irrationale und damit „ein großes Geheimnis".

Wir haben dabei übersehen, daß hundert Jahre zuvor schon diese Ausweitung der Medizin und ihre Kompensierung zu einer umfassenden Heilkunde sehr konkret vorgetragen worden waren. In der Tat war in der zweiten Hälfte des vorigen Jahrhunderts bereits die kurative Medizin ausgeweitet worden auf ein omnivalentes Sozialprogramm, das wie folgt artikuliert wurde: Die Medizin hat alle sozialen Kalamitäten zu beseitigen! Sie wird die Gesundheit pflegen und die Menschheitsentwicklung regulieren! Sie wird endlich einmal die Gesetze der Natur zur Grundlage auch der gesellschaftlichen Ordnung machen. Nach dem Mystizismus der Theologie und dem Formalismus der Jurisprudenz wird eine dritte Autorität den Geist des Zeitalters bestimmen: die human-naturwissenschaftliche Anthropologie.

Den Schluß aber dieses „großen Zukunftsprogrammes der Medizin", wie es 1877 genannt wurde, bildet ein flammender Appell aus dem „Vorposten der Gesundheitspflege", einem vielzitierten Werk des Schweizer Arztes Jakob Sonderegger, wo es heißt: „Dem Törichten und dem Armen wird kein Evangelium gepredigt, für ihn gibt es keine Gesundheitspflege, er stirbt weder am Alter noch an seiner Krankheit, sondern an sozialen Verhältnissen; gegen diese sind alle Seuchen der Erde Kleinigkeiten, und wenn die Medizin da nichts zu raten und zu verbessern vermag, so ist sie ein edler Luxus und mehr nicht"!

Der Heidelberger Kliniker Ludolf von Krehl hatte auch diesen Nöten einer modernen Medizin beredten Ausdruck gegeben, als er schrieb: „Mit der Freude über die außerordentlichen Erfolge, die die mechanische Naturwissenschaft der Klinik gebracht hatte, vergessen wir leicht, daß die praktische Heilkunde nicht nur Naturwissenschaft ist; wir verkannten vielfach ihre Eigenart". In den Vordergrund des Selbstverständnisses tritt jetzt wieder die ärztliche Tätigkeit mit ihrem sozialen Auftrag, damit aber auch die prinzipielle Kritik an einer Theorie der naturwissenschaftlichen Anthropologie. Einer Heilkunde, die sich den kranken Menschen in seiner Umwelt und Mitwelt zum Gegenstand der Forschung machen wollte, mußte das alte Schema der Medizin immer fragwürdiger werden. Die Medizin als ein exemplarischer Handlungsauftrag ist und bleibt eine Wissenschaft sui generis. In diesem Sinne ist und war Heilkunst immer eine soziale Wissenschaft und behält damit auch einen gesundheitspolitischen Auftrag.

Literatur

(1) *Ackerknecht, E.H.*: Rudolf Virchow. Arzt, Politiker, Anthropologe. Stuttgart: Enke 1957.
(2) *Büchner, F.*: Vom geistigen Standort der modernen Medizin. Freiburg: Schulz 1957.
(3) *Diepgen, P.*: Geschichte der sozialen Medizin. Ein Überblick. (Staatsmedizinische Abhandlungen, Bd. 1). Leipzig: Barth 1934.

(4) *Finkenrath, K.*: Die Medizinalreform. Die Geschichte der ersten deutschen ärztlichen Standesbewegung von 1800—1850. (Studien zur Geschichte der Medizin, Bd. II, 17). Leipzig: Barth 1929.

(5) *Fischer, A.*: Geschichte des deutschen Gesundheitswesens. 2 Bände. Berlin: Urban & Schwarzenberg 1933.

(6) *Fleckenstein, J.O.*: Naturwissenschaft und Politik. Von Galilei bis Einstein. München: Callway 1965.

(7) *Freidson, E.*: Profession of Medicine. A Study of the Sociology of Applied Knowledge. New York: Dodd, Mead 1970.

(8) *Groser, M.*: Theoretische, programmatische und ordnungspolitische Grundlagen. Beitrag zu: Die neue soziale Frage, (Forschungsbericht/Konrad-Adenauer-Stiftung, Nr. 2). Melle: Knoth 1979.

(9) *Hobson, J.A.*: The Social Problem. Life and Work. London: Nisbet 1902.

(10) *Imhof, A.E., Øivind, L.*: Sozialgeschichte und Medizin. Probleme der quantifizierbaren Quellenbearbeitung in der Sozial- und Medizingeschichte. (Medizin in Geschichte und Kultur, Bd. 12). Oslo: Universitetsforlaget; Stuttgart: Fischer 1976.

(11) *Jacob, W.*: Medizinische Anthropologie im 19. Jahrhundert. Zur Geistesgeschichte der sozialen Medizin und allgemeinen Krankheitslehre Virchows. (Beiträge aus der allgemeinen Medizin, H. 20). Stuttgart: Enke 1967.

(12) *Jacob, W.*: Die gegenwärtige Bedeutung der Sozialmedizin Rudolf Virchows. Dtsch. med. Wschr. **90** (1976) 2113—2116.

(13) *Jacob, W.*: Aus dem sozialmedizinischen Erbe Rudolf Virchows. Janus **52** (1965) 218—240.

(14) *Kant, I.*: Der Streit der Fakultäten in drei Abschnitten (1978). In Weischedel, W. (Hrsg.): Werke, Bd. 9, S. 265—393. Darmstadt: Wissenschaftliche Buchgesellschaft 1968.

(15) *King, L.S.* (Ed.): Mainstreams of Medicine. Austin: Univ. of Texas Press 1971.

(16) *Krehl, L. von*: Entstehung, Erkennung und Behandlung innerer Krankheiten. Bände 1—3. Berlin: Vogel 1931/33.

(17) *Lesky, E. (Hrsg.)*: Sozialmedizin. Entwicklung und Selbstverständnis. (Wege der Forschung, Bd. 273). Darmstadt: Wissenschaftl. Buchgesellschaft 1977.

(18) *Mc Keown, T.*: Medicine in Modern Society. London: Allen & Unwin 1965.

(19) *Messner, J.*: Die soziale Frage. 6. Aufl. Innsbruck: Tyrolia Verl. 1965.

(20) *Neumann, S.*: Die öffentliche Gesundheitspflege und das Eigenthum. Berlin: Rieß 1847.

(21) *Pagel, W.*: Virchow und die Grundlagen der Medizin des 19. Jahrhunderts. Jenaer med.-hist. Beitr. H. 14 (1931).

(22) *Petersen, J.*: Hauptmomente in der geschichtlichen Entwicklung der medicinischen Therapie. Kopenhagen: Hoest 1877.

(23) *Pflanz, M.*: Sozialer Wandel und Krankheit. Stuttgart: Enke 1962.

(24) *Pflanz, M.*: Die soziale Dimension in der Medizin. Eine Sammlung von Aufsätzen und Vorträgen. Stuttgart: Hippokrates-Verl. 1975.

(25) *Rosen, G.*: What is social medicine? Bull. Hist. Med. **21** (1947) 674—733.

(26) *Rosen, G.*: From Medical Police to Social Medicine: Essays on the History of Health Care. New York: Science History Publ. 1974.

(27) *Schaefer, H., Blohmke, M.*: Sozialmedizin. Einführung in die Ergebnisse und Probleme der Medizin-Soziologie und Sozialmedizin. 2. Aufl. Stuttgart: Thieme 1978.

(29) *Schaefer, H.*: Plädoyer für eine neue Medizin. München: Piper 1979.

(30) *Schipperges, H.*: Utopien der Medizin. Geschichte und Kritik der ärztlichen Ideologie des 19. Jahrhunderts. Salzburg: Müller 1968.

(31) *Schipperges, H.*: Weltbild und Wissenschaft. Eröffnungsreden zu den Naturforscherversammlungen 1822—1972. Hildesheim: Gerstenberg 1976.

(32) *Schipperges, H.*: Einheitsbestrebungen und Normbegriff auf der Naturforscherversammlung im 19. Jahrhundert. Sudhoffs Archiv **61** (1977) 313—330.

(33) *Schipperges, H.*: Medizin und Umwelt. Analysen, Modelle, Strategien. Heidelberg: Hüthig 1978.

(34) *Shryock, R.H.*: Die Entwicklung der modernen Medizin in ihrem Zusammenhang mit dem sozialen Aufbau und den Naturwissenschaften. Stuttgart: Enke 1940. (2. Aufl. 1947).

(35) *Sigerist, H.E.*: On the Sociology of Medicine. New York: MD Publications 1960.

(36) *Sonderegger, J.L.*: Vorposten der Gesundheitspflege. 5. Aufl. Berlin: Springer 1901.

(37) *Sudhoff, K.*: Rudolf Virchow und die deutschen Naturforscherversammlungen. Leipzig: Akadem. Verlagsges. 1922.

(38) *Virchow, R.*: Über die Standpunkte in der wissenschaftlichen Medicin. Arch. path. Anat. **1** (1847) 3—19.

(39) *Virchow, R. (Hrsg.)*: Die medicinische Reform. Eine Wochenschrift. Berlin: Reimer 1848/49.

(40) *Virchow, R.*: Die Einheitsbstrebungen in der wissenschaftlichen Medicin. Berlin: Reimer 1849.

(41) *Virchow, R.*: Die Cellularpathologie in ihrer Begründung auf physiologische und pathologische Gewebelehre. Berlin: Hirschwald 1858.

(42) *Virchow, R.*: Ueber den Fortschritt in der Entwicklung der Humanitäts-Anstalten. In 35. Vers.Ges.Dtsch. Naturforscher und Ärzte 1860, S. 41—43. Königsberg: Hartung 1861.

(43) *Virchow, R.*: Gesammelte Abhandlungen aus dem Gebiet der öffentlichen Medicin und Seuchenlehre. 2 Bände. Berlin: Hirschwald 1879.

(44) *Virchow, R.*: Die Gründung der Berliner Universität und der Übergang aus dem philosophischen in das naturwissenschaftliche Zeitalter. Berlin: Hirschwald 1893.

(45) *Weizsäcker, V. von*: Soziale Krankheit und soziale Gesundung. 2. Auflg. Göttingen: Vandenhoek & Ruprecht 1955.

(46) *Weizsäcker, V. von*: Der kranke Mensch. Eine Einführung in die medizinische Anthropologie. Stuttgart, Koehler 1951.

2.2 Heutige Stellung und Aufgabe der Hygiene in der Medizin

„Hygiene ist die vorbeugende Arbeit für die Gesunderhaltung der einzelnen Menschen und Völker; sie ist bestrebt, körperliche Erkrankungen und alle geistigen, seelischen und sozialen Störungen fernzuhalten. Ihr Ziel muß es sein, über die Abwehr schädlicher Einflüsse hinaus den Menschen und die menschliche Gesellschaft so widerstandsfähig wie möglich gegen die Entstehung körperlicher, geistiger und seelischer Erkrankungen und gegen die Erschütterung der sozialen Struktur zu machen."

Diese sehr anspruchsvolle Definition der Hygiene, die 1969 von meinem verehrten Lehrer *Gärtner* (4) formuliert wurde, beinhaltet meines Erachtens alle wesentlichen Aspekte, die heute das Fach Hygiene in der Medizin nach einer bewegten geschichtlichen Entwicklung begründen. Durch die Einbeziehung dieses sehr intensiven geschichtlichen Hintergrundes — ich möchte behaupten, daß die Grundelemente des Fachgebietes Hygiene mit zu den ältesten medizinischen Handlungen gezählt werden müssen — und unter Berücksichtigung der in der Definition genannten Faktoren, ist ein Verständnis der heutigen Stellung und des Umfanges der Aufgaben der Hygiene in der Medizin möglich.

Es kann nicht Aufgabe dieses Beitrages sein, die medizinhistorische Entwicklung der Hygiene darzustellen. Trotzdem erscheint es für das Gesamtverständnis wichtig, auf einige als wesentlich erscheinende historische Marksteine einzugehen [vgl. *Pollak* (8)].

Übersicht 1 macht deutlich, daß in der frühen geschichtlichen Phase die Individual- und Ernährungshygiene verständlicherweise eine hervorragende Stelle einnahmen. In der Bibel, im Talmud, aber auch im Koran findet man Keuschheits-, Reinheits- und Speisegesetze in detaillierter Form aufgeführt, die auch heute noch zumeist mit abgeänderter Sinngebung in den einzelnen Religionen zu finden sind. So läßt sich z. B. die Taufe, ein grundlegendes Sakrament der Christenheit, aus der Reinigungsvorschrift ableiten und hat in der Reduzierung der früheren Waschung mit mehrmaligem Untertauchen auf eine heute durchgeführte rein rituelle Besprengung mit Wasser eine entsprechende Vergeistigung erfahren. Ein ähnlich symbolischer Charakter ist auch dem Gebrauch und der Anwendung des Weihwassers in der römisch-katholischen Kirche zuzuschreiben.

Der Asklepioskult hat auf die griechische und auch die römische Medizin einen wesentlichen Einfluß genommen. Er leitet sich aus der Mythologie des Asklepios, des „ersten griechischen Arztes", ab. Aus der Vielzahl seiner Kinder hat die Tochter Hygieia, die Göttin der Gesundheit, dem Fachgebiet Hygiene den Namen gegeben, wobei sie zur Gruppe der Kinder zählte, die die Präventivme-

dizin vertraten. Aus dem Asklepioskult sind zahlreiche Kult- und sog. Kranken-
behandlungsstätten hervorgegangen, wie z. B. Epidauros, Sikyon, Athen, Per-
gamon, Kos u. a., zu denen die Kranken wallfahrten und um Heilung ihrer Leiden anfragten. Parallel zu dieser Form der Krankenhausbehandlung etablierten
sich andere Gruppen, von denen nur die Pythagoräer erwähnt werden sollen,
da sie durch subtile Diätvorschriften Krankheiten zu verhüten und zu heilen ver-
suchten.

Übersicht 1: Geschichtliche Entwicklung der Hygiene I

	Religionsbedingte Vorschriften	Individualhygiene
Bibel, Talmud:	Keuschheits-, Reinheits-, Speisegesetze	— Körperhygiene — Kleidungshygiene
Griechische Medizin:	Asklepios-Kult Pythagoräer-Diätetik Hippokrates Corpus Hippocraticum	— Wohnungshygiene — Freizeithygiene (Sport-Gymnastik)
		Ernährungshygiene
Römische Medizin:	Diokles - Individualhygiene Galen - Präventivmedizin	(Umwelteinflüsse)

Als geschichtliche Person um die Zeit des 5. Jahrhunderts v. Christus kann der
Arzt *Hippokrates* angesehen werden, dem das Corpus Hippocraticum mit sei-
nen 53 Schriften zugesprochen wird, was aber sicher ein Viel-Autoren-Werk dar-
stellt. Diese Sammlung vermittelt einen Überblick über Praxis und Theorie der
Medizin des 4. Jahrhunderts vor Christus. Neben Abhandlungen über die Heili-
ge Krankheit, über Frauenkrankheiten, Epidemien u. a. mehr werden in diesem
Sammelwerk bereits Umweltfaktoren als Krankheitsursachen (Buch über Luft,
Wasser und Ortslage: Über die Umwelt) berücksichtigt. So ist dort zu lesen:
„Wer der ärztlichen Kunst in der richtigen Weise nachgehen will, der muß folgen-
des tun:

— Erstens muß er über die Jahreszeiten und über die Wirkungen nachdenken,
die von jeder einzelnen ausgehen können, denn sie gleichen einander in keiner
Weise, sondern unterscheiden sich sehr sowohl untereinander wie in der Art ihres Übergangs. Ferner muß er sich über die Winde Gedanken machen, über die
warmen und die kalten, und zwar vor allem über die allen Menschen gemeinsa-
men wie auch über die jedem Lande eigentümlichen. Er muß auch über die Wirkungen der Gewässer nachdenken, denn wie sie sich im Geschmack und Gewicht unterscheiden, so ist auch die Wirkung eines jeden sehr verschieden.
Wenn also jemand in eine Stadt kommt, die er nicht kennt, so muß er sich genau

überlegen, wie ihre Lage zu den Winden und zum Aufgang der Sonne ist. Denn es bedeutet nicht dasselbe, ob eine Stadt nach dem Nordwind oder ob sie nach dem Südwind zuliegt, und auch nicht, ob sie nach Sonnenaufgang oder nach Sonnenuntergang gelegen ist. Das muß man sich so gut wie möglich überlegen. Ferner, wie es mit den Gewässern steht, ob die Menschen sumpfiges und weiches Wasser trinken oder hartes, das von felsigen Höhen fließt, oder salziges und schwer verdauliches. Weiter die Beschaffenheit des Bodens, ob er kahl und wasserarm ist oder dicht bewachsen und bewässert, und ob das Gelände in einer Mulde liegt und stickig ist, oder hochgelegen und kalt. Und schließlich wie die Bewohner leben, ob sie gerne trinken und frühstücken und sich nichts zumuten, oder ob sie Sport und körperliche Anstrengung lieben, kräftig essen und wenig trinken."

[Hippokrates Schriften. Hrsg. Hans Diller, Reinbek, 1962, S. 194]

Als bekannteste ärztliche Gestalt aus der römischen Medizin sei der Gladiatoren- und auch Modearzt in Rom, *Galen*, erwähnt, der in seinen vielen Schriften wohl als erster eine deutliche Aufteilung der Medizin in die eigentliche Heilkunde (kurative Medizin), die ärztliche Nachsorge (Rehabilitation) und die Krankheitsverhütung (präventive Medizin) vorgenommen hat.

Wenn auch im Altertum und im Mittelalter die Seuchen eine ausschlaggebende Rolle gespielt haben — hier seien nur die Pest, der Aussatz, die Pocken und die Cholera erwähnt —, so sind doch erst vom 17. bis 19. Jahrhundert die Voraussetzungen geschaffen worden, um seuchenbedingte Erkrankungen hinsichtlich ihrer Ursache zu analysieren und entsprechende Verhütungsmaßnahmen zu ergreifen (Übersicht 2). Hier sind vor allem die Namen *Leeuwenhoek, Spallanzani, Pasteur* und *Koch* für die Erkennung und Differenzierung von Mikroorganismen und hinsichtlich der Maßnahmen zur Bekämpfung der Seuchen, *Jenner, Semmelweis* und *Lister* zu nennen. Gerade für die Präventivmedizin ist das Verdienst von *Jenner* nicht hoch genug zu bewerten, der, im Gegensatz zu den bereits viel früher empirisch durchgeführten Impfmaßnahmen, die Pockenimpfung auf eine wissenschaftliche Basis gestellt hat, indem er den von ihm mit Kuhpockenvaccine geimpften Jungen auch nach der Impfung mit echten Pocken infizierte, um damit den Erfolg der Impfung zu überprüfen. Dies ist meines Wissens der erste „Feldversuch" der eine der segensreichsten Maßnahmen zur Verhinderung und Ausschaltung von Infektionskrankheiten einleitete.

Für die Verhütung der Übertragung von Infektionserregern hat *Semmelweis* trotz fehlender Kenntnisse über die Ursachen von Infektionskrankheiten bereits Mitte des 19. Jahrhunderts Beträchtliches geleistet. Durch eine einfache, aber gezielte Maßnahme, nämlich die Desinfektion der Hände vor der Untersuchung der Schwangeren, konnte er die Müttersterblichkeit an der Budapester Frauenklinik von 11,3 % auf 1,3 % senken. Mit dieser Erkenntnis ist praktisch die Ära der Ausschaltung der Übertragung von Infektionserregern durch Desinfektionsmaßnahmen in Gang gesetzt worden, und zwar noch einige Jahrzehnte vor

Pasteur und *Koch*, die dann die Grundlagen für die auslösenden Erreger der Infektionskrankheiten erarbeiteten. Weniger spektakulär wurden im chirurgischen Bereich von *Lister* Desinfektionsmaßnahmen während der Durchführung von Operationen angewendet.

Nach der Anerkennung der Hygiene als Teilgebiet der modernen Medizin hat sich in den letzten 60—80 Jahren eine deutliche Entwicklung auch bezüglich der Abgrenzung der verschiedenen Teilbereiche gezeigt. Während sich die Begründer der wissenschaftlichen Hygiene, *von Pettenkofer* und *Rubner*, vorwiegend der Erforschung der Wirkungen der äußeren Umwelt wie Wasser, Boden, Luft und Ernährung auf den Menschen befaßt haben und dabei prüften, wie günstige Einflüsse dieser Umweltfaktoren gefördert und schädliche ausgeschaltet werden können (z. B. abhärtende Körperpflege, Leibesübungen, zweckmäßige Kleidung, gut gebaute Wohnung), ist in den letzten Jahrzehnten die Erkenntnis zwingender geworden, daß auch soziale und psychische Einwirkungen von gleich großer, vielleicht größerer Bedeutung sind.

Unter Berücksichtigung der geschichtlichen Entwicklung und der Gesamtentwicklung des Fachs Hygiene (2) in den letzten zwei bis drei Jahrzehnten lassen sich heute drei Teilbereiche abgrenzen, und zwar:

1. die Umwelthygiene
2. die Sozial- und Arbeitshygiene und
3. die Psychohygiene.

Übersicht 2: Geschichtliche Entwicklung der Hygiene II

Seuchenbedingte Entwicklung der Mikrobiologie 17. — 19. Jh.	Infektionskrankheiten
van Leeuwenhoek Spallanzani Pasteur Koch	Epidemiologie
Maßnahmen zur Bekämpfung der Seuchen 18. — 19. Jh.	Impfung Desinfektion
Jenner Semmelweis Lister	Sterilisation (Krankenhaushygiene)
Sogen. wissenschaftliche Hygiene 19. Jh.	Wirkung und Ausschaltung schädlicher Einflüsse
Rubner von Pettenkofer	— Wasser — Boden — Luft

40

Für den Teilbereich Umwelthygiene, der wohl den größten Anteil des Fachgebietes Hygiene beinhaltet, läßt sich die in Übersicht 3 dargestellte Unterteilung in die medizinisch relevanten Untergruppen auch aus der geschichtlichen Entwicklung heraus zwanglos durchführen. Aus diesem Teilbereich der Umwelthygiene heraus möchte ich exemplarisch auf drei Bereiche, nämlich die Krankenhaushygiene, die Epidemiologie und die Schadstoffe in der Umwelt etwas detailierter eingehen, da sie meines Erachtens für die hier gestellte Thematik als repräsentativ anzusehen sind.

Übersicht 3: Teilbereiche der Umwelthygiene

Individualhygiene	— Körperhygiene
	— Kleidungshygiene
	— Wohnungshygiene
	— Freizeithygiene
Epidemiologie	
Tropenhygiene	
Krankenhaushygiene	
Ernährungshygiene	
Hygiene des Wassers	— Trinkwasser
	— Brauchwasser
	— Abwasser
Hygiene des Abfalls	
Hygiene der Luft	
Hygiene des Lärms	
Hygiene der Strahlen	

Krankenhaushygiene

Hierbei handelt es sich um Maßnahmen zur Erkennung, Verhütung und Bekämpfung von Krankenhausinfektionen, d. h. von solchen Infektionskrankheiten, die in kausalem Zusammenhang mit einem Krankenhausaufenthalt erworben werden. Dieses Problem ist nicht neu, auch wenn durch die mehr oder minder sachlichen Informationen, z. T. sogar in öffentlichen Medien, in den letzten Jahren ein solcher Eindruck erweckt werden konnte. Allerdings ist durch die Einführung der Antibiotika und damit der Möglichkeit der kausalen Bekämpfung von bakteriellen und durch Pilze bedingte Infektionskrankheiten die Krankenhaushygiene etwas in den Hintergrund gedrängt worden. Erst die Erfahrung, daß auch sehr potente Antibiotika massive Infektionen mit

Todesfolge, insbesondere in Intensiveinheiten nicht verhindern können, hat zu einer Rückbesinnung auf einfache, krankheitsverhütende Maßnahmen, d. h. krankenhaushygienische Maßnahmen geführt. Diese Rückbesinnung und damit auch die Neuformulierung solcher Hygienemaßnahmen (BGA-Richtlinie 1976) mag auch darin begründet sein, daß aufgrund der enormen, insbesondere technischen Entwicklung in der kurativen Medizin Veränderungen im Bereich der stationären Krankenversorgung aufgetreten sind, die höhere und z. T. weiterreichende Anforderungen an die Krankenhaushygiene stellen. Hier ergeben sich zahlreiche Problempunkte, von denen nur einige aufgeführt werden sollen:

Durch die Verbesserung der technischen Möglichkeiten in der Medizin können diagnostische und therapeutische Eingriffe durchgeführt werden, die bis vor kurzem noch nicht möglich waren. Die damit verbundene Durchbrechung der Integrität des menschlichen Organismus und das Eindringen in keimfreie Körperbereiche erhöhen selbstverständlich bei Nichtbeachtung entsprechender Hygienemaßnahmen das Risiko des infektiösen Hospitalismus. Zudem ist zu beachten, daß bei der Entwicklung im medizin-technischen Bereich in nicht seltenen Fällen die gleichermaßen erforderliche Entwicklung entsprechender hygienegerechter Maßnahmen vernachlässigt worden ist. Als Beispiel sei hier nur die Endoskopie genannt, wo wir vor dem Problem stehen, daß Endoskope jeglicher Art bisher nicht sicher desinfizierbar sind, geschweige denn einer Sterilisation unterzogen werden können.

Durch die Veränderung der Altersstruktur der im Krankenhaus behandelten Patienten, d. h. durch das weitere Ansteigen des prozentualen Anteils von sehr alten Patienten mit einer erhöhten Anfälligkeit und Bereitschaft für Infektionskrankheiten, ergibt sich ein zusätzliches Problem für die Zunahme des infektiösen Hospitalismus, das bei desolaten krankenhausbedingten Verhältnissen zudem verstärkt wird. Nach *Ayliffe* (1) wären Krankenhausinfektionen im operativen Bereich kein Problem, wenn „die zu operierende Person jung und weiblich wäre, die Operationszeit so kurz wie möglich gehalten würde, die Wunde sauber, klein und gut verschlossen wäre und nicht drainiert werden müßte, die postoperative Pflege im Einzelzimmer stattfände, die Einweisung nur einen Tag vor der Operation und die Entlassung so bald wie möglich nach der Operation vorgenommen würde und die Patientin keine Antibiotikatherapie erhielte." Solche Forderungen sind allerdings irreal und konträr zur Realität der heute im Krankenhaus zu behandelnden Patienten.

Als weiterer Punkt muß der nicht selten zu beobachtende kritiklose Einsatz von Antibiotika genannt werden, der zu einer Selektion bestimmter Erreger im Krankenhausmilieu bzw. zu einer ausgesprochenen Resistenzentwicklung solcher Erreger führen und somit nicht nur für den unzureichend behandelten Patienten, sondern auch durch die Weiterverbreitung solcher Erreger bei Nichtbeachtung grundsätzlicher Hygienemaßnahmen für zahlreiche andere Patienten zu einer Gefährdung werden kann.

Wo ist hier die Aufgabe des Krankenhaushygienikers zu sehen? Als erstes erscheint es wichtig, die Ursachen für den infektiösen Hospitalismus zu analysieren und den Anteil, der sich aus dem Fehlen hygienegerechter Maßnahmen heraus ergibt, abzugrenzen. Dies ist meines Erachtens nur möglich durch eine systematische Erfassung der Krankenhausinfektionen, die allerdings nur dann erfolgreich sein kann, wenn hier exakte Erfassungskriterien, die interdisziplinär, d. h. zwischen Kliniker und Hygieniker erarbeitet werden müssen, zugrundegelegt werden. Zudem hat die Krankenhaushygiene in einer engen Verbindung zur mikrobiologischen Diagnostik infektiöser Erkrankungen zu stehen. Die heute vielfach praktizierte Trennung dieser Disziplinen kann für die Sache und somit für den Patienten nur nachträglich sein. Ebenso darf nicht verkannt werden, daß eine systematische Erfassung des infektiösen Hospitalismus heute nur in Zusammenarbeit mit dem Informatiker unter Einbeziehung der entsprechenden Auswertungsgeräte (EDV-Anlage) möglich ist.

Aufgrund dieser analytischen Untersuchungen, bei gleichzeitiger kritischer Durchleuchtung der Funktionsabläufe auf erforderliche Hygienemaßnahmen im diagnostischen, therapeutischen und pflegerischen Bereich, ist es dann die Aufgabe des Krankenhaushygienikers, Prioritäten für Hygienemaßnahmen im Krankenhaus — und hier insbesondere bezogen auf bestimmte Krankenhausbereiche — festzulegen.

In Übersicht 4 ist ein solcher Prioritätenkatalog von Maßnahmen, bezogen auf die Häufigkeit der Übertragung von Infektionserregern im Hospitalbereich, dargestellt worden. Die Aufgabe des Krankenhaushygienikers endet hier, d. h. sie kann nur eine fachbezogene Empfehlung sein. Die letztendliche Verantwortung für die Krankenhaushygiene verbleibt beim Kliniker. Die Durchführung krankenhaushygienischer Maßnahmen ist Aufgabe der Klinik, d. h. der Ärzte, der Schwestern, des Pflege- und Reinigungspersonals. Solange Krankenhaushygiene von diesen Personengruppen noch als zusätzliche Maßnahme zu ihren sogen. „normalen Tätigkeiten" angesehen werden, wird der Erfolg dieser Maß-

Übersicht 4: Abstufung von Desinfektionsmaßnahmen im Krankenhaus

1. Desinfektion der Hände (ärztl. und Plegepersonal)

2. Desinfektion der Instrumente und Geräte, die am Patienten benutzt werden

3. Desinfektion der Schutzkleidung, z. B. nach Eingriffen und Pflegemaßnahmen (ärztl. und Pflegepersonal)

4. Beeinflussung der persönlichen Hygiene beim Patienten

5. Betten- und Wäschedesinfektion

6. Desinfektion der Sanitärbereiche, der Flächen sowie der Ver- und Entsorgungssysteme

nahme dahingestellt bleiben. Nur durch die Integration der Hygienemaßnahmen in den normalen diagnostischen, therapeutischen und pflegerischen Funktionsablauf bei diesen Personengruppen kann Krankenhaushygiene erfolgreich sein. Bestrebungen, wie sie von *Schmitz* (9) im Deutschen Ärzteblatt geäußert worden sind, nämlich Krankenhaushygiene durch einen Krankenhaushygieneverbund, d. h. Institutionen außerhalb des Klinikums durchführen zu wollen, werden mit Sicherheit die Krankenhauskosten erhöhen, jedoch die Hygiene im Krankenhaus, wenn überhaupt, dann nur im negativen Sinne beeinflussen können.

Epidemiologie infektiöser Krankheiten

Die Epidemiologie hat Massenentwicklungen von Krankheiten zum Gegenstand. Neben der Charakterisierung des infektiösen Agens sind zur Beurteilung eines epidemiologischen Geschehens weitere Faktoren wie die Infektionsquelle, die Übertragungswege und das infektiöse Verhalten der verursachenden Erreger hinsichtlich Pathogenität, Infektiosität und Virulenz erforderlich [*Sinnecker* (10)].

Bereits seit 1915 werden bestimmte Infektionskrankheiten statistisch erfaßt, einige ausgewählte Erkrankungen sind in ihrem Verlauf bis in die heutige Zeit auf Abb. 1 aufgeführt worden. Es sollte somit angenommen werden können, daß hinsichtlich der Häufigkeit des Vorkommens, der Verteilung des Erregerspektrums und der Infektionsquellen zumindest für diese Erkrankungen auswertbares Zahlenmaterial vorläge. Nach kritischer Durchsicht der Unterlagen muß allerdings festgestellt werden, daß diese Zahlen praktisch unter Berücksichtigung einer entsprechenden Dunkelziffer nur einen Hinweis über die Erkrankungshäufigkeit geben können. Eine echte epidemiologische Bewertung solcher Infektionskrankheiten ist nicht möglich. Dies hat sich erstaunlicherweise über die nunmehr 65 Jahre der Erfassung meldepflichtiger Infektionskrankheiten nicht geändert und auch die Novellierung des Bundesseuchengesetzes vom 1. 1. 1980, die eine weitere Differenzierung solcher meldepflichtigen Krankheiten gebracht hat, wird unter den vorgegebenen Voraussetzungen keine Änderung hinsichtlich der Aussagekraft dieser Daten im epidemiologischen Bereich ergeben. Die wirkliche epidemiologische Erfassung und Umsetzung, z. B. der nach dem BSeuchG meldepflichtigen Krankheiten ist meines Erachtens eine wesentliche Aufgabe des Fachgebietes Hygiene, wobei nachweislich durch die Früherkennung von Infektionsquellen die Ausbreitung von Infektionskrankheiten verhindert und damit eine echte Krankheitsverhütung praktiziert werden kann.

In Zusammenarbeit mit dem Sozialministerium und den Kreisgesundheitsämtern des Landes Schleswig-Holsteins haben wir in einem Forschungsprogramm seit 1976 die Hepatitis- und Meningitis-Erkrankungen in Schleswig-Holstein systematisch erfaßt. Alle gemeldeten Erkrankungen wurden bezüglich persönlicher, klinischer und epidemiologischer Daten über Fragebögen durch die Gesundheitsämter erfaßt und zentral im Hygiene-Institut der Universität Kiel ausgewertet. Durch diese zentrale und systematische Erfassung war es möglich, im Bereich der Hepatitis-Erkrankungen, Infektionsquellen frühzeitig zu erkennen und durch ihr Ausschalten weitere Erkrankungen zu vermeiden [*Sonntag* (11)]. Tabelle 1 zeigt exemplarisch mögliche Infektionsquellen bei Hepatitis-B-Erkrankungen für die Erkrankungsfälle im Jahre 1979. Eine retrospektive Studie für den Bereich Heidelberg und Rhein-Neckar-Kreis für die Zeit von 1977—1981 hat ähnliche Ergebnisse gebracht und zum Einsatz eines EDV-gerechten Meldebogens für die künftige Erfassung der Hepatitiden geführt.

Abb. 1: Entwicklung meldepflichtiger Krankheiten in Deutschland seit 1915

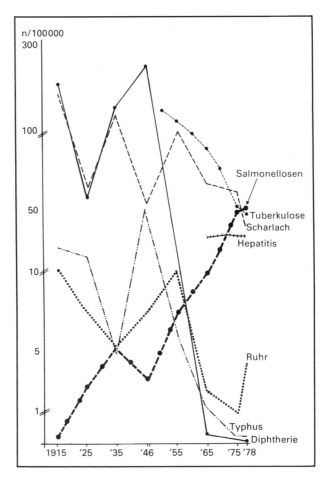

45

Tab. 1: Erkrankungen an Hepatitis B in Schleswig-Holstein 1979. Aufschlüsselung nach (möglichen) Infektionsquellen

	abs. Zahl	%
Gesamtzahl ausgewerteter Erkrankungen	250	100,0
häufige Infusionen, Injektionen mit Krankenhausaufenthalt	77	
Drogen (Fixer)	4	
Insulin (Diabetiker)	3	
Heilpraktikerbehandlung	2	86 34,4
berufsbedingte Infektionen Pflegepersonal	18	
Arzthelf. / MTA	5	
Ärzte	3	26 10,4
Familienansteckung	15	15 6,0
Dialyse Patienten	5	
Pflegepersonal*	4	9 3,6
(* aus 1. Dialysezentrum)		
Zahnarztbehandlung	3	3 1,2
Der Rest blieb unaufgeklärt		93 37,2

Für den Bereich der Meningitiden konnten zum einen Daten über das Erregerspektrum (Tabelle 2) erarbeitet werden, zum anderen war es aber auch möglich, eine bestimmte Meningitisform, hervorgerufen insbesondere durch Coxsackie-B-Viren und Echo-9-Viren bei Kindern zwischen 5—15 Jahren mit einem epidemischen Verlauf in den verschiedenen Regionen Schleswig-Holsteins darzustellen. Wenn auch hier die Epidemie durch solche Erreger nicht ausgeschaltet werden konnte, so war es doch möglich, aufgrund der Erfassung diese Meningitisform abzugrenzen und die Betroffenen auf den dabei in der Regel benignen Verlauf hinzuweisen [*Gärtner* und *Sonntag* (5)].

Wie bereits für die systematische Erfassung der Krankenhausinfektionen dargestellt, gilt es auch für diesen Bereich, in Zusammenarbeit mit Informatikern und Statistikern Modelle zu erarbeiten, die es erlauben, daß die bereits heute mit einem großen Verwaltungsaufwand gesammelten Daten in einer Form erfaßt werden, die epidemiologische Aussagen ermöglichen. Entsprechendes gilt selbstverständlich für die systematische Erfassung der nichtinfektiösen Krankheiten. Die Problematik läßt sich ohne Schwierigkeiten auf diesen Bereich übertragen.

Tab. 2: Erkrankungen an Meningitis in Schleswig-Holstein 1976, 1977, 1978 und 1979 — Aufschlüsselung nach Erregern

	1976		1977		1978		1979	
Gesamtzahl ausgewerteter Fälle	297	100,0 %	266	100,0 %	287	100,0 %	411	100,0 %
Meningits durch:								
Meningokokken	17	5,7 %	26	9,8 %	22	7,7 %	34	8,3 %
H. influenzae	11	3,7 %	9	3,4 %	6	2,1 %	7	1,7 %
Pneumokokken	8	2,7 %	9	3,4 %	12	4,2 %	3	0,7 %
hämol. Streptokokken	4	1,1 %	1	0,4 %	2	0,7 %	3	0,7 %
hämol. Staphylokokken	2	0,7 %	4	1,5 %	3	1,1 %	2	0,5 %
Tb	1	0,3 %	1	0,4 %	1	0,3 %	—	—
Coli	1	0,3 %	3	1,1 %	1	0,3 %	—	—
sonst. Bakterien (sept. Meningitis)	7	2,4 % 17,2 %	6	2,2 % 22,2 %	12	4,2 % 20,9 %	11	2,7 % 14,6 %
Mumpsviren	137	46,1 %	127	47,7 %	74	25,8 %	54	13,1 %
Enteroviren	11	3,7 %	10	3,8 %	1	0,3 %	2	0,5 %
sonstige Viren (seröse Meningitis)	38	12,8 % 62,6 %	51	19,2 % 70,7 %	94	32,8 % 58,9 %	118	28,7 % 42,3 %
keine Angaben über Erreger	60	20,2 %	19	7,1 %	58	20,2 %	177	43,1 %

Schadstoffe in der Umwelt

Die Schädigung des Menschen durch Umweltfaktoren ist, wie oben bereits dargestellt werden konnte, auch kein ganz neues Problem. Die neuerliche Aktualität hat vielerlei Ursprünge und spielt sich allerdings weniger im sachlich-wissenschaftlichen Bereich als in der Öffentlichkeit und auf der politischen Ebene ab. Hierbei darf jedoch nicht verkannt werden, daß für zahlreiche Schadstoffe schon über viele Jahre, zum Teil Jahrzehnte, gesetzlich fixierte Maßnahmen bestehen, um den Menschen vor einer Schädigung zu schützen. Es sei hier nur an das Lebensmittel- und Bedarfsgegenständegesetz, die Trinkwasserverordnung und das Abfallbeseitigungsgesetz erinnert. Das in großem Maße die Menschen heute mit Schadstoffen belastet werden, ist zum einen sicher eine Folge der nicht konsequent verfolgten und angewendeten Gesetze, aber auch die heute sich mehr und mehr etablierende Möglichkeit, Schadstoffe auch in kleinsten Konzentrationen messen zu können. Bei vielen solcher Schadstoffe macht es Schwierigkeiten, für den Menschen tolerable Grenzkonzentrationen festzulegen, zumal deren Auswirkungen auf den menschlichen Organismus bei chemischer Aufnahme kleinster Mengen heute noch nicht bekannt sind. Dies gilt insbesondere für
1. die Pestizide mit den Grundsubstanzen der chlorierten Kohlenwasserstoffe und Phosphorsäureester sowie Carbamaten,
2. die polychlorierten Biphenyle, die vor allem in der Elektroindustrie und bei der Herstellung von Farben und Lacken sowie als Weichmacher für Kunststoffe benutzt werden,
3. die flüchtigen Kohlenwasserstoffe, wie Chloroform, Tetrachlorkohlenstoff, Trichloräthylen u. a.; die polycyclischen Kohlenwasserstoffe, wie Benzol, Naphthalin, Anthracen sowie
4. Metalle wie Quecksilber, Arsen, Cadmium, Blei u. a.
Ein Großteil dieser Substanzen ist nur mit sehr diffizilen und arbeitsaufwendigen Untersuchungsverfahren nachweisbar, so z. B. durch die Atomabsorptionsmethode oder gaschromatographische Verfahren.
Hier ist es Aufgabe der Hygiene,
— neuere unschädlichere Substanzen, z. B. bei der Bekämpfung von Insekten — ich möchte hier nur an den Einsatz von Bacillus thuringiensis israeli zur Insektenbekämpfung erinnern —, auf ihre Unbedenklichkeit für den Menschen zu kontrollieren und
— Nachweismethoden für Schadstoffe in der Umwelt zu finden, die auch als Screening-Methoden zur Untersuchung großer Populationen bei geringem Personal- und Arbeitseinsatz angewendet werden können.
Ansätze hierfür sind z. B. von Sozial- und Arbeitsmedizinern der Universität Erlangen aufgezeigt worden, indem sie die von *Piomelle* (7) beschriebene Methode der freien Erythrozyten-Porphyrin-Bestimmung zum Nachweis der Bleibelastung im menschlichen Organismus als Screening-Methode weiter entwickelt und im Vergleich mit der Atomabsorptionsmethode untersucht haben. Entsprechende Untersuchungen sind auch von uns als Vergleichsuntersuchungen bei

Kindern der Stadt Heidelberg und solchen des Rhein-Neckar-Kreises bezüglich der Bleibelastung durchgeführt und ebenfalls bei beruflich Belasteten (Mitarbeitern der Autobahnmeisterei Sinsheim) zusammen mit einem anamnestischen Fragebogen erstellt worden.

Als negatives Beispiel für die Datengewinnung in diesem Bereich ist meines Erachtens die durch die EG initiierte Aktion der Bleiuntersuchung bei jeweils 50 Personen pro 1 Million Einwohner in den EG-Staaten anzusehen. Die Aussagekraft dieser mit einem großen Aufwand betriebenen Untersuchungen wird durch das Fehlen eines klaren Versuchskonzeptes stark eingeschränkt. So ist z. B. bei den 450 untersuchten Personen in Baden-Württemberg die Altersgruppe der Kinder gänzlich unberücksichtigt geblieben, ebenso fehlen anamnestische Daten!

Neben diesen genannten Aktivitäten erscheint es zusätzlich notwendig, die Aufmerksamkeit der praktisch und klinisch tätigen Kollegen auf Erkrankungsmöglichkeiten durch solche Schadstoffe bei ihren Patienten zu lenken und hierfür mit Hilfe einer subtilen Anamnestik entsprechendes Datenmaterial zu sammeln. Dazu erscheint es erforderlich, Modellfragebögen zu entwickeln, die in den Ambulanzen bzw. Sprechstunden vom Patienten allein bzw. im Gespräch mit dem behandelnden Arzt ausgefüllt und zentral ausgewertet werden. Über eine solche Maßnahme sollte es möglich werden, auch über solche Schädigungen durch Schadstoffe Informationen zu bekommen, die bis heute in keiner Weise zugänglich sind und die möglicherweise eine über Jahre bzw. Jahrzehnte gehende Beeinträchtigung der Gesundheit und des Wohlbefindens zahlreicher Patienten bedingen können.

Ausblick

Bei dem Versuch einer Synopsis der dargestellten Teilaspekte der Fachdisziplin Hygiene mit der vorgegebenen Thematik läßt sich feststellen, daß

— Hygiene sich oberflächlich gesehen auch in den medizinisch relevanten Teilaspekten als allgemein-gültiger Bereich darstellt, der jedem leicht zugänlich ist und bei dem jeder somit auch den Anspruch der umfassenden Beherrschung dieses Gebietes zu erheben vermag;
— Hygiene in der Vielfältigkeit der zu bearbeitenden Teilaspekte sich nicht mehr als eine rein medizinische Disziplin darstellt, sondern von vielen Fachrichtungen wie Chemie, Physik, naturwissenschaftliche Mikrobiologie u. a. als eigener fachspezifischer Bereich in Anspruch genommen wird.

Die aus einem solchen Zwiespalt resultierende Intention der klaren Abgrenzung der für den medizinisch ausgerichteten Hygieniker spezifischen Teilgebieten des Fachs Hygiene hat in regelmäßigen Abständen Hygieniker veranlaßt, die Bedeutung des eigenen Fachgebietes darzustellen. So war es bereits 1876 *von Pettenkofer* (6), der in einem Vortrag „Hygiene und ihre Stellung an den Hochschulen" die Selbständigkeit dieses Fachgebietes gegenüber der Pathologie, der Staatsarzneikunde und den Fächern der praktischen Medizin hervorhob. Gerade vor kurzem ist von der Sektion Hygiene der Deutschen Gesellschaft für Hygiene und Mikrobiologie wiederum eine „Denkschrift zur Lage des Fachgebietes Hygiene in der Medizin" (3) erschienen.

Hygiene ist, wie ich versucht habe darzustellen, auch ein Fachgebiet mit praktischer Relevanz für die klinische und praktische Medizin. Aufgabe des Hygienikers ist es, seine fachspezifischen Kenntnisse in die Klinik und die Praxis hineinzutragen, d. h. dort vor Ort als kompetenter Ansprechpartner für den Kliniker und den Praktiker präsent zu sein. Allein über diesen Weg wird ihm die notwendige Anerkennung für sein Fachgebiet zuteil werden. Dies umso mehr, wenn die weitere Entwicklung in der Medizin zeigen wird, daß auch der kurativen Medizin Grenzen gesetzt sind, d. h. daß trotz höchst entwickelter Technisierung, Diagnostik und Therapie der Heilerfolg ausbleibt oder die Maßnahmen der kurativen Medizin in solchem Maße eskalieren, daß sie nicht mehr finanzierbar sind. Vielleicht beginnt dann die Neubesinnung auf die Prävention, d. h. auf die Verhütung von Krankheiten und damit eine Renaissance der Hygiene.

Literatur

(1) Ayliffe, G. A. J., K. M. Brightwell, B. J. Collins, E. J. L. Lowbury, P. C. L. Goonatilake u. R. A. Etheridge: Surveys of hospital infection in the Birmingham region. I. Effect of age, sex, length of stay and antibiotic use on nasal carriage of tetracyline-resistant staphylococcus aureus and on post-operative wound infection. J. Hyg. (Lond.) **79** (1977) 299—314.

(2) Borneff, J.: Hygiene. Ein Leitfaden für Studenten und Ärzte, 3. Auflage. Stuttgart: Thieme 1977.

(3) Deutsche Gesellschaft für Hygiene und Mikrobiologie: Denkschrift zur Lage des Fachgebietes Hygiene in der Medizin, Aufgaben und Vorschläge zur Ausbildung, Fortbildung und Weiterbildung. Zbl. Bakt., Hyg. Teil B, Orig. I. Abt. **171** (1980) 1—15.

(4) Gärtner, H., H. Reploh: Lehrbuch der Hygiene. Stuttgart: Fischer 1969.

(5) Gärtner H., H.-G. Sonntag: Epidemiologische Erhebungen über einen Meningitisausbruch. Zbl. Bakt. Hyg., Teil B, Orig. I. Abt. **165** (1977) 548—556.

(6) von Pettenkofer, M.: Über Hygiene und ihre Stellung an den Hochschulen. Braunschweig: Vieweg 1876.

(7) Piomelli, S.: A micromethod for free erythrocyte porphyrins: The FEP test. J. Lab. Clin. Med. **81** (1973) 932—940.

(8) Pollak, K.: Die Heilkunde der Antike. Düsseldorf: Econ 1969.

(9) Schmitz, W.: Hygiene und Sicherheit im Krankenhaus. Dtsch. Ärztebl. **78** (1981) 1261—1266.

(10) Sinnecker, H.: Allgemeine Epidemiologie. Jena: Fischer 1971.

(11) Sonntag, H.-G., K.-A. Albers, H. Gärtner: Überwachung der Virushepatitiden in Schleswig-Holstein. Bundesgesundheitsblatt **22** (1979) 224—228.

2.3 Die Beeinflussung der Vorstellung von Gesundheit durch Mode und Medien

J. Schlemmer

Das Thema ist unhandlich, aber originell und lädt ein, zunächst ein wenig darüber zu räsonieren, daß ausgerechnet vor Medizinern über Mode und Medien geredet werden soll; es sei denn, man setzt Mode gleich mit Stoffwechsel und rechnet die Medien zu den Schlafmitteln. Aber im Ernst: Die Vorstellung, was Gesundheit sei und welche Konsequenzen für das eigene Verhalten aus dieser Vorstellung abzuleiten seien, ist — wenn diese Vorstellung von der Mehrheit unserer Bevölkerung geteilt wird — ein Kriterium, das über die Zukunft unseres Gesundheitswesens entscheidet.

Nun mag es radikale Denker im Lager der Ärzte geben, die das für irrelevant halten, weil erstens der Arzt vom Selbstverständnis und Auftrag her der Helfer der Kranken sei und nicht der Gesunden, und weil zweitens die Gesundheit seit eh und je — und erst recht heute — ein Thema von Deklamationen, Proklamationen und Reklame sei. Und sonst nichts. Für diese Ablehnung der Gesundheit als ernsthaftes Thema spricht einiges. Darf ich dafür zunächst einige Belege beibringen, die nicht ohne weiteres von der Hand zu weisen sind.

In einem Reklameflugblatt aus dem Jahr 1680 heißt es: „zu wissen und kund sey / daß allhier wieder ankommen / der bekannte / wohlerfahrne / und kunstreich — weit — berühmte Zahnkünstler / welcher bei vielen Fürsten / Grafen / und Reichs-Städten jederzeit wegen seiner Kunst sehr beliebt / und wohl gelitten / auch von hochgerühmten Facultäten und Medicis über solche Zahn-Kunst-Cur / und andere dergleichen Wissenschaften ordentlich examiniert worden / wovon er auch eine Menge der schönsten Testimonien aufzuweisen hat." Und dann preist der Doktor seine köstlichen „Zahn-Latwergelein" an, sein Hauptpulver zum Schnupfen und ein köstlich Pflaster „vor die Hüner-Augen".

300 Jahre später treten telekonsiliarisch begabte Doktoren in Illustrierten in Erscheinung — mit Bild versteht sich! —, wo sie auf eine 10-Zeilenanfrage eine Art Ferndiagnose bieten, deren Unverbindlichkeit oft in Idealkonkurrenz zu den umseitigen Horoskopen steht. Oder im Fernsehen tauchen — um bei den Zahndoktoren zu bleiben — weiß bekittelte Dressmen auf, beileibe keine richtigen Mediziner, denn mit ihnen zu werben, ist nicht erlaubt —, die als Zahnberater oder Zahnheilpraktiker das Heil für die Zähne versprechen, indem sie ständig die erste Silbe des verbotenen Ganzen im Munde führen: med, von blendamed und dentamed zu medigel und medlaxan. Von der Zahnlatwerge der 300 Jahre älteren Medizinwerbung unterscheidet sie nur die Elektronik.

Heute wie damals wird und wurde mit Hilfe der Medien ja nicht nur für Mittel zur Wiederherstellung der Gesundheit geworben, sondern auch für deren Erhaltung. In dem von einem Arzt herausgegebenen Periodikum „Der Volkslehrer" heißt es 1781: „Was meint ihr wohl, wo das herkommt, daß wir nicht mehr so groß und stark sind, wie unsere Alten? Ihr mögts nun glauben oder nicht, es kommt von Thee und Kaffee und vom Wein her, da wußten die Alten alle nichts von."

Das war natürlich noch Aberglaube. Nur 200 Jahre später erscheint des Wunderheilers Köhnlechner medizinisches Weinbrevier, wo er die in seinem Institut für Erfahrungsmedizin gefundene Einsicht belegt, daß, wer immer auf die Gesundheit anderer trinkt, auch etwas für die eigene tut. Wer noch dazu sein neues Geriatricum schluckt, tut einen weiteren Schritt, wenn auch nicht in Richtung Unsterblichkeit, so doch zu einer bewahrten Vitalität.

Ganz gewiß ist Vitalität ein Zauberwort in einer Zeit der Halbwüchsigenidole, da Kinder zu hochbezahlten Fotomodellen avancieren. Minderjährige haben Tagesgagen von mehr als 2000 Mark. Die Sehnsucht nach Gesundheit wird über ihr Sinnbild Jugend vermarktet, wo immer es geht. Und es geht fast immer, nicht nur beim vorpubertären Sexappeal der abgelichteten Babyvamps, sondern auch bei Kindern, die als Spitzensportler zu Idolen nicht nur der Gesundheit, sondern auch der nationalen Geltung gemacht werden. Und nicht nur bei den Eisläuferinnen und Schwimmerinnen gehört, wer 20 ist, zum alten Eisen. Was wunder, daß mit exogenen Regulationen versucht wird, Jugend und Leistung in der Spitzenposition zu halten. Und wenn alles nichts mehr hilft, wenigstens mit Anabolika und Doping die Leistungsfähigkeit noch ein wenig über ihre eigenen Grenzen hinwegzuschmuggeln. Und so kommt es, daß unter dem Zwang der auf sie gerichteten Kameras einer nach Superlativen gierenden Öffentlichkeit und unter der Verlockung des großen Geschäfts mit den modischen „accessoires sportifs" die Manager den Leistungssport zu einer Fehlleistung degradieren. Die Gesundheit hört auf, wo Spitzensport anfängt.

„Die Gesundheit ist der Balsam des Lebens", hieß es in den „Gemeinnützigen Blättern" von 1796. Heute ist man prosaischer: Hemingway hielt die Gesundheit neben einem schlechten Gedächtnis für die Voraussetzung von Glück. Und Gottfried Benn reduzierte gar die Prämissen des Glücks auf „dumm sein und Arbeit haben", von Gesundheit ist nicht mehr die Rede. Nun war Benn Facharzt für Haut- und Geschlechtskrankheiten und auch sonst ein Pessimist, also quasi ex officio in Verlegenheit bei der Definition dessen, was Gesundheit sei. Genauer war da schon ein anderer assoziativer Wortkünstler: Proust bedauerte die Menschen, die ihm unheilbar gesund erschienen. Und so wie sie Beardsleys Zeichenstift verkörperte, ist auch die Seinsweise der bedufteten und künstlich beleuchteten Dekadence eine Facette von Gesundheit, deren Definitionen schillern wie vieles, von dem wir Vorstellungen haben, die wie die Moden wechseln. Nun ist der Wechsel ein Kriterium des Fortschritts, und so gesehen wäre die Mode einer seiner Garanten. Was wäre aber, wenn Proust recht hätte und die unheilbare Gesundheit die „eingebildete" wäre? Würde er dann nicht mit der modernen Medizin und ihren 40 000 beschriebenen Krankheitsbildern übereinstimmen, nach der Gesundheit eine Fiktion ist und ihr Träger nichts als ein unzureichend untersuchter Kranker?

Vielleicht kehren wir doch lieber zu Aristoteles zurück, der lieber gesund sein wollte als erkennen, was Gesundheit sei. Oder wir machen es den Psychologen nach und formulieren analog deren Intelligenzdefinition „Intelligenz ist, was der Test mißt": Gesundheit ist, was der Arzt nicht behandeln muß. Aber er muß, denn nach unserem System ist daran die Existenzfrage geknüpft. Wie lange wohl noch? Das ist eine volkswirtschaftliche Preisfrage. Jährlich erhalten 6 000 Ärzte mehr die Approbation als ausscheiden. Und wenn auch hier die Nachfrage dem Angebot folgt, ist das Ende aller Gesundheit, auch der eingebildeten, in Sicht. Zwar gibt der Markt noch einiges her; so wie man einen größeren Wagen fahren kann oder einen Zweitwagen, kann man sich einen höher qualifizierten Arzt halten, einen Privatdozenten oder Professor, entsprechend einem Mercedes 300 etwa, oder man hat neben dem Allgemeinarzt noch einen einschlägigen Spezialisten. Oder neben dem Schulmediziner einen Außenseiter, etwa einen Auriculoakupunkteur. Soll gerade „in" sein. Oder man genehmigt sich eine angenehme Folge von therapeutischen Bemühungen der durch das Fernsehen bundesweit bekannten schönen Ärztin vom Tegernsee in deren Vitalstudio, angesiedelt in den Räumen eines First-class-Hotels, wo auch die Proustsche Unheilbarkeit behandelt wird.

In der Tat, es ist ein vordergründig probates, letzten Endes aber selbstmörderisches Mittel, durch Verschiebung der Normen, die die Behandlungsbedürftigkeit bezeichnen, diese auszudehnen in Bereiche, die man vordem als Grenzbereiche gelten ließ oder gar der fiktiven Gesundheit zurechnete. Wie die Weltgesundheitsorganisation — um ihrer eigenen Parole zu folgen — diesen Trend bis zum Jahr 2000 umkehren will, um dann Gesundheit für alle zu schaffen, bleibt ihr bisher streng gehütetes Geheimnis. Es sei denn, sie habe etwa vor, nicht mehr die Beschreibung neuer Krankheitsbilder mit Anerkennung, die sich dann in Ziffern niederschlagen, zu honorieren, sondern deren Abschaffung. Also etwa aus der Legasthenie unter der Beweislast der Tatsache, daß bei uns 1 % der Schulkinder daran leiden, in Hamburg aber 20 %, eine passagere Sehstörung der Diagnostiker zu machen, und sie von der Liste der Hirnkrankheiten zu streichen und solche Erwägungen mit dem malus der Lächerlichkeit zu ahnden. Oder der Zellulitis, womit eine das kritische Männerauge störende Neigung zur Oberschenkelfeistigkeit gemeint ist — in Verletzung medizinischer Sprachkonvention wohlgemerkt —, dieser Zellulitis die Behandlungsbedürftigkeit zu entziehen, besonders die mit kosmetischen Cremes und Salben. Wenn aber die Behandlungswürdigkeit eine Stufenleiter bleibt, die bequem zu jenen Höhen führt, auf denen als Lohn ein Schwerbeschädigtenausweis winkt, dann ist in Umkehrung der WHO-Parole das Ende aller Gesundheit in Sicht. Und bisweilen hat man wirklich den Eindruck, als sei jener Ausweis im Bereich unseres Medizinalsystems zum Handlungsziel geworden, während Gesundheit ein bloßes Deklamationsziel sei, oder gar zu einem Werbespot verkomme, gerade noch geeignet, mit schlanken Beinen und blankem Busen und dem jeweiligen Objekt, dessen Verkäuflichkeit erhöht werden soll, angepriesen zu werden. Ein Wortidol, das eine schöne Empfindung assoziiert, aber mit der Wirklichkeit wenig mehr zu tun hat. Sind wir wirklich so weit, daß Gesundheit nur noch eine elektronisch verbreitete Fama von einer nostalgisch ersehnten Ursprünglichkeit ist, die in der Werbung fortlebt und dort mit angeborenen auslösenden Mechanismen bildlich verkoppelt auch „in" bleibt? Beine und Busen nutzen sich als Werbeträger nicht ab. Zweifellos ist Gesundheit „in", zweifelhaft die Idealkonkurrenz:

„O, du lieber Augustin"
— variiert Hans Weigel —
„Alles ist in.
Geld ist in, Sex ist in,
Marx ist in, in ist in,
O, du lieber Augustin,
alles ist in."

Besonders „in" sind und bleiben wohl auch die Schlüsselwörter unserer Wunschvorstellungen und Sehnsüchte: Jugend, Schönheit und Gesundheit. Sie sind so etwas wie der Generalbaß, über dem Medien und Moden, meist in enger technischer Verknüpfung, ihre auf Abwechslung bedachten Melodien spielen.

Die Medien leben von Neuigkeiten, meint man, und die Moden vom Wechsel, sagt man. Und doch bleiben bei aller Modulation und Variation einige Grundthemen, die immer wieder angeschlagen werden. Aber bleibt das Beständige im Wandel wirklich unberührt? Ist die Vorstellung von Gesundheit, wenn die Mode sie umspielt, unberührt?

Gestatten Sie einen Modeexkurs. Moden ganz allgemein — und nicht nur die Kleidermode (Yves Saint Laurent und Jil Sander sind nicht die Welt) ... ganz allgemein ist eine Mode nur so lange modern, wie sich noch nicht alle ihr angeschlossen haben. Die Mode ist so lange eine Verlockung zum Neuen, bis sie in ihrer eigenen Konformität erstickt. Und drum finden alle Nonkonformisten die Mode — zumindest im zirkannularen Rhythmus — ausgesprochen häßlich. Oscar Wilde spottete, die Mode sei so häßlich, daß sie alle halbe Jahre gewechselt werden müsse. Und so kommt es, daß oft die Neuheit der Schönheit im Wege ist, und daß niemand so schnell altmodisch wird wie der, der ganz neumodisch ist. Denn der Pendelschlag der Mode ist kurz. Im einen Extrem überrascht das absolut Neue, im anderen langweilt die Konformität. Nur dort, wohin das Pendel doppelt so oft zurückkehrt, überdauert das Beständige im Wandel: Jugend, Schönheit, Gesundheit, die Idole. Im einen Extrem ist die Mode ein Mittel der Aus- und Abgrenzung, im anderen ein Ausdruck des Kollektivs, das Sicherheit gibt. Und zwischen beiden Extremen und durch die Zeit geht das Pendel hin und her. Einst war der Bart Ausdruck progressiver Gesinnung, und jeder, der einen Bart trug, benahm sich wie ein Prophet. Fast eine ganze Generation wuchs mit diesem vordergründigen Ausweis ihrer Männlichkeit in den Prophetenstand. Die Prophezeiungen gingen mit dem Wind. Aus der Jeansmode wurde die Uniformität einer ganzen Generation, die so ihre individuelle Unsicherheit kompensierte. Inzwischen dominiert die Unverwüstlichkeit dieses Stoffs, und die Mode bescheidet sich damit, ihn als Röhre oder Karotte anzubieten. Und es dominieren nach wie vor die als Idole immer wieder stilisierten Grundthemen, die Zielprojektionen unserer Sehnsüchte, von denen Gesundheit nur eine ist, aber gewiß nicht die kleinste.

„In jeder gesunden Frau steckt eine Witwe und in jedem gesunden Mann ein Held." Diese Weisheit stammt von einem Medienmoderator, das sind im Hörfunk z. B. jene Plauderer, „die die Pausen mit einem Maximum an Minimum füllen". Da zeigt sich auch die Verbindung dieses Mediums mit der Mode und ihrer Werbung, auch dort steht die Verpackung oft im Umkehrverhältnis zum Inhalt. Aber was den Vergleich von Witwe und Held angeht, Witwen sind lustig und Helden sind tot. Man kennt ja die Überlebenszeit der Frau aus der Statistik. Es kommt jedoch darauf an, was man aus seiner Gesundheit macht. Die Unbedingten gehören in die Pathologie, meinte schon Nietzsche. Und dabei war er selbst einer.

Aber gestatten Sie nun auch einen Medienexkurs, wobei ich mich in erster Linie an das Medium halte, das ich am besten kenne: den Hörfunk. Auch er lebt wie die Mode vom Wechsel, der aber hier einem zirkadianen Rhythmus unterworfen wird. Doch kaum berührt von allem Wechsel (er betrifft ja auch meistens die Äußerlichkeiten der Präsentation) sind die Grundthemen, zu denen ganz gewiß auch die Gesundheit gehört. Sie ist bevorzugtes, ja zentrales Thema der mehr als 70 Lebenshilfe- und Ratgebersendungen, die der deutsche Hörfunk in seinen etwa 30 Programmen ausstrahlt.

70 Ratgebersendungen? Das klingt inflationär. Darf guter Rat so billig sein? Und was soll das Ganze? „Ich gebe Ratschläge immer weiter, es ist das einzige, was man damit anfangen kann." Dieser Ratschlag über Ratschläge stammt von Oscar Wilde. Nun wurde der, wie man weiß, weder recht ernst genommen, noch war er — wie etwa einer unserer Journalisten — „vor Ort" und „rund um die Uhr" mit der Fülle jener Probleme konfrontiert, die erst dann als solche im hellen Licht des Bewußtseins erkennbar sind, wenn sie dorthin gehoben werden. Obwohl unsere Haushalte fast 100%ig mit Empfangsgeräten ausgerüstet sind, soll es immer noch Zeitgenossen geben, die nicht wissen, wie schwierig ihr Leben ist.

Ist es also ein neues Selbstverständnis, das die Rundfunkjournalisten von sich und ihrer Arbeit entwickelt haben, und das sie von ihrer bisher allzu bescheiden wahrgenommenen Berichterstatterpflicht auf ein neues, futurologisches Ethos hingewiesen hat, auf ein Ethos, das sie nun von Chronisten zu Populagogen gemacht hat? Oder ist es wirklich die Unüberschaubarkeit einer Welt, die den einzelnen in Ratlosigkeit läßt — angesichts dessen, was sie ihm an Anpassung und Bewältigung abverlangt? Oder sind es nur modische Trends, die in einer Art moralischer Verbrämung Informationsvermittlung vorschreiben? Wobei ja schon die Beförderung des Informationsbegriffs von der simplen Neuigkeit zum verwertbaren Wissen ein meßbarer Fortschritt wäre. Und wenn dazu noch der primäre Maßstab für eine inhaltliche Bewertung von Information ihr möglicher sozialer Nutzen und nicht ihr Sensationsgehalt würde, dann müßte man dies sogar als großen Fortschritt gelten lassen. Und dann wäre es sogar gleichgültig, wer den Rat gibt, wenn er nur gut ist. Und gut ist er, wenn er praktische Anleitung zur Hilfe ist, die immer zuerst Selbsthilfe sein muß.

Dies gilt besonders für den Bereich der Gesundheit. Um wenigstens ein praktisches Beispiel zu berichten:

In einem der 2. Hörfunk-Programme wird 15 Minuten wöchentlich ein Schlankheitskurs von dreimonatiger Dauer angeboten. Es melden sich schriftlich 18 000 Kursteilnehmer an. Der kontrollierte und von einem sozialmedizinischen Institut ausgewertete Erfolg dieses Hörfunkkurses liegt höher als alle bisher vergleichbaren Bemühungen. 50 % der Teilnehmer beenden den Kurs, der die verschiedensten Kontaktmöglichkeiten — z. B. eine Telefonsprechstunde mit dem Kurspsychologen — bietet, mit Erfolg. Die Redaktion machte eine Kosten-Nutzen-Rechnung auf: „Nach den vorliegenden Zahlen ist die Gruppe der Teilnehmer um 59 400 kg leichter geworden. Pro Kilo Gewichtsverlust, der in der Klinik erzielt wird, schätzt man Kosten von 300 Mark und mehr. Dies bedeutet für den Radiokurs: Für den von allen Teilnehmern erreichten Gewichtsverlust hätten 17 820 000 Mark aufgewendet werden müssen."

Über die Dauer des Erfolgs ist hier wie dort wenig gesagt. Aber immerhin ist die praktische Wirksamkeit des appellativen Worts erwiesen. Sollten also die Befürchtungen, Gesundheit sei nur ein Deklamationsthema, gar nicht zutreffen?

Einen besonders hohen Stellenwert hat bei der Einschätzung aller Bemühungen um die allgemeine Gesundheit die Tätigkeit der Hausfrau. Kenner halten es nachgerade für nötig, daß die Mütter, um den Speiseplan für die Familie gesundheitsgerecht gestalten zu können, angesichts der Chemikalisierung unserer Nahrungsmittel einen Kurs in Toxikologie mitmachen. Ein Witzbold — er ist Arzt — hat vorgeschlagen, Östrogenmangelkrankheiten durch DLT (Deutsche Lebensmitteltherapie) zu beheben, etwa drei mal täglich wird ein halbes Hähnchen oder Kalbsteak empfohlen und Infektionen durch penicillinempfindliche Erreger sollten analog mit drei täglichen Gaben eines Schweineschnitzels therapiert werden.

Schon Heinrich Heine meinte, je ernster eine Sache sei, desto lustiger sollte man darüber reden. Er selbst hat es ja versucht. Über seinen Erfolg streitet man noch heute.

Daß die Gesundheit für Medien und Mode ein allzu ernstes Thema sei, kann wirklich niemand behaupten. Aber es ist offensichtlich — trotz aller eingangs geäußerten Skepsis — auch nicht so, daß dieses Thema nur als Werbegag vermarktet würde.

Die bewegenden, auch das Verhalten beeinflussenden Kräfte, die durch geweckte Wunschvorstellungen mobilisiert werden, sind — wenn sie auf vernunftbeständige Ziele hingelenkt werden — Motoren eines möglichen Fortschritts. Mode und Medien sind vorhanden und in ihrem Einfluß abschätzbar. Es wäre wünschenswert, wenn die richtigen Leute sie zur Erreichung vernünftiger Ziele einsetzen würden, etwa für die Bewahrung und Vermehrung der Gesundheit. Wäre dies nicht ein vernünftiges Ziel? Und wären nicht die Ärzte die richtigen Leute?

Aber viele Ärzte — und ganz besonders die um Exaktheit ihrer Wissenschaft bemühten — halten die Gesundheit für kein Thema. Und zwar nicht nur, weil sie als Ärzte ja — wie schon zuvor gesagt — allein dem Kranken verpflichtet seien und dem Bemühen, seine Krankheit zu besiegen, sondern auch, weil niemand wisse, was Gesundheit eigentlich sei.

Und in der Tat, die Bemühungen zu beschreiben, was Gesundheit ist, sind so alt wie die Medizin als Wissenschaft, die auch über sich selbst und ihr Tun nachdenkt. Und je nach Zeiten und geistigen Strömungen in ihnen und je nach Menschen und ihren Einstellungen zum Leben fielen die Definitionen unterschiedlich, ja gegensätzlich aus. Auch der heutzutage mit Hilfe von „Check-up" und automatischen Analysegeräten immer noch gemachte Versuch, aus so erhobenen Daten und ihrem Vergleich mit einer künstlich gemittelten Norm auf Anomalien in der Funktion des Organismus zu schließen und dies als fehlende Gesundheit zu interpretieren, auch dieser Versuch ist ebenso fragwürdig wie etwa die Formel, deren Aktualität niemand bestreiten kann: „Gesundheit ist Arbeit, und Arbeit ist Gesundheit."

Aber ist nicht die Vorstellung hilfreicher, es gebe gar nicht die Gesundheit, sondern nur Gesundheiten, von denen der Mensch im Laufe seines Lebens viele durchmache. Nietzsche hat das wohl gemeint, aber auch bei Schopenhauer taucht die Pars-pro-toto-Problematik auf, in seinem berühmten Paradox „Gesundheit ist nicht alles, aber alles ist nichts ohne Gesundheit." Was ja wohl heißt: Gesundheit ist nicht letzter Lebenszweck, wohl aber eine Voraussetzung dafür, den Sinn des Lebens ganz zu erfüllen, den man dann wieder beschreiben kann als Selbstverwirklichung im Dienste an den Mitmenschen, denen man sich zugehörig fühlt. Oder um eine gerade in ihrer Einfachheit überzeugende Beschreibung von Karl Barth zu wiederholen, der die Gesundheit als Kraft zum Menschsein gekennzeichnet hat. Wie überzeugend und hilfreich ist diese Formel, gemessen etwa an der den Selbstzweck suggerierenden Deutung der Weltgesundheitsorganisation, nach der „Gesundheit . . . ein Zustand vollkommenen körperlichen, geistigen und sozialen Wohlbefindens" ist. Abgesehen davon, daß hier zur Definition eines Begriffs undefinierte Begriffe wie etwa Wohlbefinden verwendet werden, bewirkt diese Übertragung des Vagen in's Unbestimmte eine Verschärfung der Situation unseres Gesundheitswesens, die gekennzeichnet ist durch selbstgezogenes Anspruchsdenken aller daran Beteiligten und durch den Aberglauben an die Restaurierbarkeit der Gesundheit. Gesundheit ist zwar fast immer zu bewahren, aber nur selten wiederherzustellen. Der Jammer ist, daß die Ärzte sich allzusehr als Restaurateure betrachten und die Patienten sie in diesem Irrtum bestätigen — einem Irrtum, der durch den von den Medien verbreiteten und durch Moden bestärkten Neuigkeitswahn zwar nicht begründet, wohl aber teilweise erklärt wird. Wann ist Krankheit denn wirklich ein Schicksal, das über uns hereinbricht, und wann werden Krankheiten dank der von Nummer zu Nummer der Illustrierten bejubelten neuen Therapien wirklich geheilt? Die Krankheiten unserer Zeit — die, die auf den Morbiditätslisten obenanstehen — sind wesentlich von uns selbst herbeigeführt. Keine Schicksalsschläge, wie gesagt, — auch wenn sie uns dann so erscheinen —, schon eher die kleinen Sünden wider die Natur, von denen Hippokrates schon redete.

Fast alle Menschen kommen gesund zur Welt. Gesundheit besitzt man, Krankheit erwirbt man. Dieser Grundtatbestand ist so simpel, daß man sich scheut, ihn auszusprechen. Und doch ist er wahr. Und diese Wahrheit anerkennen hieße, wir müßten eigentlich nur unser tägliches Tun von unserer Einsicht leiten lassen. Wir wissen von dem, was notwendig wäre, so viel; warum tun wir so wenig davon? Es geht gar nicht um große spektakuläre Eingriffe in unser Leben, keine Kasteiungen, keine Selbstbespitzelungen; es geht nicht darum, Gesundheit zum Fetisch zu machen. Es hat in der Geschichte viele überzeugende Beispiele gegeben, und es gibt sie auch heute noch, daß Gebrechen und Minderleistungen des Körpers einhergehen mit geistigen und moralischen Mehrleistungen der gleichen Person, Leistungen, die ein überzeugenderer Ausdruck von Gesundheit im Barthschen Sinne waren als es Kurven und Diagramme jemals sein könnten. Gesundheit ist also keineswegs nur Wohlbefinden und Fitness, wenn auch die körperliche Leistungsfähigkeit ein erstrebenswertes Ziel ist, das zu erreichen mit Klugheit und Beständigkeit leichter fällt als mit Anstrengung und Entsagung, etwa im Lebensgenuß. Denken Sie z. B. daran, daß die besten Küchen stets dort entstanden, wo die Leute arm waren, wo sie das wenige, das ihnen zur Verfügung stand, zur optimalen Wirkung brachten, auch im Hinblick auf die Freude, die der Genuß bereitet. In der langen Geschichte menschlicher Kultur war die Gesundheit stets mehr gebunden und begründet in Verhaltensregeln, die die Mitglieder dieser Kulturgemeinde einhielten, als in den restaurativen Bemühungen und Fähigkeiten von Ärzten.

Das ist hier keine Absage an die Größe und Bedeutung der kurativen Medizin. Kranke wird es immer geben und hoffentlich wird nie eine Obrigkeit soviel Gewalt über den einzelnen gewinnen, daß diesem die Freiheit genommen würde, sie zu mißbrauchen und sich in Saus und Braus zugrundezurichten. Aber unser Gesundheitswesen ist ein System kollektiver Hilfeleistung, das nur so lange funktionieren kann, wie die, die Hilfe wirklich brauchen, eine Minderheit sind. Und daß sie's bleiben, dafür müssen neue Anreize geschaffen werden, neue Systeme der Begünstigung des vernunftgelenkten Handelns müssen etabliert werden. Das ist eine große, schwierige Aufgabe, die eine langfristige Strategie erfordert. Gesundheitserziehung sollte das große medizinische Thema der nahen Zukunft sein. Denn im Ernst: wir werden das, was sich heute als Fortschritt der Medizin anbietet, morgen nicht mehr bezahlen können, wenn unser Gesundheitswesen ein soziales System bleiben soll, d. h. wenn nicht nur vor dem Gesetz, sondern auch im Krankenbett alle gleich sein sollen.

Die neuesten Techniken der manipulativen Medizin werden — weil verbunden mit der Anwendung modernster Naturwissenschaft — fast immer die teuersten sein. Nur wenn eine kleine Minderheit ihrer bedarf, wird der Standard moderner Medizin zu wahren sein. Ein Kernspintomograph kostet in der Anschaffung 3—4 Millionen Mark. Der Bedarf wird vom berufsbedingten Optimismus der Verkäufer auf 300—400 Exemplare geschätzt. Die ersten Geräte stehen längst; nicht nur in der Klinik, auch in der privaten Praxis. Größenordnung dieser Anschaffungen: insgesamt an die 2 Milliarden Mark. Kosten für Wartung und Amortisation: noch eine Milliarde, dies allerdings pro Jahr. Leistung: etwa 800 000 Aufnahmen in einer Qualität und geringen Belastung, wie sie bisher nicht möglich waren. Wer braucht diese Leistungen? Nun, die Patienten doch zweifellos.

Ist diese Antwort so unbestritten? Jemand, der es wissen muß, behauptete, die stärkste Motivation für den Erwerb eines solchen Großgerätes sei das Geltungsbedürfnis dessen, bei dem es aufgestellt werden soll. Und wenn es aufgestellt ist, muß es sich auch amortisieren. Sollte es am Ende also so sein, wie Skeptiker argwöhnen, daß die Leistungen viel weniger von den Bedürfnissen der Kranken als von der Amortisation einer prestige-motivierten Investition gelenkt werden? Auch der Hinweis, im Krankenhaus würden ja keine Leistungen vergütet, sondern nur Kosten erstattet, zerstreut die Bedenken nicht. Natürlich ist überall, wo Wettbewerb herrscht, das Geltungsbedürfnis ein starker Motor der Entwicklung. Wer hätte auch je untersucht, aus welchen tieferen Beweggründen jene großen medizinischen Leistungen vollbracht wurden, denen man später nachrühmte, sie seien allein aus dem Bestreben erbracht worden, dem Patienten zu nützen?

Wer möchte bezweifeln, daß der Wert unseres Gesundheitswesens allein an seinem Nutzen für die Patienten zu messen sei? Also für eine Mehrzahl derer, die sich in Not um Hilfe an den Arzt wenden. Und der Fortschritt der Medizin kann, wenn sie ihren hohen sozialen Rang behalten soll, nicht darin bestehen, daß immer mehr Aufwand für immer weniger Kranke getrieben wird. Nur etwa ein Prozent der Kranken wird dort behandelt, wo mit den höchsten Kosten der größte Aufwand getrieben wird, wo das geschieht, was wir als den Fortschritt der Medizin anzusehen gewohnt sind: in den Universitätskliniken. Es wäre verhängnisvoll, den dort notwendigen Aufwand als Standard für die Befriedigung des Bedarfs an Gesundheitsleistungen auf das gesamte System ausdehnen zu wollen. Zumal der Bedarf, theoretisch, unbegrenzt ist. Nur wenn eine Minderheit — es sei wiederholt — solcher Leistungen bedarf, wird der Standard unserer Medizin zu halten sein. Der Mehrheit aber muß es gelingen, ihre Gesundheit zu bewahren. Und so ist die Einübung in ein gesundheitsbewußtes Verhalten ein erzieherisches Problem geworden, das nicht nur über die Volksgesundheit, sondern auch über den Standard der wissenschaftlichen Medizin entscheidet. Es wird eine Erziehung sein müssen, die ein lebenslanges Lernen ermöglicht, im Elternhaus beim Kleinkind beginnend, über Vorschule und Schule, bis in die Bezirke der Erwachsenenbildung, bis in die Betriebe und die Sprechstunden der Ärzte. Dabei werden die Programme und die Druckseiten der Massenmedien eine die Vorstellung vom Wert der Gesundheit mitbegründete Rolle spielen. Denn ohne Werbung für das Vernünftige und Notwendige wird es nicht gehen.

Initiative und Fähigkeit, eine solche zukunftsweisende Strategie zu entwerfen, wird am ehesten bei den Ärzten vermutet. Aber man weiß ja, wie das mit den Vermutungen ist. Werden sie oft genug wiederholt, avancieren sie zu Theorien, besitzen akademische Weihen und sind für die Praxis unanfechtbar.

2.4 Aufgabenfelder moderner Gesundheitspolitik

W. Bachmann

Einleitung

Das Wort „Gesundheitspolitik" erfreut sich gleich zahlreichen ähnlichen Termini im Sprachschatz unserer an Schlagwörtern sich berauschenden Zeit großer Beliebtheit und fordert schon deshalb kritische Zeitgenossen zu einer Auseinandersetzung damit heraus.

So wurde es fast zwangsläufig auch Leitthema dieses interdisziplinären Kolloquiums, dessen Hauptaufgabe die Umsetzung des schillernden Begriffes in wissenschaftlich fundierte und damit einigermaßen haltbare Maximen zu sein scheint, das aber auch die kritische „Hinterfragung" des Begriffs nicht scheuen sollte.

Gegenstand des heutigen Referats sind die Aufgabenfelder moderner Gesundheitspolitik — primär also eine Bestandsaufnahme des gesundheitspolitischen Status quo, sekundär aber auch der Versuch eines Blicks in die Zukunft; denn nicht umsonst entspringt dies der Kommission „Prospektive Untersuchungen über die Medizin im Jahre 2000" der Bezirksärztekammer Nordwürttemberg.

Zum Begriff „Gesundheitspolitik"

Unter Gesundheitspolitik im Sinne dieser Ausführungen seien alle Bemühungen verstanden, mit politischen Mitteln auf eine Verbesserung des allgemeinen — und implicite auch des individuellen — Gesundheitszustandes hinzuwirken. Entsprechende Aktivitäten sind also in allen politischen Gremien angesiedelt, auf kommunaler ebenso wie auf Landes- und Bundesebene.

Gesundheitspolitische Bestrebungen sind primär unter dem positiven Vorzeichen der Verbesserung zu sehen. Freilich, die Wege, die zu der angestrebten Verbesserung führen sollen, sind je nach politischer Ausgangslage ganz unterschiedlich, vielfach kraus und nicht nur von fachlichen und sachlichen, sondern in sehr erheblichem Maße auch von ideologischen Komponenten geprägt; ja, die Gesundheitspolitik wird gar nicht so selten als Instrument zur Gesellschaftsveränderung verstanden und eingesetzt. Dementsprechend werden die von den jeweiligen politischen Gruppierungen angebotenen gesundheitspolitischen Rezepte höchst unterschiedlich ausfallen.

Das hat seinen Grund nicht zuletzt in der sehr unterschiedlichen Auslegung der bekanntlich nicht befriedigend definierbaren Begriffe „Gesundheit" und „Krankheit". Wer, etwa dem exzessiven Gesundheitsbegriff der WHO folgend, „soziales Wohlbefinden" in die Gesundheit integriert, muß sich geradezu berechtigt fühlen, sozial nicht in seinem Sinne Angepaßte in psychiatrischen Anstalten zu „behandeln"; und wer der Ideologie anhängt, daß Gesundheit in erster Linie der Arbeitskraft und damit der Produktion zu dienen habe, wird sich ein anderes System der gesundheitlichen Versorgung wünschen als einer, der Gesundheit als individuelles Gut betrachtet.

Aufgabenfelder und Strukturen

Zur Einleitung eine harte These: Unser Gesundheitswesen ist qualitativ hervorragend, und es ist frevelhaft, ständig daran herumzumäkeln. Wir leben nicht nur länger, sondern auch bei besserem Befinden als alle Generationen vor uns. Daß dem so ist, verdanken wir in hohem Maße — wenn auch nicht ausschließlich — der vielverteufelten wissenschaftlichen Medizin unserer Tage. Daß Korrekturen angebracht und Verbesserungen möglich sind, ist unbestritten; eine totale Abkehr vom Erreichten, wie sie in modischer Scheuklappensicht und nostalgischer Verblendung von mancher Seite lauthals gefordert wird, wäre aber eine im wahrsten Sinn des Wortes tödliche Utopie. Insoweit ist es eine hervorragende Aufgabe der Gesundheitspolitik, den Anfängen der Zerstörung zu wehren und das Erreichte moderat weiterzuentwickeln. Die originären Aufgabenfelder der Gesundheitspolitik sind in Tabelle 1 zusammengestellt.

Die Erfüllung dieser Aufgaben ist bestimmten Personengruppen und Institutionen zugewachsen. Das sind vor allem

— Medizinische Dienste (ambulant, teilstationär, stationär)
— Behörden
— Bildungseinrichtungen (Schulen, Hochschulen)
— Industrie
— Organisationen, Vereine

Sie alle haben innerhalb der einzelnen Aufgabenfelder sehr unterschiedliche Verpflichtungen und Einwirkungsmöglichkeiten und rivalisieren nicht selten heftig, sei es untereinander, sei es innerhalb der eigenen Sparte (z. B. zwischen ambulanter und stationärer Versorgung).

Interaktionen zwischen gesundheitspolitischen und anderen politischen und administrativen Bereichen

Noch verwirrender werden die Verhältnisse, wenn man sich von der irrigen Vorstellung, das Gesundheitswesen sei eine in sich gewachsene, wenigstens einigermaßen geschlossene Einheit, löst und sich die Wechselbeziehungen zwischen Gesundheitspolitik und anderen politischen und (nicht zu vergessen!) administrativen Bereichen vor Augen führt (nicht ausdrücklich berücksichtigt, weil graphisch nicht darstellbar, ist der dominierende Einfluß der Finanz, von der letztlich alles abhängt) (Abb. 1, siehe S. 65).

Im einzelnen ergeben sich Überschneidungen, Wechselbeziehungen, damit aber auch Rangordnungsstreitigkeiten zwischen Gesundheitspolitik und anderen politischen Bereichen auf folgenden Gebieten:

1. Arbeit und Soziales

— Kosten im Gesundheitswesen
— Krankenhausplanung und Finanzierung
— Vollzug der RVO
— Gebührenordnung für Ärzte und Zahnärzte
— Heilkuren
— Gesundheitsfür- und -vorsorge
— Arbeitsmedizin
— Sozialmedizin

Tab. 1: Originäre Aufgabenfelder der Gesundheitspolitik

---

1. Gesunderhaltung, Krankheitsverhütung
— Allgemeine und spezielle Hygiene
— Öffentliche Hygiene
— Individualhygiene
— Seuchenbekämpfung und -verhütung
— Primärprävention
— Sekundärprävention
— Arzneimittelsicherheit (= Verkehr mit Arzneimitteln und Giften)

2. Krankheitserkennung, -heilung und -linderung
(= Diagnostik und Therapie)
— ambulant
— teilstationär
— stationär

3. Rehabilitation
— medizinische
— berufliche
— soziale
— Tertiärprävention

4. Aus-, Fort- und Weiterbildung der Medizinalberufe
— akademische Berufe
— nichtakademische Berufe

5. Grundlagenforschung zu 1. bis 3.

Tab. 2: Originäre Aufgabenfelder der Gesundheitspolitik bezogen auf die Institution des Gesundheitswesens
(Aufgaben und Befugnisse gering +, mäßig + +, stark + + +)

	Medizinische Dienste			Behörden	Bildungseinrichtungen		Industrie	Organisationen, Vereine
	ambulant	teilstationär	stationär		Schulen	Universitäten		
Allgemeine und spezielle Hygiene Seuchenbekämpfung	+			+ + +	+	+	+	+
Primärprävention	+ +	+	+	+ +	+ +		+	+ +
Sekundärprävention	+ + +	+ +	+ +	+		+	+	+
Arzneimittelsicherheit				+ + +			+ + +	
Diagnostik	+ + +	+ + +	+ + +	+		+ + +		
Therapie	+ + +	+ + +	+ + +			+ + +		
Rehabilitation	+	+ +	+ + +	+		+		
Tertiärprävention	+	+	+			+		
Lehre und Ausbildung	+		+ +	+	+ + +	+ + +	+	+
Fort- und Weiterbildung	+	+	+ + +	+		+ + +	+ +	+ +
Forschung						+ + +	+ +	

— Arbeitszeiten (bes. auch im Krankenhaus)
— Freizeit und Freizeitgestaltung

2. Bildung, Wissenschaft, Technologie

— Akademische Berufe des Gesundheitswesens:
Auswahlverfahren im Numerus clausus
Ausbildung der Mediziner, Zahnmediziner und Pharmazeuten
Auswirkungen hochschulrechtlicher Vorschriften auf die Ausbildungs-
qualität
— Nichtakademische Berufe des Gesundheitswesens:
Pflegeberufe
sonstige
— Planung und Betrieb von Hochschulkliniken
— Schulen:
Schulhygiene und -gesundheitsdienst
Gesundheitserziehung inkl. Sexualkunde
Schulsport

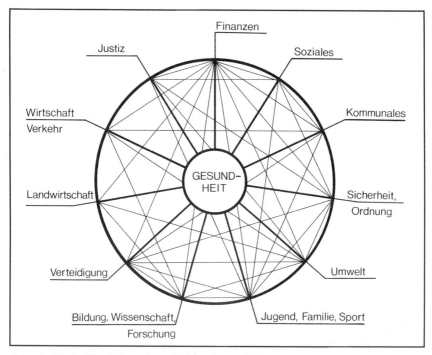

Abb. 1: Wechselbeziehungen zwischen Gesundheitspolitik und anderen politischen
Bereichen

- Forschung:
Medizinische Forschung im eigentlichen Sinne
Entwicklung neuer medizinischer Technologien

3. Sicherheit und Ordnung

- Seuchenbekämpfung:
beim Menschen
beim Tier (soweit humanhygienisch relevant)
- Zulassung zu den akademischen und nichtakademischen Medizinal-
berufen (Art. 74 Nr. 19 GG)
- Arzneimittelsicherheit
- Lebensmittelüberwachung
- Hygiene im Bauwesen
- Rettungsdienst
- Katastrophenschutz
- Notstandsplanung, zivil-militärische Zusammenarbeit
- Rauschgiftbekämpfung
- Zwangseinweisung selbst- oder gemeingefährlicher psychisch Kranker

4. Verteidigung

- militärisches Sanitätswesen
- zivil-militärische Notstandsplanung

5. Umwelt und Planung

- Begriffliche und materielle Abgrenzung:
Umweltschutz ist Schutz der Umwelt vor ihr vom Menschen,
Umwelthygiene Schutz des Menschen vor ihm aus seiner Umwelt drohen-
den Gefahren
- Flächennutzungspläne
- Luft-, Wasser-, Bodenhygiene
- Abfallbeseitigung
- Immissionsschutz
- Siedlungshygiene
- Schwimmbäder
- Campingplätze

6. Kommunales

- Krankenhausplanung:
Akutkrankenhäuser
Sonderkrankenhäuser, bes. Psychiatrie
- Gesundheitsämter
- Fürsorgestellen, Sozialstationen, Sozialpsychiatrische Dienste
- Einrichtungen für Sport und Leibespflege

7. Jugend, Familie, Sport

— Familienplanung
— Schwangerschaftsabbruch
— Drogen, Alkohol
— „Jugendsekten"
— Breiten- und Leistungssport

8. Justiz

— Ärztlicher Dienst in den Vollzugsanstalten
— Medizinische Gutachten im Zivil- und Strafrecht
— Entstehung neuer Rechtsprobleme, z. B.:
  Ärztliche Aufklärung
  „Kunstfehler"
  Organexplantation zu Transplantations- und anderen Zwecken, sonstige
  Eingriffe an Leichen
  Schwangerschaftsabbruch
  Rauschgift

9. Landwirtschaft, Ernährung

— Produktion und Vertrieb gesundheitlich unbedenklicher Lebensmittel
  Ernährungsberatung
— Veterinärwesen (soweit humanhygienisch relevant)
  Lebensmittelüberwachung

10. Wirtschaft und Verkehr

— Arzneimittelpreise, Kartellrecht
— Hygiene des öffentlichen Verkehrs:
  Straßenverkehr
  Schienenverkehr
  Luftverkehr inkl. Sanitätsflughäfen
  Verkehr zu Wasser
  Binnenwasserstraßen
  Seeverkehr, Hafenärztlicher Dienst

Diese Auflistung erhebt keinen Anspruch auf Vollständigkeit; sie zeigt aber, daß zwischen zahlreichen Bereichen von Politik und Verwaltung und der Gesundheitspolitik außerordentlich viele Wechselbeziehungen höchst unterschiedlicher Intensität bestehen. Was sie allenfalls andeuten kann, ist das dichte Netz von Interaktionen und Rivalitäten auch zwischen den nicht gesundheitspolitischen Zwecken dienenden Bereichen untereinander, das (kaum durchschau- oder gar entwirrbar) zumindest mittelbar sehr erhebliche Auswirkungen auf die Gestaltung der Gesundheitspolitik hat (den Versuch einer Darstellung macht Abb. 2).

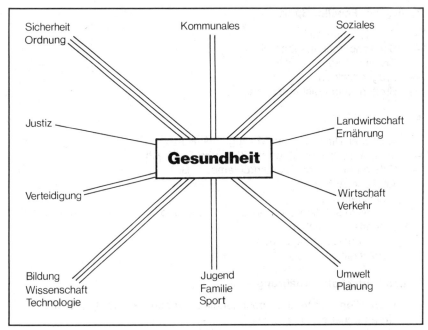

Abb. 2: Gesundheitspolitik im Netz der Kompetenzen

Dies alles gilt auf Landes- wie auf Bundesebene.

Als pars pro toto ein aktuelles Beispiel auf dem Hygienesektor aus Bayern: Einem Industriebetrieb wurde zur Last gelegt, eine Fülle der verschiedensten Elemente, vornehmlich Metalle, zu emittieren. Federführend nach dem Bundes-Immissionsschutzgesetz war das Umweltministerium, zuständig für der tierischen Ernährung dienende Feldfrüchte das Landwirtschafts-, für der menschlichen Ernährung dienende sowie für Milch und Fleisch das Innen-, für den Arbeitsschutz innerhalb des inkriminierten Betriebes schließlich das Arbeitsministerium.

Der immer wieder geäußerte Vorschlag, einfach durch entsprechende Ressortierung der Gesundheitspolitik einen höheren Stellenwert zu verleihen und die dispersen, nicht selten divergierenden und konkurrierenden Zuständigkeiten und Interessen in einer Hand zu vereinen, sticht nicht ganz (wie übrigens auch die verunglückte Konstruktion des Bundesministers für Jugend, Familie und Gesundheit beweist. Er geht nämlich von der Fiktion aus, die Gesundheitspolitik sei letztlich der Nabel jeder Politik).

Diese Fiktion ist der Tatsache zu verdanken, daß bei demoskopischen Befragungen der Gesundheit stets ein hoher, wenn nicht der höchste Stellenwert beigemessen wird. Dabei bleibt unbeachtet, daß ewige Gesundheit (Jugend und Schönheit) ein uralter Wunschtraum der Menschheit ist, der sich heute eben in dieser Form artikuliert; in vordemoskopischen Zeiten geschah das z. B. mit Grußworten wie „ἔρρωσο, ὑγίαινε", „vale" und „Behüt Dich Gott" oder in Chorälen wie „Lobe den Herren ... der dir Gesundheit gegeben". Jener Wunschtraum wird heute, schon weil Demoskopie als Wissenschaft gilt, mit Realität verwechselt — und das in einer wie noch nie vorher aufgeklärten und sich aufdringlich rational gebärdenden Gesellschaft, die zwar wider alle Vernunft an die „Machbarkeit" alles und jedes glaubt, aber nicht einmal bereit ist, ihre Kenntnis um die Ursachen vermeidbarer Gesundheitsschäden (Rauchen, Alkohol, Raserei auf den Straßen, Bewegungsarmut, Überernährung) in ihr Verhalten umzusetzen. In Wirklichkeit sind ihr ganz andere Komponenten im individuellen Verhalten wie in der Politik viel wichtiger.

Stellenwert der Gesundheitspolitik im politischen Kräftefeld

Nach all dem kommt der Gesundheitspolitik allenfalls ein recht bescheidener Stellenwert innerhalb der Gesamtpolitik zu. Dazu noch einige Beispiele:

Seit Jahr und Tag beherrscht das Thema „Kostenexpansion im Gesundheitswesen" die Diskussion, ganz so, als sei eben dieses Problem das zentrale Anliegen der Gesundheitspolitik und losgelöst von der gesamtwirtschaftlichen Entwicklung mit ihrer Wachstumseuphorie und ihren — nicht zuletzt durch jahrelange überhöhte Lohnforderungen induzierten — Preissteigerungen zu sehen. Der entscheidende Unterschied zum allgemeinen Markt liegt lediglich darin, daß sich Kostensteigerungen auf dem Gesundheitssektor nicht mehr oder weniger unauffällig an den Verbraucher weitergeben lassen. Dies wieder hängt erstens mit der Großzügigkeit unseres in besseren Tagen geknüpften sozialen Netzes, zweitens mit der abwegigen Vorstellung, das Gesundheitswesen lebe innerhalb der Gesamtgesellschaft auf einer Insel der Seligen, und drittens mit der Romantisierung der Gesundheit (für die nichts zu teuer sein darf — vorausgesetzt natürlich, die Solidargemeinschaft tritt ein und man muß nicht selbst berappen oder Abstriche an anderen Lebensgütern machen) zusammen.

Die, am wenigsten aus gesundheitspolitischen Zwängen heraus gestiegenen Kosten können aus den zur Verfügung stehenden Mitteln nicht mehr gedeckt, sondern nur durch höhere Versicherungsbeiträge, Zuweisung von mehr Steuermitteln, Selbstbeteiligung und andere unpopuläre Maßnahmen aufgefangen werden. Übersehen wurde zudem lange Zeit, daß unser Gesundheitswesen ein mächtiger Wirtschaftsfaktor ist, an dessen Fundamenten vor allem aus *nicht* gesundheitspolitischen Gründen nur mit Maßen gerüttelt werden kann. Schließlich bietet es Arbeitsplätze nicht nur für über eine halbe Million Angehöriger der eigentlichen Medizinalberufe (Tabelle 3), sondern darüber hinaus noch für viele Hunderttausende anderweitig Beschäftigter — von der pharmazeutischen und medizintechnischen Industrie über die Zahntechniker bis hin zu den Lebensmittellieferanten der Krankenhäuser und Kurbetriebe —, die nicht ohne gesamtwirtschaftliches Risiko in Frage gestellt werden können.

Tab. 3: Berufstätige Angehörige von Medizinalberufen (ohne Helferinnen) in der Bundesrepublik Deutschland (Stand 31. 12. 1981)

Akademische Berufe		205 889
Ärzte	142 934	
Zahnärzte	33 501	
Apotheker	29 454	
Heilpraktiker		7 139
Nichtakademische Berufe		377 752
Pflege	270 104	
Medizinische Technik	32 850	
Rehabilitation	35 583	
Hebammen	5 657	
sonstige	33 558	
Zusammen		590 780

Ihr heutiges Dilemma verdankt die Gesundheitspolitik also langjährigen sozial- und wirtschaftspolitischen Fehlentwicklungen, die sie rechtzeitig nicht beeinflussen konnte oder wollte. Ob sie sich aus eigener Kraft daraus befreien kann, ist mehr als fraglich.

Als Folge einer utopischen Bildungspolitik werden zuviel Ärzte und Angehörige sonstiger Medizinalberufe produziert — Quantität geht über Qualität, wie überall im Bildungswesen. Hier entstehen ebenfalls gesundheitspolitisch gesehen höchst beunruhigende Verhältnisse, an deren Entstehung ganz andere politische Kräfte entscheidend beteiligt und verantwortlich waren und auf die die Gesundheitspolitik keinerlei Einfluß nehmen konnte (und dies bis heute immer noch kaum kann).

Von gesundheitspolitischer Seite wird stets der Eindruck erweckt, das Problem des Schwangerschaftsabbruches sei vorwiegend unter gesundheitspolitischen Aspekten zu sehen. Aber stehen nicht gerade hier ganz andere, nämlich rechts-, sozial- (soziale Indikation!) und familienpolitische sowie vor allem ethische Gesichtspunkte ganz und gar im Vordergrund? Es müssen also erhebliche Zweifel angemeldet werden, ob es eine selbständige Gesundheitspolitik in nennenswertem Umfang überhaupt gibt bzw. geben kann, ob nicht vielmehr vieles von dem, was unter diesem Namen angeboten und betrieben wird, l'art pour l'art ist, und ob sich der Gesundheitspolitiker nicht etwa in der Lage dessen befindet, der zu schieben glaubt, aber geschoben wird. Ich neige ad personam die-ser pessimistischen Betrachtungsweise zu. Wie dem auch sei, der Entschei-dungsspielraum und damit die Eigenständigkeit der Gesundheitspolitik im Spiel der politischen Kräfte ist insgesamt außerordentlich bescheiden und wird es wohl bleiben.

Blick in die Zukunft

Prognosen sind bekanntlich nur unter erheblichen Vorbehalten zu stellen. Je größer die Zahl der zusammenwirkenden Faktoren einerseits und der Imponde-rabilien andererseits, desto schwieriger ist es, das Richtige zu treffen. Das trifft besonders auch für ein so kompliziertes wie vulnerables Konglomerat, wie es die Gesundheitspolitik ist, zu.

Trotzdem erlauben die heutigen Erkenntnisse eine leidlich zuverlässige Progno-se für den Rest des Jahrhunderts:

Vielfach wird die Ansicht geäußert, die Zukunft auf dem medizinischen Sektor gehöre der Präventivmedizin. So hört man jedenfalls in Grußworten zu Kongres-sen und vergleichbaren Veranstaltungen jeglicher Couleur und in programmati-schen Reden auf Parteitagen. Die Fakten stehen dem entgegen: Primär- und Sekundärprävention scheinen ihre Grenzen im wesentlichen erreicht zu haben. Dabei erscheint die Primärprävention vielleicht noch ein wenig ausbaufähig; es könnten sich z. B. auf dem Gebiet verschiedener Umweltnoxen oder der Kanze-rogenese durchaus noch einige grundsätzlich neue Aspekte ergeben, sei es durch Führung des bisher noch ausstehenden Beweises tatsächlicher Gesund-heitsschädlichkeit der einen oder anderen bekannten oder neu in Erscheinung tretenden Substanz, oder im Gegenteil durch den Nachweis der Unschädlich-keit bisher für gesundheitsschädlich gehaltener Umwelteinflüsse.

Denn schließlich geht die derzeitige Tendenz der in eine Umwelthysterie ein-mündende Überschätzung dieser Faktoren vorwiegend auf eine ins Extrem ver-feinerte (keinen Vergleich mit früheren Zeiten zulassende) Analysetechnik und auf die Ergebnisse in ihrer Übertragbarkeit auf den Menschen mehr als fragwür-diger Tierversuche — gepaart mit einer ebenso hemmungs- wie kritiklosen Pu-blizistik — zurück.

Und ob es gelingen wird, die Menschen zu einem ihrer Gesundheit förderlichen Verhalten zu motivieren (ob also das, was wir Gesundheitserziehung oder -bildung nennen, Erfog hat) ist ohnehin mehr als fraglich.

Die Sekundärprävention dürfte kaum mehr neue Erkenntnisse und Ergebnisse bringen, besonders nicht auf dem Gebiete der malignen Neubildungen, wo das Los des Patienten — vom weiblichen Genitalkarzinom, bestimmten Hautneo-plasmen und vielleicht vom Prostatakarzinom abgesehen — trotz weitgehend verfeinerter diagnostischer, auch frühdiagnostischer Methoden letztlich von dem dem Neoplasma innewohnenden Malignitätsgrad und der ebenfalls schicksalshaften Frühmetastasierung abhängt.

Auch die noch mögliche Intensivierung arbeits- und betriebsmedizinischer Betreuung wird wohl keine nachweisbare Verbesserung des allgemeinen Gesundheitszustandes nach sich ziehen. Was hier evtl. noch zu erreichen ist, wird auf dem systematisch eng verwandten Freizeitsektor mehr als wettgemacht! Lediglich die Vorsorgeuntersuchungen bei Schwangeren, Neugeborenen, Säuglingen und Kleinkindern machen m. E. eine Ausnahme.

Die Präventivmedizin dürfte also insgesamt wenig Zukunftschancen haben, zumal psychosozialen und psychosomatischen Auslösemechanismen unter dem Strich wohl eine viel geringere Bedeutung zukommt, als vielfach angenommen. Dagegen wird die diagnostisch-therapeutische Medizin ihre führende Rolle behalten, ja sie angesichts der zunehmenden Überalterung eher noch ausbauen. Freilich wird sich ihr Gewicht noch mehr als bisher schon von den akuten zu den chronischen Krankheiten hin verschieben und der Polypathie eine beherrschende Bedeutung zukommen, nicht nur bei alten Menschen, sondern auch im Zusammenhang mit z. T. durch die Errungenschaften und Techniken der modernen Medizin überhaupt erst möglich gewordenen Behinderungen — solchen nämlich, die früher in der akuten Phase zum Tod geführt hätten (z. B. Querschnittslähmungen, Gehirntraumen u.v.a.m.) — bei vielen jüngeren, kalendermäßig in der Blüte ihrer Jahre stehenden Menschen.

Demzufolge könnte die Rehabilitation noch Zuwachs erlangen, freilich in Maßen — abhängig von der Beschränktheit ihrer Möglichkeiten und dem prospektiv nicht abzuschätzenden, weil zu tief im Emotionalen wurzelnden Genesungswillen der Rehabilitanden.

Im Grunde wird sich also aller Voraussicht nach an dem heutigen gesundheitspolitischen Aufgabenfeld nur wenig ändern — spektakuläre Durchbrüche und Erfolge sind kaum zu erwarten, dagegen ist eine Konsolidierungsphase zu erhoffen. Ähnlich wenig spektakulär dürfte sich auch die politische Zukunft der Gesundheitspolitik gestalten.

Die bewährten Strukturen unseres Gesundheitswesens werden, wenn nicht wider Erwarten eingreifende politische Umwälzungen stattfinden sollten, aller Schwarzmalerei der einen wie der anderen Seite zum Trotz im Grunde ziemlich unverändert bleiben — und das ist gut so.

Was die Gesundheitspolitik als eigenständige politische Kraft betrifft, so spricht vieles dafür, daß sie mehr noch als bisher Einflüssen aus anderen politischen Bereichen und dem Zwang beschränkter Finanzen unterworfen sein, ihre Selbständigkeit und damit ihr Stellenwert also eher abnehmen wird.

Daß sich das nachteilig auf den allgemeinen und den individuellen Gesundheitszustand auswirken wird, glaube ich nicht befürchten zu müssen: einerseits wird das Diktat der leeren Kassen alle Beteiligten zu intensiverem Nachdenken und überlegterem Handeln zwingen als bisher, und andererseits pflegt eine gewisse Konkurrenz auch in der Politik durchaus ideenfördernd und leistungsstimulierend zu wirken. Die Gesamtprognose scheint mir also im Grund durchaus günstig zu sein.

3 Analysen
gesundheitspolitischer Modelle

3.1 Modelle zur Analyse der Reagibilität der Gesundheitsfürsorge auf Änderungen in der Gesundheitspolitik

R. Thome und A. Pfeilsticker

1. Wirtschaftliche Ausgangssituation

In der Bundesrepublik Deutchland sind ständig etwa 1,6 Mio. Arbeitnehmer arbeitsunfähig krank geschrieben. Sie verursachen deutliche höhere Kosten als die etwa gleiche Zahl Arbeitsloser; denn einerseits erhalten die Kranken vollen Lohnausgleich, andererseits werden nur die Arbeitnehmer arbeitslos, die — zumindest aus der Sicht der Unternehmungen — nicht im Produktionsprozeß benötigt werden. Durch den Krankenstatus sind jedoch auch gutausgelastete Arbeitsplätze betroffen, was unter Umständen sogar die Beschäftigungsmöglichkeiten an anderen Arbeitsplätzen negativ beeinflußt. Zu diesen Ausfallkosten kommen noch die Aufwendungen für die medizinische Versorgung der Krankgeschriebenen.

Unter gesamtwirtschaftlichen Aspekten kann man einwenden, daß ein deutlich reduzierter Krankenstand gleichzeitig eine Erhöhung der Arbeitslosen- bzw. Kurzarbeiterzahlen zur Folge hat und darüber hinaus auch noch im medizinischen Versorgungsbereich eine erhebliche Minderbeschäftigung eintreten wird. Für das Beschäftigungsniveau ist die Höhe des Produktionsniveaus maßgebender als seine Zusammensetzung. Deshalb ist es aus gesamtwirtschaftlicher Sicht ziemlich gleichgültig, für welche Art von Dienstleistungen (z. B. gastronomische oder medizinische) in einer Wirtschaft Ausgaben getätigt werden. Man könnte den hohen Krankenstand sogar als eine günstige Entwicklung für die Beschäftigungssituation in einer depressiven Wirtschaft ansehen. Von einem betrieblichen Standpunkt aus gesehen, zeichnet sich jedoch ein anderes Bild.

Während die Arbeitnehmer die Ausgaben für ihren Lebensunterhalt aus ihrem Einkommen finanzieren, das sie für die Produktivleistung ihrer Arbeitskraft erhalten, haben die Betriebe im Krankheitsfall neben der Lohnfortzahlung auch noch die Kosten des Produktivitätsausfalls zu tragen. Damit wird die betriebliche Kostenstruktur erheblich nach oben verschoben und macht, wie im internationalen Vergleich längst bekannt, eine durch hohen Krankenstand beeinflußte Wirtschaft weniger konkurrenzfähig. Für die gesamtwirtschaftliche Entwicklung ist es somit äußerst verhängnisvoll, wenn durch einen „unnötig" hohen Krankenstand gleichzeitig Produktivitätseinbußen und Krankenversorgungskosten hingenommen werden müssen. Der oben erwähnte Gedanke, daß der Krankenstand Arbeitslose kompensiert, ist insofern pervertiert, als auch in unserer Volkswirtschaft noch genügend Aufgaben und Arbeiten auszuführen wären, deren Realisierung einen wesentlich höheren Nutzen stiften würde als die Brachlegung von Produktivkapazitäten durch den Krankenstand.

An Lohnfortzahlungen werden pro Jahr von Arbeitgeberseite etwa 30 Mrd. DM geleistet, von den Krankenkassen etwa 4 Mrd. DM Krankengeld bezahlt. Die Arbeitgeber tragen seit Einführung der Lohnfortzahlung etwa ⅔ der Krankenkosten (6, S. 167). Da ein Arbeitnehmer zu seinem sinnvollen Einsatz in einem Betrieb eine höhere Produktivität erzielen muß, als er Kosten verursacht, muß man davon ausgehen, daß der Produktionsverlust noch deutlich über 30 Mrd. DM liegt.

Interessant ist die Beobachtung, in welchen Zyklen — offenbar in Abhängigkeit von der Konjunkturlage — die Krankheitsanfälligkeit der Bevölkerung schwankt. Im Jahre 1967 (ausgesprochen schlechte Konjunkturlage) gab es 4,7 % Arbeitsunfähige; im Jahre 1973 (gute Konjunkturlage) gab es 7,5 % Arbeitsunfähige (6, S. 167).

Auch ist es erstaunlich, in welchem Maß die Krankheitsverläufe sich den Wochenabläufen anpassen, so daß in der Regel kaum jemand vor Ablauf der Arbeitstage einer Woche den Genesungsprozeß abschließt, sondern in der Regel bis Freitagnachmittag krank bleibt und erst am folgenden Montag wieder arbeitsfähig ist. Hier liegt der Schluß nahe, daß diese Verhaltensweise durch die gesellschaftliche Situation verursacht und kaum medizinisch indiziert ist.

Um die Möglichkeit, in den Krankenstand zu kommen, allen möglichst gerecht und gleichmäßig zugänglich zu machen, gibt es mehrere Broschüren, die darauf hinweisen, in welcher Art und Weise man insbesondere mit Beschwerden, deren Beurteilung dem Arzt erst nach einigen Tagen möglich ist, zumindest kurzfristig in den Krankenstand gelangen kann.

2. Entwicklung eines Kreislaufmodells

Bei einer etwas vereinfachten Betrachtung liegt unter Weglassung der Pharmaka eine Dreierbeziehung vor, in der Patienten, Krankenkassen und Ärzte miteinander agieren. Die Patienten erhalten Versorgungsleistungen von den Ärzten; diese wiederum werden in Geld von den Krankenkassen entlohnt. Die Krankenkassen erhalten, um den Kreis zu schließen, wiederum von den Versicherten Geldbeiträge. Der Kreislauf ist aber nur scheinbar geschlossen, da Patienten und Versicherte eben nicht genau die gleiche Menge von Personen darstellen. Nur einige der Versicherten sind auch Patienten.

Jeder Versicherte kann unverschuldet durch äußere Einwirkung in den Stand eines Patienten versetzt werden. Er kann sich jedoch auch durch freiwillige Entscheidung in den Status des Patienten hineinfühlen und hineinarbeiten sowie bei genügender Imagination erheblich langdauernde und aufwendige Krankenstände durchleben.

Man kann aber von keinem jungen Arzt, der gerade seine Praxis eröffnet und an der hohen Zinsbelastung für seine Ausstattung zu tragen hat, verlangen, daß er eine entgeltliche und im Grundsatz durchaus denkbare Leistung mit Rücksicht auf die Kostenbelastung der Krankenversicherungen unterläßt, zumal ihm bei Auslassung irgendwelcher Tätigkeiten im nachhinein der Vorwurf der Leichtfertigkeit gemacht werden kann. Wegen iatrogener Schäden durch überflüssige Diagnosen ist jedoch bislang noch kein Verfahren anhängig geworden.

Betrachtet man unter diesem Gesichtspunkt die in der Vergangenheit erfolgte Kostenexplosion im Gesundheitswesen, dann stellt sie sich als eine natürliche Folge der Struktur unseres Gesundheitswesens dar. Der finanzielle Kreislauf hat außer dem „Guten" im Patienten und Arzt keinen Regelmechanismus, der die Kostenentwicklung dämpft; es liegt ein instabiles Kreislaufsystem vor.

Diese Struktur führt nicht nur dazu, daß der bewußt auf seine Gesundheit Achtende sich mit der Zeit ungerecht behandelt fühlt, weil selbst derjenige, der bewußt seine Gesundheit ruiniert, keinen höheren Beitrag bezahlt, und in ihm der Wunsch entsteht, doch auch einmal Vorteile aus seinen eingezahlten Beiträgen zu haben.

Wenn man, wie hier angenommen, unterstellt, daß zwischen krank und gesundsein ein fließender Übergang besteht und krank sein auch vom eigenen Verhalten abhängt, dann hat die mehr oder weniger vollständige Kostenübernahme bei der Beanspruchung medizinischer Leistungen unerwünschte Nebenwirkungen auf das Verhalten der Betroffenen. Gesundsein bzw. sich gesundheitsbewußt verhalten ist materiell gesehen nichts wert, weil kranksein nicht mit zusätzlichen Kosten verbunden ist. Die Alternative, sich jeden Tag die Zähne zu putzen und dafür einige Hundert Mark Zahnarztkosten zu sparen, stellt sich bei einer vollen Kostenübernahme nicht. Im Gegenteil, die Zahnpasta muß der Versicherte bezahlen, die Zahnarztkosten die Versicherung.

Eine volle Kostenübernahme führt nicht nur zu einer an sich höheren Nachfrage nach medizinischen Leistungen, sie provoziert auch einen Pseudobedarf bei den Gesunden. Etwas, das nichts kostet, ist aus der Sicht des Inanspruchnehmenden im Überfluß vorhanden und verliert dadurch oft die notwendige Wertschätzung.

Um aber die Kostenentwicklung einzudämmen, werden Gebührenordnungen notwendig, die letztlich zu einem Auseinanderklaffen von notwendigen oder erwünschten und geleisteten medizinischen Leistungen führen und damit noch weiter weg von einer optimalen medizinischen Versorgung. Gut bezahlte Leistungen werden relativ gern geleistet, während schlecht bezahlte Leistungen zurückhaltend geleistet werden.

Das finanzielle Risiko, sich beim privaten Sport, der häuslichen Arbeit oder bei Ferienfahrten durch unvorsichtiges Verhalten eine kostspielige Krankheit zuzuziehen, ist durch die Krankenversicherung vom potentiellen Patienten genommen. Auch ein schwieriger Knöchelbruch beim Skifahren wird für den Betroffenen zumindest ohne finanzielle Einbuße durchgestanden werden. Damit fehlt natürlich auch der sonst in vielen Bereichen (z. B. Kfz-Versicherung) übliche materielle Anreiz für eine bestimmte, in diesem Fall schlicht vorsichtige Verhaltensweise.

Abb. 1 zeigt schematisch den Zusammenhang der verschiedenen Personen bzw. Institutionen in unserem Gesundheitswesen.

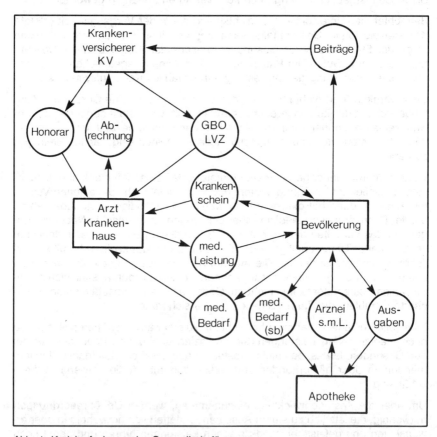

Abb. 1: Kreislaufschema der Gesundheitsfürsorge

3. Wirtschaftliche Bedeutung des Gesundheitssektors

Das Gesundheitswesen ist ein Wirtschaftssektor von beachtlichem Ausmaß. Mit einem Anlagevermögen von etwa 200 Mrd. DM werden im Gesundheitssektor Umsätze von 130 Mrd. DM jährlich erzielt. Das entspricht dem Umsatzvolumen der gesamten Nahrungs- und Genußmittelindustrie; damit bietet die „Gesundheitsindustrie" einer großen Zahl von Mitbürgern einen sicheren Arbeitsplatz.

Die Beschäftigungssicherheit im Gesundheitswesen resultiert aus dem rationalisierungsfeindlichen Tätigkeitsspektrum. Fast alle technologischen Entwicklungen der vergangenen Jahrzehnte sind in der Gesundheitsfürsorge nur zur Verfeinerung und Verbesserung der Leistungserstellung benutzt worden. Eine Wegrationalisierung oder Wegautomatisierung von Arbeitsplätzen gibt es in diesem Bereich kaum. Da es für die Höhe des Bruttosozialproduktes einer Volkswirtschaft bedeutungslos ist, ob die Mitglieder eines Wirtschaftssystems die eine oder die andere Leistung in Anspruch nehmen, die eben dieses Wirtschaftssystem zu erzeugen in der Lage ist, könnte aus diesem Gesichtspunkt eine weitere Verstärkung des Gesundheitssektors ohne weiteres in Kauf genommen und eine Verlagerung der Ausgaben der privaten Haushalte von anderen Leistungen auf solche des Gesundheitswesens akzeptiert werden. Da es sich um eine Binnenproduktion handelt, d. h. es nicht notwendig ist, teuere Rohstoffe durch Abgabe von Devisen aus anderen Ländern zu erwerben, ist die Bundesrepublik — wie andere Länder auch — in diesem Bereich autark. Es bleiben nur zwei Probleme zu beachten. Zum einen können selbstverständlich Ausgaben, die für Gesundheitsmaßnahmen getätigt worden sind, nicht mehr für andere Güter eingesetzt werden. Die Ausgabensteigerung im Gesundheitswesen sollte daher nur in dem Ausmaß geschehen, in dem die Konsumenten eine Verlagerung ihres Budgets auf diesen Sektor wünschen.

Zum anderen sind die Leistungen der Gesundheitsfürsorge leider in aller Regel mit einer Abnahme in anderen Leistungsbereichen gekoppelt; d. h. solange eine Person zur Inanspruchnahme von Gesundheitsfürsorgeleistungen durch schriftliche Anordnung (Krankschreibung) in eine Klinik oder den häuslichen Bereich beordert wird, verausgabt sie nicht nur das eigene Einkommen für medizinische Leistungen, sondern fällt sie auch als Leistungsersteller für die Volkswirtschaft aus. Hierin liegt ein ganz entscheidender Gesichtspunkt bei der wirtschaftlichen Betrachtung des Gesundheitswesens und der häufig als „Kostenexplosion" beschriebenen Entwicklung.

Eine Medizin, die in der Lage wäre, durch teuerste Leistungen Patienten kurzfristig zu kurieren und dem Leistungserstellungsprozeß wieder zuzuführen, wäre wegen der Verkürzung des Produktivitätsausfalls durch Krankschreibung wahrscheinlich wesentlich billiger, als eine preiswerte Behandlung mit langer Rekonvaleszenz.

Leider sind sich die meisten Experten jedoch darüber einig, daß eine weitere Expansion des Gesundheitswesens solche erstrebenswerten Verbesserungen der Behandlung mit Verkürzung des Krankenstandes nicht mit sich brächte (vgl. 10). Im Gegenteil wird sogar häufig angeführt, daß durch eine weitere Steigerung der gesundheitsfürsorgerischen Maßnahmen geradezu gesundheitsschädliche Auswirkungen induziert werden können.

Auch an dieser Stelle sei nochmals angemerkt, daß eine solche Entwicklung — wirtschaftlich gesehen — nur der Wirkung einer hervorragenden Werbung oder eines Suchtmittels (Alkohol oder Zigaretten) entspricht. Man hat die Person zu einem immerwährenden gut zahlenden Konsumenten erzogen. Wenn der Produktivitätsausfall nicht wäre, könnte der zu Behandelnde ja für seine in Anspruch genommenen Gesundheitsversorgungsleistungen selbst aufkommen (wie der Raucher für die Zigaretten). Gleichzeitig sind sich die Sachverständigen jedoch darüber weitgehend einig, daß mit einer Umschichtung der Leistungsbereiche im Gesundheitswesen durchaus noch eine größere Gesamteffektivität erzielt werden könnte.

Die häufig vorgetragene Meinung, daß bis zu 30 % der Aufwendungen im Gesundheitsbereich einzusparen wären, ohne daß eine tatsächliche Leistungsminderung eintreten würde, hat jedoch bei der gesamtwirtschaftlichen Betrachtungsweise auch einen beschäftigungspolitischen Aspekt. Die Einsparungen würden eine unmittelbare Nachfragereduktion mit sich bringen und damit eine Unterbeschäftigung des Gesundheitsbereiches induzieren. Gesamtwirtschaftlich wäre eine solche Entwicklung nur bei extremer Überbeschäftigung wünschenswert. Interessant ist folglich nur die Frage, ob durch irgendwelche Maßnahmen der Krankenstand bzw. die Ausfallzeiten aus Krankheitsgründen reduziert werden können. Nur wenn durch die Reduktion der Gesamtaufwendungen für medizinische Maßnahmen gleichzeitig eine Verbesserung des Gesundheitszustandes einherginge, wäre eine solche Entwicklung verfolgenswert, da dann wegen der höheren Produktivität ein Nachfragerückgang nach Gesundheitsleistungen überkompensiert werden könnte — jedoch muß dann für neue Absatzmärkte gesorgt werden.

Die Leistungsinanspruchnahme im medizinischen Bereich wird deutlich von der Form und dem Umfang der Kostenübernahme durch die Krankenversicherungen geprägt. In der Bundesrepublik bestehen zwei große Systeme von Versicherungen: die gesetzlichen Krankenversicherungen (GKV), in denen sich alle Arbeitnehmer versichern, und die privaten Krankenversicherungen (PKV), die in der Regel von Mehrverdienenden in Anspruch genommen werden. Es besteht eine gesetzliche Versicherungspflichtgrenze, die zur Zeit bei einem Monatseinkommen von DM 3 900,— liegt. Jeder, der ein niedrigeres Einkommen erzielt, muß folglich in eine gesetzliche Krankenversicherung eintreten.

4. Gesundheitspolitischer Spielraum

Das oben aufgeführte Regelkreismodell erläutert anschaulich, daß die Mentalität der Leistungsinanspruchnahme deutlich durch die Abwälzung der Kosten auf ein Versicherungsunternehmen geprägt wird. Um aus diesem Dilemma (einerseits gesetzlicher Auftrag — andererseits versuchte Kostendämpfung) herauszukommen, gehen gesetzliche und private Krankenversicherungen verschiedene Wege.

Die GKV hat mit Beginn des Jahres 1982 einige Änderungen ihrer Leistungen vorgenommen, um damit kostendämpfend zu wirken. Diese Leistungsänderungen bestehen im wesentlichen aus der Herauf- bzw. Neufestsetzung der Selbstbeiträge für Arznei und Verbandmittel von 1,— DM auf 1,50 DM, bei Heilmitteln von 1,— DM auf 4,— DM und bei Brillen auf 4,— DM. Die Situation wird jedoch besonders charakteristisch gekennzeichnet durch Vorschriften wie: Versicherte ab dem vollendeten 14. Lebensjahr werden bei *gleichbleibender* Sehfähigkeit nur noch in Zeitabständen von mindestens drei Jahren mit Brillen versorgt. Die Hilflosigkeit der Krankenversicherungen wird deutlich, wenn man sich wieder anhand des Regelkreismodelles bewußt macht, daß der Arzt, selbst an einer Behandlung interessiert, jederzeit feststellen kann, daß die Sehfähigkeit sich doch etwas geändert hat und somit die Vorschrift umgangen wird. Das gleiche gilt z. B. für die Verkürzung von Entbindungsaufenthalten, die nach einer *normal* verlaufenden Entbindung von bisher 10 auf sechs Tage reduziert werden.

Nach den oben angestellten konzeptionellen Überlegungen der Nachfrageinduktion und Kostenübernahme kann behauptet werden, daß diese Maßnahmen kaum kostendämpfend wirksam werden können. Die privaten Krankenversicherungen gehen andere Wege, um die Mitglieder verstärkt an einer kostenbewußten Nachfrage nach Leistungs- und Mittelversorgung im medizinischen Bereich zu interessieren. Durch Verträge, die eine Art Schadensfreiheitsrabatt gewähren, der entsprechend der Rabattstaffelung bei Kaskoversicherungen im Kfz-Bereich gestaltet ist, wecken die Versicherungen bei den Versicherungsnehmern das Eigeninteresse an der „Schadensfreiheit". Diese allgemeine Entwicklung ist umso interessanter, als noch Mitte der siebziger Jahre eine der großen Krankenversicherungen die damalige Form der Beitragsrückerstattung an leistungsfrei gebliebene Versicherte ausgesetzt hat mit der Begründung, daß eine Umfrage ergeben hat, daß 85 % der Empfänger von Beitragsrückerstattungen tatsächlich gesund geblieben waren und nicht Rechnungen zurückgehalten hatten. Diese Interpretation war ein Trugschluß, da weniger die Zurückhaltung von Rechnungen als die Zurückhaltung bei der Inanspruchnahme der Leistungen überhaupt die Konsequenz aus einer Erziehung zur „kostenbewußten" Leistungsinanspruchnahme sein muß. Eine andere Form des „Schadensfreiheitsrabattes" besteht in einem Beitragsnachlaß von 5 % für jedes leistungsfreie Jahr, der sich auf bis zu 25 % addieren kann. Bei Inanspruchnahme der Versicherung erfolgt jeweils eine Rückstufung um 5 % pro Jahr.

Ein anderes Anreizsystem für die Versicherungsnehmer besteht im Angebot alternativer Selbstbeteiligungsverträge. So gehen beispielsweise die Beiträge für die Versicherung ambulanter Heilbehandlungen bei einem Mann im 30. Lebensjahr von 92,89 DM bei 100,— DM Selbstbeteiligung auf 1,79 DM bei 2 000,— DM Selbstbeteiligung zurück.

Gleichzeitig erstattet dieselbe Versicherung bis zu sechs Monatsbeiträge bei Nicht-Inanspruchnahme, d. h.: Auch bei einer Nebeneinanderversicherung ambulanter Heilbehandlungen, stationärer Heilbehandlungen, zahnärztlicher Behandlungen und von Krankenhaustagegeld wird für jeden Bereich, der in einem Jahr nicht in Anspruch genommen wurde, ein Monatsbeitrag gutgeschrieben.

5. Aufbau eines Simulationsmodells

Aus dem skizzierten Kreislaufmodell kann ein Computersimulationsmodell entwickelt werden, das die Möglichkeit bietet, die unterschiedlichen Anreizsysteme bei verschiedenen zu unterstellenden Verhaltensweisen der Versicherten auf ihre Wirkung im gesamtwirtschaftlichen Rahmen zu prüfen. Dies verlangt einige empirische Untersuchungen zur Verifikation der Reaktionsweisen der Betroffenen. Analog zu den Kraftfahrzeugversicherungen kann davon ausgegangen werden, daß auch die Krankenversicherungen bei Einführung neuer Tarife sehr schnell (d. h. binnen 1—2 Jahresfrist) so viele Informationen gewinnen, daß sie die Wirkungen beschreiben können.

Zielrichtung ist es jedoch nicht, nur für die Versicherungen probable Lösungen vorzuschlagen, sondern auf Grund der Erhöhung der Selbstverantwortung, die der potentielle Patient bei Eigenbeteiligung an den Kosten spürt, ihm eine persönliche Interessenlage zu implantieren, die mit den Wünschen zur Kostenreduktion im Gesundheitswesen konform geht. Mit Hilfe eines Computersimulationsmodells kann die Reagibilität der Bevölkerung auf Kostenfaktoren, die die Bevölkerung selbst trägt, beschrieben werden.

Die von den verschiedenen Versicherungen angebotenen alternativen Verträge mit unterschiedlich hohen Selbstbeteiligungsraten liefern eine Datenausgangsbasis, mit der erste Testrechnungen durchgeführt werden können. Die Versicherungen bauen aufgrund ihrer Erfahrungen die Tarifstrukturen auf, so daß man davon ausgehen kann, daß die alternativen Selbstbeteiligungsbeträge die Wahrscheinlichkeit der Inanspruchnahme durch die Vertragsnehmer widerspiegeln. Aufgrund der großen Zahl von Versicherten kann für jede Versichertengruppe relativ gut abgeschätzt werden, welche Beiträge notwendig sind, um die im jeweiligen Gruppenbereich anfallenden Kosten zu finanzieren.

Dabei ist jedoch zu beachten, daß für die Versicherungen bei der Wahl des angemessenen Tarifsatzes für Verträge mit jeweils höherer Selbstbeteiligung zwei Faktoren mitbestimmend sind. Der erste Faktor ist die Verminderung der Inanspruchnahme der Versicherung durch eben die höheren Selbstbeteiligungsbeträge, die zwischen 100,— DM und 2 000,— DM im Jahr liegen. Die Wahrscheinlichkeit, daß mehr als 2 000,— DM für ärztliche Leistungen in einem Jahr in Anspruch genommen werden, ist schlechthin geringer als die, daß für wenige DM Leistungen in Anspruch genommen werden. Der zweite zu beachtende Gesichtspunkt ist die Verminderung der Inanspruchnahme aufgrund des Bestrebens der Versicherten, Kosten zu vermeiden. Da die Versicherten bei höheren Selbstbeteiligungsbeträgen jeweils in verstärktem Maß an den Kosten partizipieren, sind sie bestrebt, diese erst gar nicht zu verursachen.

Das Verhältnis zwischen den jeweils niedrigeren Tarifbeiträgen für Verträge mit höheren Selbstbeteiligungsvereinbarungen und dem Beitrag für einen Vertrag mit kleinen Selbstbeteiligungskosten für den Patienten zeigt die Verminderung des Risikos für die Versicherung auf.

Diese Funktion muß noch um die den Versicherungen durch die höhere Selbstbeteiligung der Patienten nicht entstehenden Kosten vermindert werden, um den Zusammenhang zwischen der Wahrscheinlichkeit für eine Leistungsinanspruchnahme in Abhängigkeit von der Kostenwirkung eben dieser Leistungsinanspruchnahme auf die Versicherten aufzuzeigen.

Aufgabe des Simulationsmodells ist es nicht, den Kostenverlauf im Gesundheitswesen zu prognostizieren; vielmehr soll das Verhalten des Systems aufgrund struktureller Veränderungen untersucht werden. Dabei interessiert die Frage, welchen Einfluß Veränderungen in der Tarifstruktur auf das Kostenniveau haben. Von folgenden Annahmen wird dabei ausgegangen: Die medizinischen Leistungen differenzieren sich auch durch unterschiedlich hohe Kosten. So verursacht der medizinische Bedarf „Schnupfenbehandlung" pro Fall geringere Kosten als der Bedarf „Herzoperation". Abb. 2 zeigt den vermuteten Zusammenhang zwischen der Häufigkeit, mit der Krankheiten auftreten und den Kosten, die sie verursachen. Es wird davon ausgegangen, daß sehr kurzfristige und wenig kostenintensive Krankheitsformen die Hauptzahl aller Erkrankungen darstellen, während die schweren, hohe Kosten verursachenden Krankheiten

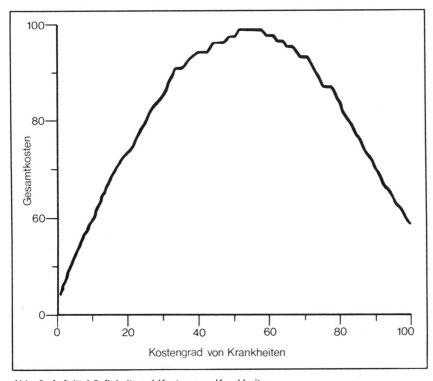

Abb. 2: Auftrittshäufigkeit und Kosten von Krankheiten

nur in geringerer Zahl auftreten. Die beiden Skalen in Abb. 2 tragen keine Prozentangaben, sondern lediglich Skalierungen. Der Gesamtwert des medizinischen Bedarfs ist die Summe der Kosten der einzelnen Bedarfe, wenn sie institutionell abgedeckt werden. Der Bedarfsindex ist der Durchschnittswert des medizinischen Bedarfs.

Abb. 3 zeigt den Zusammenhang zwischen den in Form ihrer Kosten voneinander abgegrenzten Krankheitsfällen (Ausdruck einer Krankheitsintensität) und den Gesamtkosten, die diese verschieden intensiven Krankheiten verursachen. Auch hier sind die Skalierungen rein fiktiv. Es ist einleuchtend, daß die im mittleren Kostenbereich angesiedelten Krankheiten den höchsten Beitrag an den Gesamtkosten induzieren.

In Abb. 4 wird eine Funktion dargestellt, die einen der oben geschilderten Versicherungsverträge abbildet, bei dem die Versicherungsgesellschaft dem Versicherten Vertragsvarianten mit verschieden hohen Selbstbehaltbeträgen anbietet. Wie bereits geschildert, sinkt das Risiko des Versicherungsträgers mit zunehmendem Selbstbehalt. Da die Versicherung für jede einzelne Vertragsform

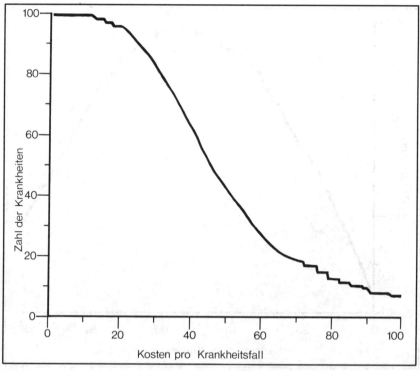

Abb. 3: Zusammenhang zwischen Kosten pro Krankheitsfall und Auftrittshäufigkeit

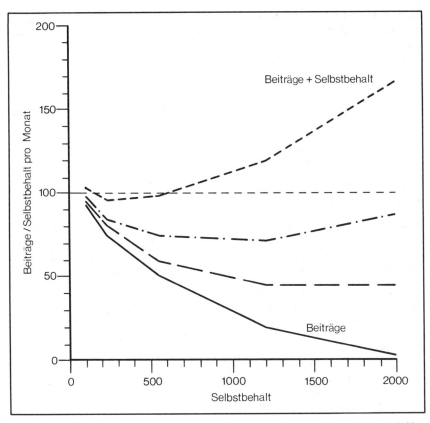

Abb. 4: Funktionaler Zusammenhang von Selbstbehalt und Beitragshöhe bei Versicherungsbeiträgen

kostendeckende Monatsbeiträge vereinnahmen will und ihr sehr gutes Zahlenmaterial über die von den Versicherungsnehmern der unterschiedlichen Selbstbehaltkategorien tatsächlich in Rechnung gestellten Aufwendungen vorliegt, drücken die im Tarifwerk vorgegebenen Monatsbeiträge das Risiko der Versicherung in den unterschiedlichen Selbstbehaltgruppen aus. Dieses Risiko wird jedoch durch zwei Komponenten bestimmt. Nur so ist die dramatische Reduktion des Monatsbeitrages von etwa 100,— DM bei 100,— DM Selbstbehalt auf unter 2,— DM bei 2000,— DM Selbstbehalt erklärbar. Andererseits sinkt jedoch das Risiko für die Versicherung auch durch das positive Vermeidungsinteresse beim Versicherungsnehmer durch dessen mit höherem Selbstbehalt steigendes Risiko. So wird der Versicherungsnehmer, der 2000,— DM selbst zu tragen hat, tunlichst eine Inanspruchnahme medizinischer Leistungen vermeiden, indem er sich entsprechend gesundheits- und kostenbewußt verhält.

Da hier nicht die Differenzierung der Kostenbelastung beim Versicherungsträger und Versicherungsnehmer interessiert, sondern die gesamtwirtschaftliche Kostenbelastung durch in Anspruch genommene medizinische Leistungen, muß versucht werden, die Wirkung der alternativen Selbstbehalthöhen auf eine gesundheitsbewußte Lebensweise und damit kostenbewußte Verhaltensweise herauszufinden.

Die Versicherten haben drei Möglichkeiten, auf einen medizinischen Bedarf zu reagieren:

1. Sie lassen ihn institutionell, d. h. durch medizinische Einrichtungen, behandeln, und die Krankenkassen bezahlen die Kosten.

2. Sie behandeln ihn selbst oder tragen die Kosten selbst.

3. Sie lassen den Bedarf unbehandelt.

Es wurde angenommen, daß je nach Tarifstruktur und der damit verbundenen Leistungsstruktur eine andere Verteilung der Behandlung bzw. Nicht-Behandlung resultiert. Die Leistungskennzahl (LKZ) einer Versicherung bestimmt die Selbstbehandlungs- und Eigenbeteiligungskennzahl der Versicherten.

Beispielsweise wurde angenommen, daß bei einer vollen Kostenübernahme in höherem Maße geringfügige medizinische Bedarfe institutionell befriedigt werden als bei einer Versicherung mit hoher Selbstbeteiligung. Ebenfalls wurde angenommen, daß präventives Verhalten verstärkt wird zur Vermeidung eventueller Folgekosten bei einer Versicherung mit hohem Selbstbehalt im Vergleich zur vollen Kostenübernahme. Das gesundheitsbewußtere Verhalten hat zur Folge, daß die vorbeugende Gesundheitsfürsorge verstärkt wird und nicht auf den manifesten Krankheitsfall gewartet wird, da die Versicherung die Kosten für die Wiederherstellung der Gesundheit übernimmt.

Im Modell wurde berücksichtigt, daß ein medizinischer Bedarf teilweise auch bei Nichtbehandlung durch spontane Heilung abgebaut wird und teilweise zu einem höheren Folgebedarf führt, weil sich die Krankheit verschlimmert. Ebenfalls wurde berücksichtigt, daß der Heilungserfolg bei Selbstbehandlung geringer ist als beim institutionell behandelten Bedarf. Weitere Einzelheiten können dem Modell (vgl. Kap. 6 Abb. 5—10) entnommen werden.

Die Tabellen 1—3 sind die Ergebnisse von Simulationsrechnungen mit alternativen Ausgangswerten für die modellbeeinflussenden Parameter. Über 19 Perioden werden die folgenden Variablen durchgerechnet.

Der Krankenbestand (KBA) wird von einem definierten Ausgangswert durch simulierte Zu- und Abgänge fortgeschrieben. Die Zu- und Abgänge sind davon abhängig, ob ein medizinischer Bedarf behandelt bzw. ob auf den Selbstheilungsprozeß vertraut wird. Der Wert des medizinischen Bedarfs (WMB) ergibt sich aus den Krankheiten des Krankenbestandes gewichtet mit der Maßzahl für die Kosten der institutionellen Behandlung dieser Krankheiten. Der Bestandsindex (BI) ist der Quotient von WMB und KBA dividiert durch 10 und ist eine Maßzahl für die Durchschnittskosten, die für eine institutionelle Behandlung in einer Periode aufgewandt werden müßten. Der Unterschied zwischen den Kosten des medizinischen Bedarfs (KMB) und dem Wert des medizinischen Bedarfs (WMB) ergibt sich daraus, daß nicht jeder medizinische Bedarf institutionell behandelt wird. Die Maßzahl für den Grad der institutionellen Behandlung ist der Kostenindex (KI), wobei KI = 1 eine vollständig institutionelle Behandlung des medizinischen Bedarfs bedeutet. Der WMB wird abhängig von seiner Behandlung in den institutionell behandelten (MBI), den selbstbehandelten (MBS) und den unbehandelten (MBU) aufgeteilt.

Als Kostengrad der Krankheiten (KGK) wird eine Maßzahl berechnet, die alle Krankheiten in Abhängigkeiten von ihren institutionellen Behandlungskosten kategorisiert. Damit besteht auch eine Korrelation zwischen dem KGK einer Krankheit und ihrer Bedeutung (bzw. Schwere) für den Betroffenen.

In den Tabellenköpfen ist der jeweilige Parameterstand ausgewiesen, wobei die erste Angabe die maximale Selbstbehandlungsquote bei einem bestimmten Kostengrad der Krankheiten angibt (in den hier vorgerechneten Beispielen immer = 1,0); die zweite Zahl beschreibt den KGK, bei dem die Selbstbehandlungsquote den Wert 0,5 erreicht (d. h. die Hälfte des Bedarfs bei diesem KGK wird

Tab. 1: Ergebnisse der Simulationsrechnung mit Tarifstruktur 1

TS1:	1,0	0	0	0	5	10		
	KBA	BI	WMB	KMB	KI	MBS	MBU	
1	240	51.6	12387	12220.41	0.987	12212	6.41	23
2	193	52.9	10211	100041.5	0.983	10034	7.5	20
3	182	51.0	9279	9162.7	0.987	9158	4.7	28
4	167	47.2	7882	7756.01	0.984	7751	5.01	15
5	162	44.0	7127	6976.9	0.979	6971	9.9	19
6	158	42.2	6672	6507.85	0.975	6500	7.85	20
7	158	42.3	6680	6535.54	0.978	6530	5.45	31
8	153	43.4	6644	6515.16	0.981	6511	5.16	12
9	156	41.8	6515	6358.26	0.976	6353	5.26	36
10	145	38.1	5522	5392.5	0.977	5388	4.5	32
11	149	37.2	5550	5388.11	0.971	5382	6.11	10
12	144	36.9	5314	5161.69	0.971	5155	6.69	26
13	143	36.6	5236	5059.21	0.966	5052	7.21	33
14	146	36.5	5324	5192.3	0.975	5187	5.3	16
15	149	39.5	5890	5770.7	0.980	5766	4.7	25
16	144	40.4	5819	5695.8	0.979	5691	4.8	29
17	146	41.4	6042	5878.12	0.973	5869	9.12	16
18	147	40.7	5986	5825.5	0.973	5818	7.5	10
19	153	39.9	6112	5957.81	0.975	5952	5.81	15

Tab. 2: Ergebnisse der Simulationsrechnung mit Tarifstruktur 2

TS 2: 1,0 5 10 20 30 40							
KBA	BI	WMB	KMB	KI	MBI	MBS	MBU
1	239	51.7	12348	11360.82	0.920	11284	76.82	224
2	162	53.1	8596	7995.64	0.930	7955	40.64	123
3	145	51.5	7465	6964.14	9.933	6914	50.14	133
4	148	49.0	7256	6832.32	0.942	6805	27.82	100
5	124	50.6	6276	5790.92	0.923	5750	40.92	98
6	130	45.6	5923	5471.4	0.924	5449	22.40	98
7	118	44.3	5226	4764.93	0.912	4736	28.93	114
8	122	42.4	5167	4598.97	0.890	4569	29.97	161
9	123	42.9	5275	4865.3	0.922	4845	20.30	65
10	122	44.3	5406	4969.33	0.919	4939	30.33	66
11	131	40.8	5349	4846.71	0.906	4813	33.71	73
12	117	39.4	4608	3985.4	0.865	3951	34.40	107
13	101	41.1	4153	3578.07	0.862	3526	52.07	120
14	112	37.9	4249	3715.03	0.874	3690	25.03	139
15	114	36.9	4202	3731.42	0.888	3679	52.42	99
16	122	34.7	4233	3606.46	0.852	3569	37.46	144
17	127	36.9	4687	4031.76	0.860	3990	41.76	189
18	115	41.8	4804	4207.57	0.876	4174	33.57	152
19	115	37.1	4271	3748.63	0.878	3715	33.63	89

selbst behandelt, ansonsten überhaupt keine Behandlung); die dritte und vierte Zahl grenzen den Bereich des WMB ab, in dem die höchste Selbstbehandlungsquote (hier = 1,0) gilt; die fünfte und sechste Zahl beschreiben den Übergang von Selbstbehandlung zu institutioneller Behandlung, wobei der erstere Wert den WMB zuweist, bei dem eine Hälfte des Bedarfs selbst und eine Hälfte institutionell behandelt wird, während der nächste Wert den WMB bezeichnet, ab dem vollständig institutionell behandelt wird (vgl. auch Abb. 5). Die zunehmenden Parameterwerte in den nachfolgenden Tabellen bedeuten eine Entwicklung zu mehr Selbstbehandlung, da die Werte des medizinischen Bedarfs, ab denen der Bedarf institutionell gedeckt wird (Parameter 5 und 6), ansteigen.

Die in den Tabellen dargestellten Simulationsergebnisse zeigen, daß der Krankenstand um fast ein Drittel zurückgeht, was auf das höhere Gesundheitsbewußtsein zurückzuführen ist. Zum anderen sinkt der Kostenindex um fast 20 %, weil ein Teil des medizinischen Bedarfs kostengünstig selbst behandelt wird.

Abb. 5 zeigt die angenommenen Auswirkungen der Tarifstruktur auf die Behandlungsweise des medizinischen Bedarfs. Sie ist beispielhaft für die Tarifstruktur TS3: 1,0 5 10 40 55 70 dargestellt.

Die Kurve der Selbstbehandlung zeigt, daß in einem allmählichen Anstieg die Krankheiten mit einem Kostengrad bis zu 10 % von einer Nichtbehandlung ver-

Tab. 3: Ergebnisse der Simulationsrechnung mit Tarifstruktur 3

TS 3:	1,0 5 10 40 55 70							
	KBA	BI	WMB	KMB	KI	MBI	MBS	MBU
1	219	53.3	11665	9710.34	0.832	8995	715.34	453
2	161	58.7	9444	8449.60	0.895	8039	410.60	227
3	143	54.9	7847	7074.19	0.902	6563	511.19	115
4	131	55.9	7319	6488.76	0.887	6140	348.76	56
5	116	52.3	6066	5449.52	0.898	5353	96.52	93
6	106	50.5	5353	4699.30	0.878	4364	335.30	118
7	111	45.6	5060	4241.87	0.838	3957	284.87	164
8	114	46.7	5322	4390.86	0.825	4182	208.86	110
9	104	49.3	5127	4493.59	0.876	4335	158.69	40
10	105	45.1	4735	3996.86	0.844	3763	233.86	162
11	100	49.3	4930	4310.61	0.874	4148	162.61	107
12	104	48.5	5045	4263.96	0.845	3969	294.96	112
13	108	42.4	4579	3743.77	0.818	3423	320.77	164
14	106	42.4	4491	3707.88	0.826	3524	183.88	111
15	96	40.4	3880	3297.21	0.850	3041	256.21	110
16	91	42.8	3896	3263.55	0.838	3037	226.55	88
17	86	39.4	3388	2776.34	0.819	2486	290.34	96
18	100	40.7	4067	3284.15	0.808	2927	357.15	161
19	100	41.2	4121	3390.82	0.823	3118	272.82	103

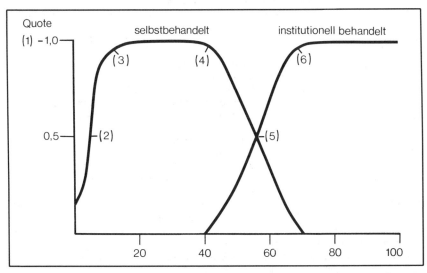

Abb. 5: Auswirkungen der Tarifstruktur auf die Behandlung des medizinischen Bedarfs. Dargestellt ist die angenommene Tarifstruktur TS 3: 1,0 (1) 5 (2) 10 (3) 40 (4) 55 (5) 70 (6) der Tabelle 3.

mehrt einer Selbstbehandlung zugeführt werden. Bis zu einem Kostengrad von 40 % werden alle Krankheiten selbst behandelt. Bis zu einem Kostengrad von 70 % wird die Selbstbehandlung allmählich durch institutionelle Behandlung ersetzt (Quotensumme hier immer = 1). Bei einem Kostengrad über 70 % werden bei der hier angenommenen Tarifstruktur alle Krankheiten institutionell behandelt.

Literatur

(1) AOK Böblingen: Geschäftsbericht 1980, Juni 1981.

(2) *Arnold, M.*: Grenzen der Medizin. Kosten, Effizienz und Fortschritt im Gesundheitswesen. Köln-Lövenich: Dtsch. Ärzte-Verlag 1980.

(3) CDU: Gesundheitspolitisches Programm. Beschluß des Präsidiums der CDU vom 4. September 1978.

(4) Debeka: Unterrichtung der Mitglieder. Koblenz 1982.

(5) FDP: Gesundheitspolitisches Programm der FDP vom 20. 11. 1976.

(6) *Hamm, W.*: Das Notopfer der Kranken. FAZ vom 1. 9. 1982.

(7) *Krämer, W.*: Das Sonderbare des medizinischen Fortschritts. FAZ vom 22. 7. 1982.

(8) *Maiwald, D.*: Ärzte schreiben zu schnell krank. Ärztebl. Baden-Württemberg **36** (1981) 166—167.

(9) SPD: Beschlüsse zur Gesundheitspolitik vom 15.—19. Nov. 1977.

(10) Vereinigte Krankenversicherung: Tarifwerk 1982.

(11) *Vescovi, G.*: Die soziale Bedeutung und Funktion des ärztlichen Berufsrechts. In M. Blohmke, C. v. Ferber, K. P. Kisker, H. Schaefer (Hrsg.): Handbuch der Sozialmedizin, Bd. 3, S. 211—244. Stuttgart: Enke 1976.

(12) Wissenschaftliches Institut der Ortskrankenkassen: Leistung und Finanzierung des Gesundheitswesens in den 80er Jahren. Bonn 1980.

(13) Wissenschaftliches Institut der Ortskrankenkassen: Kostenentwicklung im Gesundheitswesen im internationalen Vergleich. Bonn 1981.

(14) Wissenschaftliches Institut der Ortskrankenkassen: Leistungssteigerumg im Gesundheitswesen bei Nullwachstum. Bonn 1981.

(15) Zentralinstitut für die kassenärztliche Versorgung in der Bundesrepublik Deutschland: Grundprobleme und Prioritäten einer kostenorientierten Versorgung. Köln-Lövenich: Dtsch. Ärzte-Verlag 1979.

Anhang

Simulationsprogramm

```
      ∇ E←N SIMKV DS;T;A;B
[1]     MBI←MBS←MBU←KMB←KBA←WMB←KI←BI←((N+1),1)ρ0
[2]     T←1
[3]     KB←KB1
[4]   ANF:VERSI
[5]     →(N≥T←T+1)/ANF
[6]     E←PROTOKOL PV
[7]     →(DS=' ')/0
[8]     DS AUSGABE PV
      ∇
```

Verhalten der Versicherten

```
      ∇ VERSI;MB;IB;UB;SB
[1]     KB←KB,KZ
[2]     KBA[T;1]←ρKB
[3]     WMB[T;1]←+/KB
[4]     BI[T;1]←0.1×⌊0.5+10×WMB[T;1]÷KBA[T;1]
[5]     MB←(?(ρKB)ρ100)≤SKZ1⌊SKZ WFZ KB
[6]     MBS[T;1]←+/SKF SB←MB/KB
[7]     KB←(~MB)/KB
[8]     MB←(?(ρKB)ρ100)≤LKZ WFZ KB
[9]     MBI[T;1]←+/IB←MB/KB
[10]    KMB[T;1]←MBI[T;1]+MBS[T;1]
[11]    MBU[T;1]←+/UB←(~MB)/KB
[12]    KI[T;1]←0.001×⌊0.5+1000×KMB[T;1]÷WMB[T;1]
[13]    ⍝ BESTIMMUNG KRANKENSTAND ENDE DER PERIODE
[14]    UB←((?(ρUB)ρ100)>HKU1×HKU WFZ UB)/UB
[15]    UB←100⌊(?(ρUB)ρVKU)+UB
[16]    SB←((?(ρSB)ρ100)>HKS1×HKS WFZ SB)/SB
[17]    IB←((?(ρIB)ρ100)>HKI1×HKI WFZ IB)/IB
[18]    KB←UB,SB,IB
      ∇
```

Kostenfunktion des selbstbehandelten medizinischen Bedarfs

```
      ∇ E←SKF X
[1]     E←0.1⌈0.01×⌊0.5+100×X×1⌊(X*2)÷6400
      ∇
```

Krankheitenzugangsfunktion

```
     ∇ KHZU
[1]    KZ←KZZ WFZιKZZ1
     ∇
```

Krankenversicherer

```
     ∇ KVER TS
[1]    LKZ←TS[6],100,(TS[6]-TS[5]),0
[2]    SKZ1←TS[1]
[3]    SKZ←TS[3 4],(TS[3]-TS[2]),TS[5]-TS[4]
     ∇
```

Hilfsfunktion, mit der bei alternativen Möglichkeiten bestimmt wird, ob ein medizinischer Bedarf behandelt wird.

```
     ∇ X←A WFZ B;Z
[1]    B←(¯1↑1,ρB)ρB
[2]    X←(ρB)ρ0
[3]    →A1×ιA[3]=0
[4]    Z←(B<A[1])/ιρB
[5]    X[Z]←⌊0.5+100×1÷1+((A[1]-B[Z])÷A[3])*3
[6]    A1:→A2×ιA[4]=0
[7]    Z←(B>A[2])/ιρB
[8]    X[Z]←⌊0.5+100×1÷1+((B[Z]-A[2])÷A[4])*3
[9]    A2:X[((A[1]≤B)∧B≤A[2])/ιρB]←100
     ∇
```

Verzeichnis der Abkürzungen

HKI = Heilungskennziffer MBI

HKI 1 = Maximum HKI

HKS = Heilungskennziffer MBS

HKS 1 = Maximum HKS

HKU = Heilungskennziffer MBU

HKU 1 = Maximum HKU

KB   = Kranken-Bestand: = $k_1, \ldots, k_n$

KBA = Anzahl KB = n

KGK   = Kostengrad von Krankheiten

KI   = Kosten-Index: = $\dfrac{KMB}{WMB}$

KMB   = Kosten des med. Bedarfs

KZ   = Krankheiten-Zufluß

KZZ   = Krankheitenzugangskennzahl

KZZ 1 = Maximum KZZ

LKZ   = Leistungskennzahl der Versicherer

MB   = Medizinischer Bedarf

MBI   = institutionell behandelter MB

MBS   = selbstbehandelter oder selbstbezahlter MB

MBU   = unbehandelter MB

SKF   = Selbstbehandlungskostenfaktor

SKZ   = Selbstbehandlungs- und Eigenbeteiligungskennzahl

SKZ 1 = Maximum SKZ

TS   = Konvektor der Tarifstruktur

VKU   = Verschlechterungskennzahl des MBUs

WMB = Wert des medizinischen Bedarfs: = k_i

3.2 Wandel der Säuglingssterblichkeit vom 18. bis 20. Jahrhundert *

A.E. Imhof

1. Von der Parzellierung der Mortalität in heutiger Zeit

Das Thema Mortalität ist aktuell; Veranstaltungen und Publikationen aller Art häufen sich. Wer hierbei allerdings fast ausschließlich zu Wort kommt, sind hochspezialisierte Fachleute auf diesem oder jenem Mortalitätsteilgebiet. Bevölkerungswissenschaftler zum Beispiel behandeln die Übersterblichkeit bestimmter Alters-, Geschlechts-, Berufs- oder Zivilstandsgruppen; Juristen und Mediziner stellen die „Möglichkeiten und Grenzen der Sterbehilfe" zur Diskussion; Theologen sprechen über den „Tod als Geheimnis des Lebens", Philosophen über den „Tod und die Würde des Menschen", Historiker über die „Wandlungen in den Einstellungen zum Tod"; Biologen und Genetiker erörtern die „Manipulierbarkeit des Todes" durch chemotherapeutische Verlangsamung der natürlichen Alterungsprozesse, und Politiker schließlich greifen das alte und im Sterbegeschehen längst nicht mehr zentrale Kapitel der Säuglingssterblichkeit mit Vehemenz immer wieder auf (24).

Je mehr Fachleute sich an den Diskussionen beteiligen und je größer die Konferenzen oder je spezieller die Kolloquien sind, um so stärker wird die Mortalitätsthematik segmentiert und parzelliert. Der Tod verschwindet dabei leicht hinter einer Reihe von „Aspekten", die oft eine merkwürdige Eigendynamik zu entwickeln beginnen und — weil in den Vordergrund gerückt — bald wichtiger als das Ganze erscheinen. Vom „Sterben", das jeden einzelnen von uns betrifft, ist meist überhaupt nicht mehr die Rede. Der Tod, der auf uns zukommt, auf mich persönlich, auf unsere Nächsten, ist kaum mehr erkennbar — als ob man den Tod überhaupt in Portionen aufteilen könnte, nur weil es die Organisation oder der reibungslose Ablauf irgendwelcher Veranstaltung erfordert.

Die Fachleute, denen das Sprechen, Diskutieren, Schreiben über Sterben und Tod in unseren Tagen weitgehend vorbehalten bleibt, haben meist berufsmäßig mit dem Thema zu tun. Indem sie sich nur noch mit einzelnen Teilen befassen, fällt es ihnen leichter, ihre Spezialgebiete affektiv unter Kontrolle, das heißt steril zu halten und sich nicht von der Gesamtproblematik einholen zu lassen. Der professionell-routinemäßige Umgang verwischt die sonst kaum antastbaren gesellschaftlich normierten Tabugrenzen oder läßt sie nicht erst aufkommen. Während im Zuge des allgemeinen Zivilisationsprozesses die Scham- und Peinlichkeitsschwellen auch im Bereich der Mortalität für *gewöhnliche Sterbliche* im Verlaufe der jüngsten Jahrhunderte immer weiter vorrückten [*Elias* (7)] und man heute kaum noch unbefangen darüber sprechen kann, gilt dies für die berufs-

* Genehmigter Auszug aus einer erweiterten Fassung in: Zeitschrift für Bevölkerungswisenschaft **7** (1981) 343—382.

mäßig damit befaßten Aspektspezialisten nicht. Ihre Mortalitätselaborate haben es nicht mehr eigentlich mit Sterben zu tun. Allerdings sind sie dann meist auch weit davon entfernt, uns mit ihrem Tun eine Art neuer „Ars moriendi" zu verschaffen, eine „Kunst und Technik des glückseligen Sterbens", wie sie die frühe Neuzeit noch weithin kannte und wie sie uns inzwischen abhanden gekommen ist.

Sterben und Tod sind heute zwar weitgehend aus unserem Blickfeld verschwunden und spielen sich in eigens dafür vorgesehenen Einzelzimmern hinter Altersheim- und Krankenhausmauern ab. Aber gestorben wird natürlich weiterhin. Die Einsamkeit der Sterbenden in heutiger Zeit bleibt bestehen und kann in Zunkunft durchaus weiter um sich greifen, auch wenn sich noch so viele Spezialisten über Mortalitätsaspekte äußern. Ihr Wortschwall wird auf kurze Sicht kaum eine Enttabuisierung von Sterben und Tod zur Folge haben; eine solche müßte vielmehr im Kreise der *gewöhnlichen Sterblichen* einsetzen. Wir müßten Worte finden, und zwar vernehmbar für einander und nicht nur als unartikuliertes Gemurmel in Selbstgesprächen, müßten mit unseren Kindern, unseren Freunden darüber sprechen können, ich mit meinen Eltern und mit meinen Nachbarn, und zwar über mein Sterben und meinen Tod, über ihr Sterben und ihren Tod, als Ganzes, als Einheit, am Familientisch und nicht erst in der Praxis eines Geriaters oder im abgeschirmten Büro eines Sozialhelfers oder eines Juristen beim Aufsetzen des Testamentes oder — noch schwieriger — auf dem Totenlager.

Da es sich bei den Mortalitätsstatistiken um eine sehr weitläufige Quellengattung handelt — jeder Todesfall wird bei uns seit langem mit einer Reihe spezifischer Angaben registriert: Datum, Alter, Geschlecht, Beruf, Zivilstand, Todesursache —, wird einem die Fülle mit all ihren Auswahl- und Kombinationsmöglichkeiten immer wieder zur Versuchung, wozu dann eben noch die verführerische Faszination der „sicheren" Aussage kommt. Jeder stirbt schließlich nur einmal, zu einem ganz bestimmten Zeitpunkt, in einem bestimmten Alter, an einem bestimmten Ort, als Mann oder Frau, ist zum Zeitpunkt des Ablebens ledig, verheiratet, verwitwet, geschieden. (Bei Kindern handelt es sich um legitim oder illegitim Geborene.) Die Todesursache ist durch Ärzte attestiert, auch wenn hier schon eher einmal Unsicherheitsfaktoren eine Rolle spielen. Insgesamt wird es dem Historiker aber keine größeren Mühen bereiten, den oben geäußerten Wünschen von Wirtschaftsfachleuten, Medizinern, Ernährungswissenschaftlern, Anthropologen usw. nachzukommen und die ihren speziellen Erwartungen entsprechenden Mortalitätsreferate zu liefern. Das Ganze ist zumeist eher eine Frage von Arbeit und Zeit, die man zur Auffindung, Bearbeitung und Interpretation der für die spezielle Thematik geeignetsten statistischen Materialien zu investieren bereit ist. Als Beleg für eine solche Arbeitsweise und vor allem für die ihr inhärenten Grenzen führe ich einige Graphiken an, die alle im Jahre 1981 entstanden sind und in nuce die Ergebnisse entsprechender Spezialrecherchen wiedergeben. Um die Thematik nicht ganz ausufern zu lassen, konzentriere ich mich bei den gesamten folgenden Ausführungen auf die *Säuglings*-Sterblich-

Abb. 1: Unterschiedliche Säuglingssterblichkeit in sieben bayerischen Regierungsbezirken 1900—1904 und unterschiedliche Häufigkeit und Dauer des Stillens um 1900

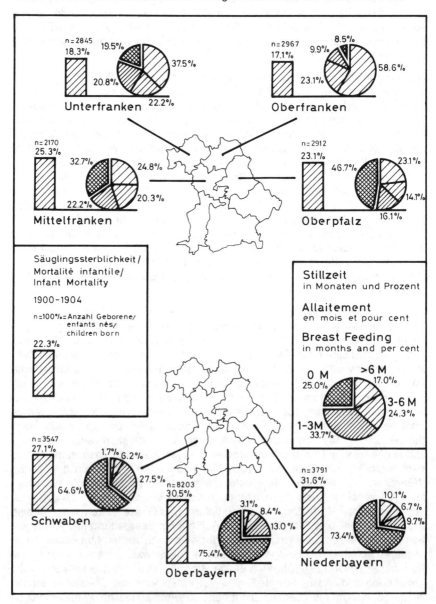

Quelle: Prinzing 1931, 394—395

98

keit. Sie eignet sich auch deshalb in hervorragender Weise für zahlreiche Überlegungen, weil sie vom 18. bis zum 20. Jahrhundert (altersspezifisch) die größten Änderungen erfahren hat.

2. Vordergründige Zusammenhänge

Der Inhalt der Abbildungen 1—8 kann und soll hier nicht im einzelnen erläutert werden. Worauf es mir hier vielmehr ankommt, ist zu zeigen, daß einerseits die verschiedenen im Hinblick auf ein bestimmtes Zielpublikum aufgegriffenen Mortalitätsaspekte relativ leicht — zumindest vordergründig — „erklärt" werden können; daß andererseits die Gefahr oder zumindest die Versuchung groß ist, sich mit den dabei erfahrungsgemäß leicht herbeizuführenden „Aha-Effekten" zufriedenzugeben und die Inhalte nicht weiter zu hinterfragen.

So sind in *Abb. 1* die Zusammenhänge zwischen Häufigkeit sowie Dauer des Stillens und Höhe der Säuglingssterblichkeit in sieben bayerischen Regierungsbezirken zu Beginn unseres Jahrhunderts meines Erachtens leicht und ohne weiteres einsichtig. Die höchste Mortalität mit 31,6% hat Niederbayern, wo — gemäß einer systematischen Befragung der Mütter durch Ärzte bei den vorgeschriebenen Impfterminen — rund drei Viertel (73,4%) aller Säuglinge überhaupt nicht gestillt wurden. Die niedrigste Sterblichkeit mit 17,1% verzeichnete dagegen Oberfranken, wo weitaus mehr als die Hälfte aller Geborenen (58,6%) länger als ein halbes Jahr und ein weiteres Viertel (23,1%) immerhin zwischen einem viertel und einem halben Jahr an der Brust ernährt wurden.

Die *Abb. 2 und 3* beziehen sich räumlich ebenfalls auf Bayern, zeitlich allerdings auf die zweite Hälfte des 19. Jahrhunderts (10). Es werden hier die urban-ruralen Unterschiede in der Säuglingssterblichkeit analysiert. Abb. 2 macht anhand dreier ausgewählter Stadt-Land-Kreise deutlich, daß in Regionen mit einem hohen Prozentsatz brustgestillter Kinder wie in Oberfranken (um 1900: 91,5%) und einer niedrigen Säuglingssterblichkeit diese auf dem Lande noch niedriger war und rascher abnahm (Hof rural, oben rechts) als in der Stadt (Hof urban, oben links). Wo dagegen weniger gestillt wurde — wie in Niederbayern (26,6%) oder in Schwaben (35,4%) — und die Säuglingsmortalität generell höher lag, wiesen die Städte eine etwas geringere, vor allem aber rascher abnehmende Sterblichkeit auf als das umliegende Land (Stadt- und Landkreis Landshut bzw. Donauwörth; untere Teilgraphiken). — Man möchte meinen, daß nichtgestillte Säuglinge auf dem Lande eine höhere Überlebenschance gehabt hätten als in der Stadt, wäre doch selbst zu wärmster Sommerzeit frische Tiermilch als Ersatznahrung eher verfügbar gewesen. Irrtum! Die Bauern verkauften nicht selten den größten Teil gerade der besten Milch in die nahegelegenen Städte, wo die Obrikeiten zwecks Senkung der hohen Säuglingssterblichkeit vor allem den Transport und die Verteilung von Frischmilch immer rigoroser regelten. In Niederbayern und in Schwaben fielen somit 1892/96 genauso viele Säuglinge auf dem Lande gastrointestinalen, im wesentlichen also mit einer wenig hygieni-

Abb. 2: Entwicklung der unterschiedlichen städtisch-ländlichen Säuglingssterblichkeit in Bayern 1862—1897 in Verbindung mit der städtisch-ländlich unterschiedlichen Säuglingssterblichkeit an Magen-Darm-Krankheiten 1892—1896 sowie unterschiedlichen Stillgewohnheiten um 1900

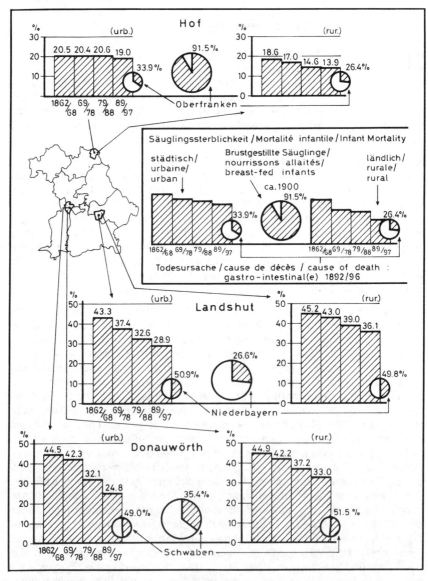

Quellen: Krieg 1890, 30—44; Prinzing 1900, 620—621; Prinzing 1931, 394—395

schen künstlichen Ernährung zusammenhängenden Todesursachen zum Opfer (49,8% und 51,5%) wie in den Städten (50,9% und 49,0%).

In *Abb. 3* sind die monatliche Verteilung der Säuglingssterbefälle (standardisiert auf eine gleiche Monatslänge und umgerechnet auf je 1 200 Todesfälle pro Jahr) sowie die Anteile der an endogenen (definiert als Sterbefälle im ersten Lebensmonat) bzw. an exogenen Ursachen Gestorbenen (Lebensmonate 2—12) nach Stadt und Land angegeben. Um die Entwicklung über einen längeren Zeitraum verfolgen zu können, als die Erhebungen der statistischen Ämter zurückreichen, wurde eine Reihe von über ganz Deutschland verstreuten Kirchengemeinden nach bestimmten Kriterien ausgewählt (so: geographisch-topographische Lage, städtisch-ländliche Siedlungsweise, konfessionelle Zugehörigkeit, unterschiedliche Sozial- und Wirtschaftsstruktur) und deren Pfarregister gemäß der historisch-demographischen Familienkonstitutionsmethodik reorganisiert und ausgewertet. Berücksichtigt wurden dabei ausschließlich Partner und deren Nachkommen aus gegenseitigen Erst-Ehen, die zwischen 1780 und 1899 geschlossen worden waren.

Die ausgewählten Orte seien in aller Kürze charakterisiert (hinsichtlich ihrer geographischen Lage sowie ihrer Repräsentativität in der jeweiligen „Säuglingssterblichkeitslandschaft" vgl. Abb. 10 unten):

— Philipsburg: (Klein-)Stadt in der oberrheinischen Tiefebene, 25 km südwestlich von Heidelberg, vorwiegend katholisch, Verwaltungszentrum, bescheidene Industrialisierung im Laufe des 19. Jahrhunderts, Bevölkerung 1779 818, 1900 2 546 Einwohner;

— Altdorf: Dorf am rechten Ufer des Oberrheins, 40 km südlich von Straßburg, katholisch, hauptsächlich Getreideanbau, Bevölkerung 1813 1 140, 1900 1 125, Emigration;

— Gabelbach: Dorf in Schwaben, 25 km westlich von Augsburg, katholisch, hauptsächlich Getreideanbau, Bodennutzungsmöglichkeiten frühzeitig erschöpft mit entsprechend stark spürbarem Bevölkerungsdruck, Bevölkerung 1810 227, 1900 311;

— Hesel: Dorf in Ostfriesland, 90 km nordwestlich von Bremen, lutherisch, schwierige Anbauverhältnisse auf wenig fruchtbarem Boden, Bevölkerung etwas kleiner als diejenige von Altdorf, aber ärmer;

— Zachow: bildete gemeinsam mit Gutenpaaren eine Kirchengemeinde, 20 km westlich von Potsdam an der Havel, lutherisch, hauptsächlich Roggenanbau, Bevölkerung von Zachow allein: 1871 404;

— Leezen: Kirchspiel bestehend aus sieben Dörfern am östlichen Rande der holsteinischen Geest, 40 km nordöstlich von Hamburg, lutherisch, mittlere Bodenqualität, Bevölkerung 1803 976, 1900 1 562;

— Schwalm: geschlossener Heiratskreis bestehend aus acht benachbarten Kirchengemeinden in Oberhessen zwischen Marburg und Kassel, calvinistisch-reformiert, fruchtbare Böden, Bevölkerung 1815 2 650, 1860 3 368.

Zusätzlich wurden noch rund 40 000 Sterbefälle der Berliner (= städtischen) Kirchengemeinde Dorotheenstadt von deren Gründung 1674 bis 1874 analysiert: zu Beginn vor allem Ansiedlung französischer Réfugiés, im 18. Jahrhundert sozial gemischte Population mit Übergewicht von höheren Militärpersonen und Bediensteten, in der zweiten Hälfte des 19. Jahrhunderts zunehmend Citybildung mit Anwachsen des tertiären Sektors; Bevölkerung 1709: 3 983, 1875: 18 788.

Aus Abb. 3 geht hervor, daß die endogene Säuglingssterblichkeit überall und zu allen Zeiten in der Stadt niedriger war als auf dem Lande, daß sie aber unter ruralen genauso wie unter urbanen Bedingungen von Periode zu Periode zurückwich (Teilgraphiken rechts für die Perioden 1780—1809, 1810—1839, 1840—1869, 1870—1899). Dies läßt sich als Folge der in den Städten stets etwas besseren und fortgeschritteneren Betreuung von Schwangeren und Gebärenden als auf dem Lande interpretieren (besser ausgebildete Hebammen, Geburtshelfer, Chirurgen, erste Accouchieranstalten). Entsprechend seltener kam

Abb. 3: Unterschiedliche Säuglingssterblichkeit in den Gemeinden Philippsburg (städtisch) und Altdorf, Gabelbach, Hesel und Zachow (ländlich) 1780—1899 nach den Monaten des Jahres und nach endogenen (Sterbefälle im ersten Lebensmonat) sowie exogenen Ursachen (Lebensmonate 2—12). Als Vergleich: unterschiedliche städtisch-ländliche Säuglingssterblichkeit in den bayerischen Stadt-Land-Kreisen Hof und Ingolstadt 1879—1888

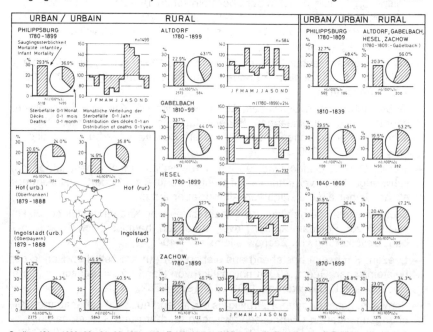

Quellen: Krieg 1890, 90—91, 96—97, sowie Ergebnisse laufender eigener Forschungen in Berlin

es zu angeborenen oder während einer (schwierigen) Geburt zugezogenen Schäden, und entsprechend geringer waren die Sterbefälle im ersten Lebensmonat.

Umgekehrt fiel es unter städtischen Bedingungen im allgemeinen schwerer — insbesondere dort, wo wenig gestillt wurde und solange die Versorgung mit Tiermilch im 18. und weithin im 19. Jahrhundert noch wenig geregelt und überwacht war —, die exogene Säuglingssterblichkeit unter Kontrolle zu halten. In Abb. 3 läßt sich denn auch für Philippsburg 1780—1899 ein viel ausgeprägterer, durch sogenannte Sommerdiarrhöen verursachter „Sommergipfel" ablesen als in den Landgemeinden Altdorf, Gabelbach, Hesel und Zachow. Interessanterweise fehlt er in Hesel völlig, also in jener Gemeinde mit der überhaupt niedrigsten exogenen Sterblichkeit. Die Verhältnisse wandelten sich erst gegen Ende des 19. Jahrhunderts, also zu spät, um in Abb. 3 — wo die Jahre 1780—1899 als zeitliche Einheit behandelt sind — einen deutlichen Niederschlag finden zu können.

Abb. 4 ist der diesbezüglichen *historischen* Entwicklung über einen Zeitraum von gut zweihundert Jahren gewidmet. In den Teilgraphiken links läßt sich verfolgen, auf welch drastische Weise die Sommersterblichkeit der Säuglinge in Berlin während des 18. und 19. Jahrhunderts anstieg und 1885 ihren Höhepunkt erreichte. Anschließend bildete sie sich zurück und verschwand in der Zwischenkriegszeit ganz. — Rechts oben ist dieselbe Entwicklung für Hamburg in analoger Weise, allerdings auf drei Teilgraphiken komprimiert, dargestellt. Interessanterweise gab es dort in den 1820er Jahren noch keinen „Sommergipfel"; die monatliche Verteilung der Säuglingssterbefälle war recht ausgeglichen. Sehr deutlich zeigt er sich indes am Ende des Jahrhunderts, um dann in der Zwischenkriegszeit ebenfalls wieder zu verschwinden. — Dies war in Frankfurt am Main gleichzeitig noch nicht der Fall (unten rechts). Es wird aus den Teilgraphiken leicht einsichtig, weshalb nicht. In der Mainmetropole verstarben 1920—1925 noch immer fast gleich viele Säuglinge an Krankheiten der Verdauungsorgane (13,6 % aller Säuglingstodesfälle, durchschnittlich 163,7 pro 1 200), die als Todesursache vor allem für den „Wintergipfel" verantwortlich waren.

Vor diesem Hintergrund lassen sich nun auch die mittleren Teile der Abb. 4 leichter erläutern und verstehen. Im Verlaufe des 18. und vor allem des 19. Jahrhunderts war es mit der beschleunigten Urbanisierung und Industrialisierung für einen immer größeren Teil einer immer rascher wachsenden (von außerhalb zuströmenden) städtischen Bevölkerung zu immer ungünstigeren Arbeits-, Wohnungs-, Ernährungs-, Hygienebedingungen gekommen. Berlin zählte 1800 172 132 Einwohner. 1850 waren es schon 418 733 und 1900 gar 1 888 574. Die Anlage von Trink- und Abwassersystemen etwa vermochte mit dieser Bevölkerungsexplosion in keiner Weise Schritt zu halten. Dies hatte vor allem katastrophale Auswirkungen auf die künstliche Säuglingsernährung, die in den Ballungszentren zudem eine stets wichtigere Rolle spielte, da viele (fabrik-)arbeitenden Mütter ihre Kinder nicht (mehr) selbst stillten (stillen konnten). Noch

Abb. 4: Unterschiedliche Säuglingssterblichkeit in Berlin 1700—1928 (1700—1874 in der Berliner Kirchengemeinde Dorotheenstadt), in Hamburg 1820—1928 und in Frankfurt am Main 1920—1925 nach den Monaten des Jahres; 1885 und 1900 in Berlin nach unterschiedlicher Säuglingsernährung sowie 1920—1925 in Frankfurt nach Krankheiten der Atmungs- beziehungsweise der Verdauungsorgane als Todesursachen

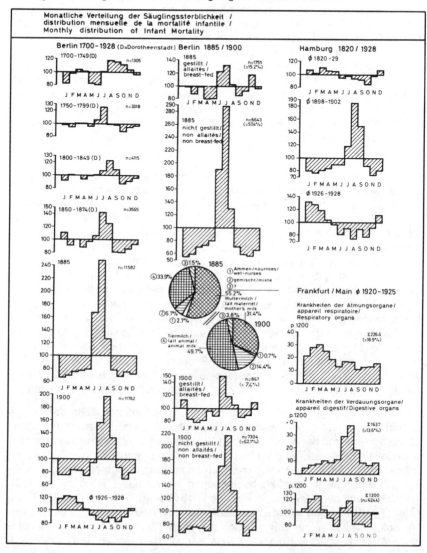

Quellen: Statistisches Jahrbuch der Stadt Berlin 1888, 77; dito 1903, 139; Prinzing 1931, 395, 402, 531, sowie Ergebnisse laufender eigener Forschungen in Berlin

1855 betrug der Anteil der mit Tiermilch ernährten Säuglinge 33,9%. Im Jahre 1900 lag er bereits bei 49,7%. Entsprechend ging gleichzeitig der Anteil der brusternährten Kinder von 55,2% auf 31,4% zurück (vgl. die beiden Kreisdiagramme). Einerseits gelangten so die zur Aufbewahrung, Zubereitung und Verabreichung der künstlichen Nahrung benutzten Gerätschaften in ständigen Kontakt mit unsauberem, häufig verseuchtem Wasser, während es andererseits gleichzeitig immer schwieriger wurde, für eine ständig zunehmende Zahl von Säuglingen genügend frische Tiermilch von stets entfernter liegenden Bauernhöfen heranzuschaffen. Es wundert deshalb nicht, daß sich im Jahre 1885 unter den in Berlin verstorbenen 11 582 Säuglingen mehr als die Hälfte (6 643 = 57,4%) nichtgestillte Kinder befanden, obwohl ihr Anteil bezüglich der Ernährungsweise „nur" 33,9% ausmachte. Sie verstarben zum großen Teil in den Sommermonaten Juni, Juli und August, die ihnen besonders gefährlich geworden waren. Die brustgestillten Säuglinge hatten damals entschieden bessere Überlebenschancen. 55,2% wurden in jenem Jahr mit Muttermilch ernährt; unter den Sterbefällen machten sie jedoch „lediglich" 15,2% aus.

Aufschlußreich ist nun, den Umschwung festzustellen, der sich durch erfolgreiches obrigkeitliches Eingreifen auf dem Gebiet der Trink- und Abwassersysteme, der Kanalisation, der Regelung von Frischmilchtransporten und Milchsterilisierung, der allgemeinen Hygienisierung von Leib und Leben zwischen 1885 und 1900 vollzog. Obwohl die künstliche Ernährung während dieser fünfzehn Jahre in starkem Ansteigen begriffen war, erhöhte sich der Anteil von Sterbefällen nichtgestillter Säuglinge nur noch geringfügig (von 57,4% auf 62,1%, 100% 1900 = 11 762). Vor allem aber konnte eine weitere Zunahme der Sommerübersterblichkeit zum Stillstand gebracht werden. Eine spürbare Erhöhung der Standards von öffentlicher wie privater Hygiene sowie eine verbesserte Bereitstellung von Tiermilch ließen einer wachsenden Zahl von künstlich ernährten Säuglingen die Sommermonate mit den in dieser Jahreszeit gehäuft auftretenden Krankheiten der Verdauungsorgane nicht länger zur tödlichen Gefahr werden. Der Sommergipfel bildete sich allmählich zurück.

Mit vornehmlich wirtschafts- und sozialhistorischen Aspekten haben wir es in den Abb. 5 und 6 zu tun. Beide zeigen in der jeweils linken Graphikhälfte die Entwicklung der Natalität, der Totgeborenenrate, der Säuglingssterblichkeit generell sowie nach legitim und illegitim Geborenen im Verlaufe des 19. Jahrhunderts, einerseits für Preußen beziehungsweise die Stadt Berlin, andererseits für Bayern. Beide Male und in sämtlichen Untergruppen zeichnet sich die gleiche Bewegung ab. Ein allmähliches Ansteigen kommt in den 1860—70er Jahren zum Stillstand und geht in ein anschließendes Absinken über. Die Höchstwerte bei den Totgeborenen wie bei den Säuglingssterbefällen (die letzteren hinsichtlich der illegitim Geborenen stärker ausgeprägt als bei den legitimen und weniger rasch abnehmend) stehen einerseits in Zusammenhang mit der gleichzeitig erhöhten Natalität (rascher aufeinander folgende Geburten, häufigere Schwangerschaften, verkürzte Laktationsperiode). Andererseits fiel die Boom-Phase mit dem wohl schwierigsten Abschnitt der „condition féminine" in der jüngeren

Abb. 5: Entwicklung der Natalität, der Totgeborenenrate und der Säuglingssterblichkeit in Preußen 1816—1895, der Säuglingssterblichkeit nach Legitimität der Geburt in Berlin 1816—1890 sowie der Müttersterblichkeit in den Gemeinden Philippsburg, Altdorf, Gabelbach und Hesel 1780—1899

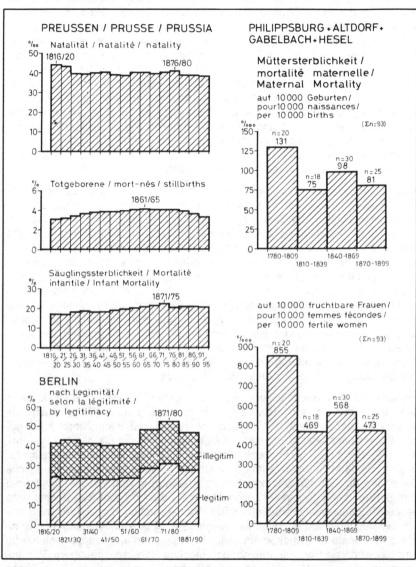

Quellen: Prinzing 1899, 585, 591, 621—622, sowie Ergebnisse laufender eigener Forschungen in Berlin

Vergangenheit überhaupt zusammen: mit einer erhöhten Arbeitsbelastung für Frauen in der Stadt (Fabrikarbeit, lange Arbeitszeiten, ungünstige Bedingungen für die Haushaltsführung) und auf dem Land (Intensivierung einer zunehmend marktorientierten Landwirtschaft mit vermehrter Viehhaltung, ausgedehnterem Anbau von Futterpflanzen und Gemüsen, das heißt Bereichen mit einem überdurchschnittlich hohen Anteil an Frauenarbeit). Eine hieraus resultierende Überbelastung der Frau (durch erhöhte Reproduktion und durch vermehrte Arbeitsleistung) wurde noch verstärkt durch die gleichzeitige Herausstreichung ihrer Mutter-, Gattinnen- und Haushalts-„Pflichten" auf ideologischer Ebene. Wen wundert's, daß es um die Mitte des 19. Jahrhunderts zu einem parallelen Ansteigen auch der Müttersterblichkeit kam!

Abb. 6 enthält zusätzliche Detailgraphiken für die sieben einzeln analysierten bayerischen Regierungsbezirke. Auch hier ist in sämtlichen Fällen — also unabhängig von den unterschiedlichen Stillgewohnheiten (diese allerdings erst für die Zeit um 1900 erfaßt) — die Boom-Bewegung in der Säuglingssterblichkeit deutlich erkennen.

Abb. 6: Entwicklung der Natalität, der Totgeborenenrate, der Säuglingssterblichkeit allgemein und nach Legitimität bei der Geburt in Bayern 1825—1895 sowie Entwicklung der Säuglingssterblichkeit in sieben bayerischen Regierungsbezirken 1835—1904 in Verbindung mit unterschiedlichen Stillgewohnheiten um 1900

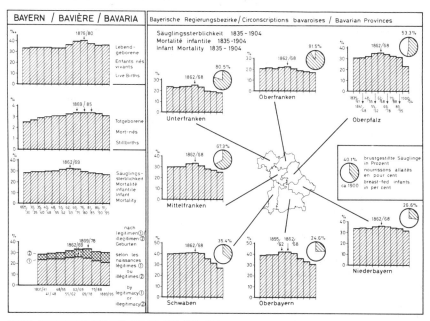

Quellen: Prinzing 1899, 599—601; Prinzing 1931, 394—395

Abb, 7: Unterschiedliche Säuglingssterblichkeit nach dem Geburtsrang, nach dem Alter der Mutter bei der Geburt, nach dem Geburtsgewicht sowie nach den Geburtenabständen einerseits in den Gemeinden Philippsburg, Altdorf, Hesel, Gabelbach und Zachow 1780—1899 und andererseits in der Bundesrepublik Deutschland 1973

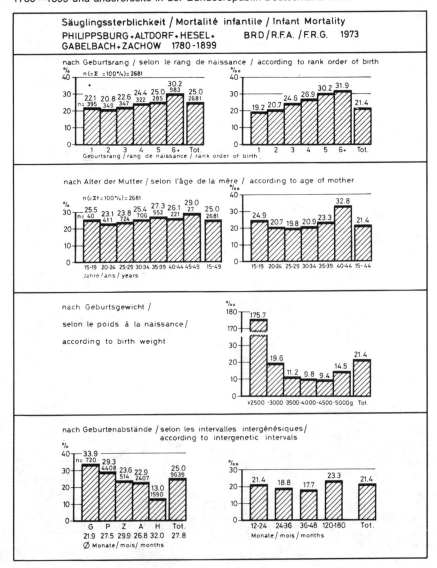

Quellen: Bundesministerium für Jugend, Familie und Gesundheit (Hrsg.): Mütter- und Säuglingssterblichkeit — Stuttgart: W. Kohlhammer, 1978, 149, 168—169, 174, sowie Ergebnisse laufender eigener Forschungen in Berlin

An ein medizinisch-biologisch-anthropologisch interessiertes Publikum richten sich schließlich die Abb. 7 und 8. Hier gelangt eine Reihe von human-biologisch-anthropologischen Langzeitelementen zur Darstellung. Sie betreffen nacheinander die Säuglingssterblichkeit nach Geburtsrang, nach dem Alter der Mutter, nach dem Geburtsgewicht, nach den Geburtsumständen, nach dem Geschlecht, nach der Legitimität sowie nach der Schichtenzugehörigkeit. Die Teilgraphiken links geben jeweils „historische", diejenigen rechts „heutige" Verhältnisse wieder.

Während die Angaben in absoluten Zahlen zwischen „einst" und „jetzt" durchweg auf rund ein Zehntel *geschrumpft* sind (die Skalierung der „historischen" Graphikteile erfolgt stets in Prozent, diejenige der „heutigen" in Promille), so blieben die Relationen im großen ganzen dieselben. Die Säuglingssterblichkeit unter den Erstgeborenen zum Beispiel betrug in den Gemeinden Philippsburg, Altdorf, Hesel, Gabelbach und Zachow 1780—1899 22,1%, in der Bundesrepublik Deutschland 1973 19,2‰; bei den Geburtsrängen sechs und höher einst 30,2%, heute 31,9‰ (Figur 7, ganz oben). Befand sich die Mutter in einem Alter von 15—19 Jahren, so lag die Säuglingssterblichkeit 1780—1899 bei 25,5%, 1973 bei 24,9‰; bezüglich 20- bis 24jährigen Müttern einstmals bei 23,1%, heute bei 20,7‰. Für die Säuglingssterblichkeit nach dem Geburtsgewicht liegen mir zwar keine historischen Angaben vor, doch darf davon ausgegangen werden, daß wir es auch hier — wie bezüglich der anderen Teilgraphiken — mit biologischen Konstanten zu tun haben. Für den Historiker heißt dies, daß er bei entsprechenden Spezialstudien sehr sorgfältig auf alle Faktoren achten muß, die seinerzeit einen Einfluß auf das Geburtsgewicht gehabt haben könnten (Ernährungsbedingungen, Mißernteperioden, Frühgeburten usw.).

Bei der Mortalität nach Geburtenabständen stellen wir fest, daß sie heute dann am größten ist, wenn die Intervalle bei über zehn Jahren liegen (23,3‰), am geringsten dagegen bei drei bis vier Jahren (17,7‰). Beträgt der Abstand 12—24 Monate, so erreicht die Säuglingssterblichkeit 21,4‰, bei 24—36 Monaten 18,8‰. Ganz ähnliche Relationen lassen sich wiederum in historischer Zeit ablesen, aber eben erneut in Prozentwerten. Im Dorf Gabelbach betrugen die durchschnittlichen Geburtenintervalle im Zeitraum von 1780—1899 21,9 Monate; die Säuglingssterblichkeit lag bei 33,9%. Je mehr sich diese Abstände in den übrigen Gemeinden ausdehnten — sie lagen aber alle zwischen 24 und 36 Monaten (Philippsburg 27,5 Monate, Zachow 29,9 Monate, Altdorf 26,8 Monate, Hesel 32,0 Monate) —, um so niedriger war die Säuglingssterblichkeit: 29,3% in Philippsburg, 23,6% in Zachow, 22,9% in Altdorf und 13,0% in Hesel.

Eine sehr bemerkenswerte Tatsache scheint mir die oberste Teilgraphik in *Abb. 8* zu enthalten. Für viele (Historiker-)Demographen handelt es sich bei der Geschlechtsproportion zum Zeitpunkt der Geburt geradezu um *die* biologische Konstante über alle Zeiten und Räume. 105,4 Knabengeburten auf 100 Mädchen waren es in der Bundesrepublik 1973, 103,7 auf 100 in unseren Gemeinden 1780—1899, was angesichts der relativ kleinen Zahlen durchaus „akzepta-

Abb. 8: Unterschiedliche Säuglingssterblichkeit nach dem Geschlecht einerseits in den Gemeinden Philippsburg, Altdorf, Gabelbach, Hesel und Zachow 1780—1899 und andererseits in der Bundesrepublik Deutschland 1973, nach der Legitimität bei der Geburt einerseits (städtisch-ländlich) in Preußen und Bayern 1893—1897 und andererseits in der Bundesrepublik Deutschland 1973, sowie nach Schichtenzugehörigkeit in Berlin 1883—1888, in den sächsischen Amtshauptmannschaften Zwickau, Löbau und Camenz 1891, und in Frankreich 1966—1970

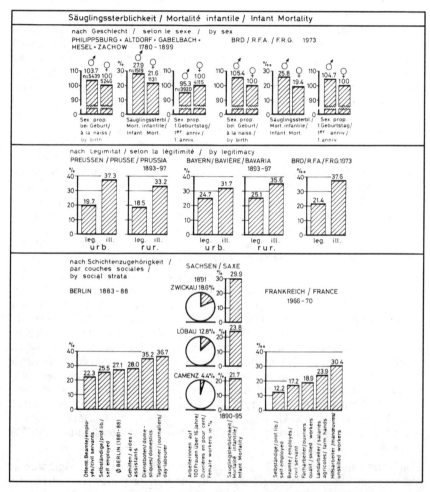

Quellen: Prinzing 1899, 587, 591, 596; Prinzing 1900, 595—596, 603, 612, 619; Bundesministerium für Jugend, Familie und Gesundheit (Hrsg.): Daten des Gesundheitswesens — Ausgabe 1977 — Bonn-Bad Godesberg 1977, 20, 190—195; dito: Mütter- und Säuglingssterblichkeit — Stuttgart: W. Kohlhammer, 1978, 149; P. Surault: L'inégalité devant la mort. Analyse socio-économique de ses déterminants — Paris, Economica, 1979, 84—85, sowie Ergebnisse laufender eigener Forschungen in Berlin

bel" ist. Nun wiederholt sich zwar in bezug auf die geschlechtsspezifische Säuglingssterblichkeit die Reduktion auf etwa ein Zehntel einstiger Werte (bei den Knaben von 27,9% auf 25,8‰, bei den Mädchen von 21,6% auf 19,4‰), und doch ging gerade hier zwischen einst und heute ein grundlegender Wandel vor sich. Die schon immer höhere Säuglingssterblichkeit unter Knaben genügte einst, um ihren Überschuß zwischen dem Zeitpunkt der Geburt und der Erfüllung ihres ersten Lebensjahres in das Gegenteil zu verwandeln (Geschlechtsproportion am ersten Geburtstag 1780—1899: 95,3 zu 100). Die rund zehnfach geringere Säuglingssterblichkeit von heute, obwohl für die Knaben noch immer höher als für die Mädchen, reicht zur Umkehrung des Geschlechtsverhältnisses indes nicht mehr aus. Die Proportion zwischen Knaben und Mädchen beträgt nunmehr beim ersten Geburtstag 104,7 zu 100. Die Knaben *bleiben* auch während der Kindheit und der Jugend in der Überzahl; früher waren es die Mädchen. Entsprechend verändern sich die geschlechtsspezifischen Chancen überall dort, wo es zu rivalisierenden Situationen zwischen männlichen und weiblichen Jugendlichen kommen kann, vor allem auf dem Berufs- und Heiratsmarkt.

Schließlich werden in *Abb. 8* noch zwei soziale Komponenten dokumentiert: die differentielle Säuglingssterblichkeit einerseits nach der Legitimität bei der Geburt und andererseits nach der Schichtenzugehörigkeit der Eltern. Auch hier senkten sich die absoluten Anteile um das Vielfache, während die Verhältniszahlen dieselben blieben. So betrug die Säuglingssterblichkeit ehelicher Kinder in preußischen Städten 1893—1897 19,7%, auf dem Lande 18,5%, bei den nichtehelichen dagegen 37,3% und 33,2%. Heute liegen die Werte noch immer fast gleich weit auseinander. 21,4‰ waren es 1973 bei den ehelichen, 37,6‰ bei den nichtehelichen Kindern in der Bundesrepublik.

Schon vor hundert Jahren hatten Säuglinge eine größere Überlebenschance, wenn sie in Familien zur Welt kamen, die möglichst weit oben auf der sozialen Rangliste figurierten. So betrug die Säuglingssterblichkeit in den Kreisen öffentlicher Beamter in Berlin 1883—1888 22,3%, bei den Tagelöhnern dagegen 36,7%. Und je größer der Anteil von Fabrikarbeiterinnen unter der weiblichen Bevölkerung in den sächsischen Amtshauptmannschaften Zwickau, Löbau und Camenz im letzten Jahrzehnt des vergangenen Jahrhunderts war, um so höher lag die Säuglingssterblichkeit (unterste Teilgraphik Mitte). Auch heute noch zeichnet sich eine starke soziale Ungleichheit der Säuglinge vor dem Tode ab. 1966—1970 lag die Mortalität von Kindern unter einem Jahr in Frankreich in Familien selbständig Erwerbender bei 12,2‰. Bei den Landarbeitern erreichte sie mit 23,9‰ schon das Doppelte und bei den Hilfsarbeitern mit 30,4‰ sogar das Zweieinhalbfache.

3. Scheinbar Evidentes hinterfragen

Nun mag man all die Ausführungen zu den obigen Abbildungen zur Kenntnis nehmen und sich mit den angebotenen „Erklärungen" zufriedengeben. Gerade das aber möchte ich nicht; sind sie mir selbst doch zu glatt, zu erstaunlich „einleuchtend", zu monokausal. Gar oft wurde ja nur ein vordergründiger Bezug hergestellt. Um beim zuletzt angeführten Beispiel zu bleiben: Hier sieht es allzu leicht so aus, als ob die zweieinhalbfache Sterblichkeit unter Säuglingen von Hilfsarbeitern im heutigen Frankreich ausschließlich und somit monokausal mit deren wirtschaftlicher Schlechterstellung zusammenhinge. Man brauchte also nur diese auszuschalten, um die Mortalität auf das gleiche niedrige Niveau wie bei den besser Situierten zu reduzieren. So einfach dürfte das nun wohl aber doch nicht sein. Was sagt indes diese selbe Graphik über einen anderen, meines Erachtens ebenso wichtigen und nicht einfach zu vernachlässigenden Aspekt aus, ob nämlich nicht möglicherweise eine „hintergründige" und somit eben nicht auf den ersten Blick evidente und graphisch festzuhaltende „Komplizenschaft" zwischen Hilfsarbeitereltern (-müttern?) und einer akzeptierten, ja bewußt eingeplanten höheren Säuglingssterblichkeit als Mechanismus einer „nachträglichen Familienplanung" besteht? Eine simple ökonomische Gleichstellung dieser Schicht anzustreben, wäre somit kaum das richtige, jedenfalls nicht das entscheidende oder effektivste Mittel zur Senkung und Nivellierung ihrer Säuglingssterblichkeit.

Vor allem aber erliegt man als Autor bei einer derartigen Anhäufung von scheinbar Evidentem leicht selbst der Täuschung, als hätte man sein Thema komplett behandelt, als wären alle Probleme gelöst. Nun ist leicht verständlich, daß man lieber über Forschungsprobleme berichtet, die man lösen oder doch zum Teil lösen konnte, als über solche, die einem weiterhin Rätsel aufgeben. Darauf zumindest hinzuweisen, scheint mir jedoch im Interesse der Sache unerläßlich, besonders dann, wenn die Problematik aktuelle Bezüge hat und Lösungsversuche (von anderer Seite) sonst womöglich in eine falsche oder doch nicht die geeignetste Richtung weisen.

Als Beispiel hierfür möchte ich *Abb. 9* anfügen, die mir nach wie vor ein Rätsel ist und auf die ich bislang keine rundum überzeugenden Antworten gefunden habe. Der Aktualitätsbezug liegt hier zudem auf der Hand.

Schon auf den ersten Blick stellen wir fest, daß sich auch in einem gesamteuropäischen Rahmen hinsichtlich der regionsspezifischen Säuglingssterblichkeit dasselbe wiederholt, was wir aus den Abb. 7 und 8 bereits kennen: die enorme Reduktion der absoluten Werte zwischen dem Ende des 19. Jahrhunderts (rechts oben mit Skala in Prozent) und heute (unten mit Skala in Promille) bei gleichzeitiger Konstanz der Relationen. Am einen Ende wies Schweden 1884—1893 eine Säuglingssterblichkeit von 10,71% auf, 1973 von 9,9‰; am anderen Italien einst 19,04%, nunmehr 25,7‰. Die Reihenfolge der dazwischen liegenden Regionen ist im großen ganzen dieselbe geblieben; nur

Schleswig-Holstein rückte um zwei Plätze nach hinten, dafür die Schweiz und Frankreich um je einen nach vorn.

Zwei Dinge scheinen mir nun wichtig. Zum einen ist es eben die Frage, die ich noch nicht lösen konnte: Worauf ist diese Konstanz in den Relationen, gerade angesichts der gewaltigen Veränderungen in den absoluten Zahlen, zurückzuführen?

Zum andern dürfte man es vor diesem Hintergrund als ungenügend, jedenfalls als zu einseitig erachten, wenn sich heute Vorschläge zur weiteren Senkung der Säuglingssterblichkeit in der Bundesrepublik Deutschland nicht nur unter diejenige der DDR, sondern womöglich auch unter die Niedrigstwerte von Dänemark oder Schweden fast ausschließlich auf medizinische Aspekte beschränken. Ein weites Spektrum von offensichtlich einst wie heute wirksamen Faktoren bleibt hierbei weitgehend unberücksichtigt. Es dürfte nicht erstaunen, wenn der von offizieller Seite erwünschte durchschlagende Erfolg wohl noch längere Zeit auf

Abb. 9: Regional unterschiedliche Säuglingssterblichkeit in Europa etwa 1890 und 1973: in Schweden (1884—1893 und 1973), in Dänemark (1884—1893 und 1973), in Schleswig-Holstein (Schleswig 1886—1890, Schleswig-Holstein 1973), in (Rheinland-) Pfalz (Pfalz 1886—1890, Rheinland-Pfalz 1973), in Frankreich (1884—1893 und 1973), in der Schweiz (1884—1893 und 1973) und in Italien (1884—1893 und 1973)

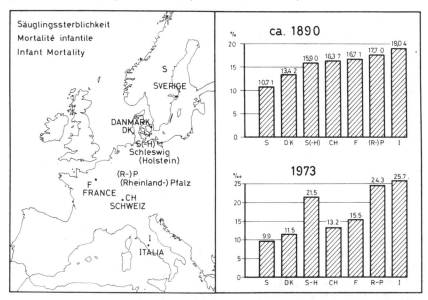

Quellen: Prinzing 1899, 581; J. Knodel: The Decline of Fertility in Germany, 1871—1939 — Princeton, Princeton University Press, 1974, 288; Bundesministerium für Jugend, Familie und Gesundheit (Hrsg.): Daten des Gesundheitswesens — Ausgabe 1977 — Bonn-Bad Godesberg 1977, 188, 207

sich warten läßt. Was heute Schweden oder Dänemark — vielleicht? — die Spitzenposition sichert: eine hervorragende medizinische Betreuung von Schwangeren und Gebärenden sowie der Säuglinge selbst, war Ende des 19. Jahrhunderts dort bestimmt nicht das ausschlaggebende Faktum. Und doch lagen diese Länder schon damals auf den beiden vordersten Plätzen, genauso wie 1973 auch noch.

Allerspätestens bei den Figuren 8 und 9 drängte sich uns eine umfassendere Betrachtungsweise, eine weitergehende, tieferschürfende Hinterfragung von allzu vordergründig einleuchtenden Sachverhalten auf. Ich möchte ein derartiges Hinterfragen von scheinbar Evidentem exemplarisch anhand von *Abb. 10* versuchen. Sie gibt zum einen auf der Basis von aggregativem Datenmaterial statistischer Ämter makroregional die unterschiedliche Säuglingssterblichkeit in Deutschland 1875—1877 wieder; zum andern zeigen die in die Karte hineinprojizierten Stapel auf Mikroebene und unter Zuhilfenahme der Familienrekonstitutionsmethodik die differentielle Mortalität in den von uns analysierten Kirchspielen 1780—1899. Obwohl der Zeitraum im zweiten Fall nicht weniger als 120 Jahre umfaßt, passen die Ergebnisse der Mikroanalysen erstaunlich gut in ihre jeweiligen, zeitlich viel enger begrenzten (bloß drei Jahre) Makrolandschaften: für mich ein weiteres Indiz für jene ebenso zählebigen wie hintergründigen Elemente von langer Dauer, die uns bereits in Abb. 9 Rätsel aufgaben.

Betrachtet man diese schematische Darstellung der makroregionalen Säuglingssterblichkeit vor hundert Jahren, so stößt man auf eine eigentümliche, doch sehr klar hervortretende Strukturierung. Unschwer läßt sich ein gradweises starkes Ansteigen von West und Ost, und ein noch ausgeprägteres von Nord nach Süd erkennen. Die niedrigsten Werte konzentrieren sich auf die Regionen Schleswig, Oldenburg, Hannover und Westfalen, die höchsten auf Württemberg, Bayern und auf Gebiete entlang der sächsisch-schlesisch-böhmischen Grenze. Wer würde beim Betrachten dieser kartographischen Verteilung nicht durch die Tatsache verblüfft, daß sie einer physischen Darstellung Deutschlands nach Höhenlagen zum Verwechseln ähnlich sieht.

So erstaunt denn auch nicht, daß schon *Arthur Würzburg* (25), der die Zusammenhänge als erster gründlich untersuchte, zum Schluß kam: „Säuglingssterblichkeit, welche im Deutschen Reiche für die Jahre 1875—1877 ermittelt wurde, erweist sich in hohem Grade abhängig von der geographischen Lage der einzelnen Theile" (*Würzburg*, 1887, S. 216). Seine Erklärung hierfür lautete, daß von den drei wichtigsten Faktoren, welche für die Unterschiede in der Säuglingsmorbidität und -mortalität verantwortlich wären, nämlich: Klima, Ernährung und Körperbeschaffenheit, zumindest das Klima (Temperatur, Niederschläge, Luftfeuchtigkeit) und die Ernährung (nach dem Entwöhnen, bzw. in Gebieten, wo überhaupt nicht gestillt wurde) in einem direkten Zusammenhang mit der geographischen Situation stünden (*Würzburg*, 1888, S. 105—106). Expressis verbis schloß er: „Die Einflüsse, auf welche man sonst noch die Säuglingssterblichkeit zurückgeführt hat, beanspruchen theils eine geringere, theils nur eine lokale Bedeutung, theils wirken sie erst mittelbar durch die zuvor als maßgebend angeführten klimatischen Verhältnisse, Körperbeschaffenheit und Ernährung" (*Würzburg*, 1888, S. 108).

Bei aller Ursachenreduktion und geographischen Monokausalität muß man *Würzburg* doch zugute halten, daß er die von ihm als zweit- und drittrangig erachteten Einflüsse immerhin einer Erwähnung für würdig befand und sie nicht einfach überging, auch wenn er sie in seinem Faktorenschema deutlich unterordnete: „Die Unterschiede der Säuglingssterblichkeit aber, welche man auf die Art der Beschäftigung der Eltern (Fabrik-, Landbevölkerung), auf ihre Konfession, auf die Kultur- und Bildungsstufe, auf die Vermögensverhältnisse, auf den Wohnort (Gebirgs- und Flachland-, Stadt- und Landbevölkerung), auf die Wohnungsdichtigkeit usw., ja selbst die Unterschiede, welche man auf die eheliche oder außereheliche Abkunft der Säuglinge hat beziehen wollen, lassen sich im wesentlichen wohl stets durch die Berücksichtigung der vorerwähnten drei Faktoren erklären" (*Würzburg*, 1888, S. 106).

Selbstverständlich sind die Argumente *Würzburgs* auch heute noch nicht einfach von der Hand zu weisen, und sie lassen sich selbst in unseren Tagen etwa im Kreise von Anthropo-Geographen, Ernährungsphysiologen oder Medizinern noch stets mit Gewinn diskutieren. Vor allem aber scheint mir sein methodischer Ansatz, nämlich eine flächendeckende makroregionale Kartographierung, fruchtbar und weiterführend. Eine sich dabei dermaßen deutlich abzeichnende Struktur kann nicht zufällig sein. Die heute fast ausschließlich mikroanalytisch vorgehende historische Demographie sollte sich ihrer wieder erinnern und die größerräumigen Zusammenhänge vermehrt in ihre Überlegungen und Untersuchungen miteinbeziehen.

Auch wenn wir den methodischen Ansatz von *Würzburg* somit nach hundert Jahren wieder aufgreifen, heißt das noch lange nicht, daß wir bei den von ihm aufgezeigten Zusammenhängen stehen blieben. Durch Abhandlungen neueren Datums sind wir längst etwa für die Frage sensibilisiert worden, in wieweit nicht scheinbar ausschließlich anthropologisch-biologische Elemente wie Fruchtbarkeit, aber eben auch Sterblichkeit selbst in historischer Zeit schon zwischen dem Biologischen und dem Mentalen angesiedelt gewesen waren [*Ariès* (1)]. Während *Würzburg* die Zusammenhänge noch hauptsächlich im erstgenannten Bereich suchte, ist der Forscher heute bemüht, auch noch nach anderen Unterschieden zu fahnden, die ebenso sehr zu einer differentiellen Säuglingssterblichkeit geführt haben könnten wie geographisch-physische Gegebenheiten. Zu denken ist hierbei vor allem an regional, konfessionell, sozial unterschiedliche Einstellungen von Bevölkerungen zur Fruchtbarkeit, zur Geschlechtlichkeit, zu Gesundheit und Krankheit, zum Sterben und Tod. Stellt man sich bei Berücksichtigung der Verfestung der Konfessionen in Deutschland nach der Festigung der diesbezüglichen Grenzen im Dreißigjährigen Krieg die Frage nach den möglichen Zusammenhängen, welche für die sich hierbei abzeichnenden Übereinstimmungen zwischen einer niedrigeren Säuglingssterblichkeit in lutherisch-calvinistisch-reformierten Gebieten Nord- und Ostdeutschlands und einer höheren in vorwiegend katholischen Regionen Süddeutschlands (stark schematisiert) verantwortlich gewesen sein könnten, so braucht man nicht viel Phantasie, um sich vorzustellen, daß je nach Konfessionszugehörigkeit der Eltern regional unterschiedliche, vorwiegend religiös geprägte Einstellungen gegenüber Leben, Sterben und Tod dominierten. Wo die (Mit-)Verantwortung für die Nachkommenschaft, in unserem Zusammenhang konkret für das Überleben von einmal gezeugten und geborenen Kindern zu einem frühen Zeitpunkt, das heißt schon im 16. und 17. Jahrhundert auf die Eltern übergegangen war (wie besonders ausgeprägt im Calvinismus), *konnte* diese grundlegend andere Einstellung, diese *mitverantwortliche* Haltung zu einer deutlichen Abnahme der Säuglingssterblichkeit geführt haben. Wo man sich in katholischen Bevölkerungen dagegen nach wie vor an das Motto hielt: „Der Herr hat es (das Leben des Neugeborenen) gegeben; der Herr hat es genommen; der Name des Herrn sei gepriesen!", oder auch, wo man mehr von der Fürbitte früh verstorbener und dadurch um so gewisser in den Himmel eingegangener Säuglinge hielt als von deren Existenz auf Erden, mochte deren Sterblichkeit gleichzeitig noch wesentlich höher liegen.

In eine ähnliche Richtung weisen die regional unterschiedlichen Bevölkerungsverluste während des Dreißigjährigen Krieges in Deutschland. Auch hier tritt ein deutliches Gefälle von Ost nach West und von Süd nach Nord zutage. Ist es nun nicht auffällig, daß große Gebiete mit einer hohen und sehr hohen Säuglingssterblichkeit noch im Deutschen Kaiserreich (vgl. nochmals Abb. 10, bezogen auf die Jahre 1875—1877) mit Regionen zusammenfallen, die während jenes längsten Krieges in der neueren deutschen Geschichte hohe und höchste Kriegsverluste hinzunehmen hatten, und die — wie vor allem der süddeutsche Raum — auch anschließend immer wieder von Kriegen heimgesucht wurden: den Krieg Ludwigs XIV. gegen die Pfalz (1688—1697), den Spanischen Erbfolgekrieg (1701—1714), den Siebenjährigen Krieg (1756—1763), die Koalitions-, Napoleonischen und Freiheitskriege (1792—1814)? Man könnte sich zumindest vorstellen, daß diese ständigen kriegerischen Ereignisse mit ihren Bevölkerungseinbußen im Gefolge, mit ihren Kontributionen an Hab und Gut und Mannschaft, ihrer Vertreibung des Viehs, vor allem der Zugtiere, ihrem Abbrennen ganzer Dörfer und ihrer Vernichtung der Ernährungsgrundlage durch Verwüstung der Felder die heimgesuchten Populationen traumatisch geprägt und sich wegen der Auffrischung des Traumas in kurzen Abständen, von Generation zu Generation, tief und nachhaltig in das kollektive Gedächtnis eingegraben und die Mentalität grundlegend geformt haben. Die Folgerung scheint nicht abwegig, daß sich hier im süddeutschen Raum eine ganz andere Einstellung zu allem Irdischen, zu Besitztum, Armut, Reichtum, aber auch zu Leib und Leben und deren Verlust, nämlich eine größere Indifferenz, ja eine Gleichgültigkeit gegenüber all diesen gebrechlichen und faktisch immer und immer wieder brutal zerbrochenen Dingen herausgebildet hat, als dies zum Beispiel in der Gegend von Hesel der Fall war, wo während des gesamten Dreißigjährigen Kriegs kein einziger Soldat je seinen Fuß hingesetzt hat, und wo sich auch anschließend kriegerische Ereignisse nicht ständig wiederholten und die irdische Existenz so sicht- und spürbar permanent bedrohten.

Selbst wenn ich mich hier von neueren Arbeiten französischer Provenienz habe inspirieren lassen, insbesondere von Paul Bois (4) über die „Paysans de l'Ouest" (1960), von *Emmanuel Le Roy Ladurie* (13) über „Evénement et longue durée dans l'histoire sociale" (1973) und von *Alain Croix* (5) über „La vie — la mort — la foi" in der Bretagne des 16. und 17. Jahrhunderts (1981), so ist diese mentalitätshistorische Betrachtungsweise an sich nicht neu. Bereits *Friedrich Prinzing* (19—21), der um die Jahrhundertwende eine ganze Reihe von tiefschürfenden Arbeiten zur differentiellen Mortalität in Deutschland geschrieben hat, führte die damalige höhere Säuglingssterblichkeit im süddeutschen Raum auf eine höhere, durch die ständigen Kriegswirren provozierte Indifferenz der dortigen Bevölkerung den Kleinkindern gegenüber zurück. Als besonders eindrückliches Indiz erwähnte der ortsansässige Ulmer die schlampige Ernährung sowie die weite Verbreitung des kurzen beziehungsweise Nichtstillens: „Es ist nicht unwahrscheinlich, daß gerade in dieser Zeit (der stets wiederkehrenden Kriege) die schrecklichen Mißbräuche in der Kinderernährung sich eingebürgert haben und infolge von Unwissenheit und Gleichgültigkeit später bestehen blieben" (*Prinzing*, 1899, S. 598).

Seit den Zeiten *Würzburgs* und *Prinzings* hat uns jedoch die nach dem Zweiten Weltkrieg rasch expandierende historische Demographie eine Reihe von feineren Meßinstrumenten an die Hand gegeben: bevölkerungsgeschichtliche Mikroskope, wie sie die Historikerdemographen selbst gerne nennen. Wir sind somit nicht länger auf eine ausschließlich makroregionale Betrachtungsweise auf der Basis von aggregativem Datenmaterial statistischer Ämter angewiesen, sondern können zeitlich weiter ausholen und bis auf Kirchengemeinde- und vor allem auf Familien- und Individualebene vorstoßen, wobei sich eine anschließende, oben als erwünscht bezeichnete Kombination der Ergebnisse von Mikro- und Makrostudien eigentlich von selbst versteht.

Aus Abb. 10 ging bereits hervor, daß und in welcher Weise wir in Gebieten mit ganz unterschiedlich hoher Säuglingssterblichkeit eine Reihe von Kirchengemeinden ausgewählt haben, deren Pfarregister nach historisch-demographischen Standardmethoden und -fragen mikroanalytisch bearbeitet wurden. Ich konzentriere mich im folgenden aus Platzgründen (und weil am eindruckvollsten) auf die beiden Extreme Hesel und Gabelbach. Während die Mortalität in der ostfriesischen Gemeinde mit nur 13,0% für die Zeit 1780—1899 als außerordentlich niedrig bezeichnet werden kann, betrug sie im schwäbischen Dorf mit 33,9% gleichzeitig beinahe das Dreifache und lag weit über dem Durchschnitt. Man stelle sich vor: Jahre-, jahrzehntelang trugen die Gabelbacher im Vergleich zur Bevölkerung von Hesel das Doppelte und Dreifache an Nachkommen zu Grabe, und das zu einer Zeit, in der sich Sterben und Tod noch vor aller Augen abspielten. Der Unterschied ist ebenso imponierend, wie er nachdenklich stimmt. Bei der sich hierüber entzündenden Frage nach dem „Warum?" können wir uns auf eine Reihe von Argumenten und „harten Fakten" stützen, so wie sie in den Abb. 11—14 zum Ausdruck kommen.

Am erstaunlichsten scheint mir in *Abb. 11*, daß trotz aller demographischer Ungleichheiten zwischen den beiden Gemeinden die „Reproduktionsleistung", gemessen in Anzahl Kindern pro Familie am ersten Geburtstag, praktisch identisch war, nämlich 4,51 in Gabelbach und 4,61 in Hesel. Um dieses Ziel zu erreichen, mußten die Frauen im schwäbischen Dorf jedoch wegen der hohen Säuglingssterblichkeit durchschnittlich 6,83 Kinder zur Welt bringen; in Ostfriesland genügten 5,30.

Dem plakativen Titel einer Studie von *Helmut Muhsam* (16) folgend, möchte ich das in Gabelbach sich insgesamt abzeichnende demographische Muster als ein „system of wastage" charakterisieren, während es in Hesel einem „system of

Abb. 10: Regional unterschiedliche Säuglingssterblichkeit in Deutschland 1875—1877 und in den für eine Mikrostudie ausgewählten Orten Hesel, Leezen, Zachow, Altdorf, Philippsburg, Schwalm und Gabelbach 1780—1899

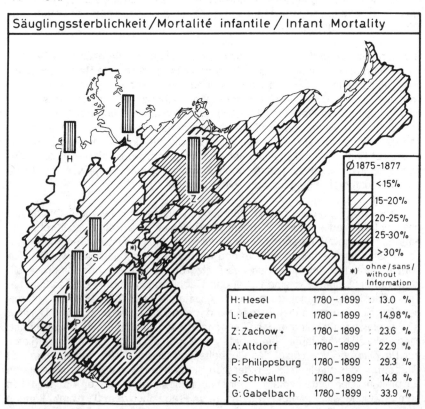

Quellen: Würzburg 1887, Karte 4 zwischen den Seiten 222 und 223, sowie Ergebnisse laufender eigener Forschungen in Berlin

conservation of human life" entsprach. Allerdings wollte *Muhsam* mit seiner Formulierung „*From* wastage *to* conservation of human life" gerade auf den Wandel hinweisen, der sich im Verlaufe der demographischen Transition abspielte. In bezug auf Abb. 11 möchte ich dagegen unterstreichen, daß wir es hier mit zwei grundlegend unterschiedlichen Systemen zu tun haben, die in Deutschland gleichzeitig nebeneinander existieren. („Wastage" in unseren Augen wohlverstanden, nicht in denjenigen der damaligen Gabelbacher.)

In beiden Gemeinden lag das durchschnittliche Heiratsalter als Folge der oben skizzierten ökonomischen Schwierigkeiten hinsichtlich der Schaffung einer eigenen tragfähigen Subsistenzbasis relativ hoch. Die Frauen in Hesel gingen ihre erste Ehe mit 26,1, in Gabelbach sogar mit 28,3 Jahren ein (die Männer mit 28,9 und 30,7 Jahren, vgl. die Teilgraphiken ganz oben). Man könnte nun vielleicht meinen, daß der psychosoziale, der verwandschaftlich-familiale oder auch der partnerschaftliche Druck für viele dieser nicht mehr ganz jungen Frauen groß war, in der ihnen noch verbleibenden fruchtbaren Lebensphase in möglichst kurzen Abständen Kinder auf die Welt zu bringen, um ihr „Soll" zu erfüllen (Man beachte, ebenfalls ganz oben, daß die letzte Geburt in Gabelbach bereits mit 39,9, in Hesel schon mit 39,0 Jahren erfolgte, die fruchtbare Periode damals also relativ früh zu Ende ging. Es sind hierbei nur Ehen berücksichtigt, in denen beide Partner zumindest das 45. Lebensjahr der Frau erreichten und deren Fruchtbarkeit somit voll ausgeschöpft werden konnte. Die für die Reproduktion zur Verfügung stehende Zeit betrug in der Regel demzufolge nur rund ein Dutzend Jahre).

Betrachten wir in der Mitte von *Abb. 11* die Teilgraphiken für die intergenetischen Intervalle, so stellen wir jedoch fest, daß sie mit 20,5 Monaten in Gabelbach und 21,3 Monaten in Hesel nur dann in beiden Gemeinden kurz waren, wenn das vorangegangene Kind im Verlaufe seines ersten Jahrs verstarb. Überlebte es, so blieben sie in Gabelbach mit 22,9 Monaten kurz, während sie sich in Hesel auf beträchtliche 34,1 Monate ausdehnten. Da in der ostfriesischen Gemeinde bedeutend mehr Kinder (87,0%) ihr erstes Jahr überlebten als in Schwaben (66,1%), zeichnen sich als Folge in Hesel insgesamt wesentlich niedrigere Fruchtbarkeitsraten ab als in Gabelbach, und zwar in sämtlichen Altersgruppen der Mütter (vgl. die anschließende Teilgraphik in Abb. 11. — Die Ziffern geben die durchschnittliche jährliche Geburtenzahl umgerechnet auf 1 000 in der betreffenden Altersgruppe verheiratete Frauen an. Die generell höhere Fruchtbarkeit in Gabelbach trifft übrigens auf wiederheiratende Frauen genauso zu wie auf Erstheiratende.)

Obwohl über die biologischen Auswirkungen von unterschiedlichen Stillgewohnheiten auf Fruchtbarkeit, Säuglingssterblichkeit und Geburtenabstände, bzw. umgekehrt, noch immer viel diskutiert und geschrieben wird, sei es nun in bezug auf die heutigen Entwicklungsländer oder sei es, was für uns hier relevanter ist, im Hinblick auf historische Populationen [Leridon, Menken (12)], so scheint doch festzustehen, daß die Säuglingssterblichkeit um so höher lag (und liegt), die intergenetischen Intervalle um so kürzer ausfielen (und ausfallen) und

Gabelbach 1780-1899   Hesel 1780-1899

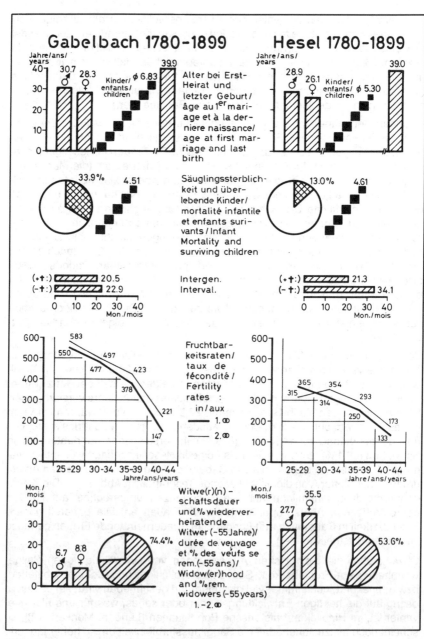

Quelle: Ergebnisse laufender eigener Forschungen in Berlin

die Fruchtbarkeit um so höhere Werte erreichte (und noch erreicht), je weniger Säuglinge gestillt wurden (und werden) und je kürzer die Stillzeiten waren (und sind). — Mein Interesse gilt in diesem Zusammenhang der Frage, weshalb in Gabelbach weniger Säuglinge weniger lang gestillt wurden, und weshalb in Hesel sehr viel mehr während eines sehr viel längeren Zeitraums. — Da ich keine direkten Zeugnisse für die Stillgewohnheiten der Mütter in den beiden Gemeinden habe — wohl aber für deren regionales Umfeld [Bluhm (3)]sowie eine Reihe von Medizinischen Topographien, greife ich zur Belegung auf die indirekte und bereits in den Abb. 2—4 angewandte Methode der Häufigkeitsverteilung von Säuglingssterbefällen nach den Monaten des Jahres und dem Alter zurück. Aus *Abb. 12* geht hervor, daß in Hesel die exogene Säuglingsmortalität (Lebensmonate 2—12) mit 42,3% deutlicher niedriger war als in Gabelbach mit 56,0%. Ebenso eindeutig ist, daß in der ostfriesischen Gemeinde während des Sommerhalbjahres (Mai bis Oktober) mit 39,7% weniger Säuglinge verstarben als in Schwaben mit 55,1%.

Bei der Frage nach den Ursachen der unterschiedlichen Stillgewohnheiten können wir davon ausgehen, daß unsere Vorfahren, und insbesondere die betroffenen Mütter, Eltern, Ammen auch schon vor 200 Jahren und erst recht im 19. Jahrhundert im hintersten und letzten Dorf Bescheid wußten über die hier zur Diskussion stehenden Auswirkungen von Stillen und Nichtstillen. 1761 lesen wir im Opus Magnum des Königlich-Preußischen Oberkonsistorialrats *Johann Peter Süssmilch* (1707—1767), dem eigentlichen Begründer der Bevölkerungswissenschaft in Deutschland: „Einen Beweiß von der Furcht vor der Gefahr bey der Geburt giebt das unter den Landleuten sehr gewöhnliche lange Säugen der Kinder. In der That halte ich es zur Stärke des Körpers sehr zuträglich, wenn Kinder nicht nur ein Jahr, sondern noch drüber des besten Nahrungsmittels, der Muttermilch, genießen können. Allein es muß auch hier die Mittelstraße beobachtet werden und es ist meiner Einsicht nach genug, wenn Kinder so weit gekommen, daß sie stärkere und härtere Nahrungsmittel ohne Gefahr der Gesundheit vertragen können. Wozu also die Milch der Mutter, wenn Kinder schon alle andre Speisen genießen? Unterdessen giebt es doch viele auf dem

---

Abb. 11: Die beiden Extreme: Gabelbach in Schwaben und Hesel in Ostfriesland 1780—1899. — „A system of wastage" und „A system of conservation of human life", illustriert am unterschiedlichen Fruchtbarkeits- sowie Wiederverheiratungsverhalten und an der unterschiedlichen Säuglingssterblichkeit. — Teilgraphiken von oben nach unten: Alter bei der Erstheirat und bei der letzten Geburt sowie durchschnittliche Anzahl Kinder in gegenseitigen vollständigen Erstehen; Säuglingssterblichkeit und Anzahl überlebender Kinder am ersten Geburtstag; durchschnittliche Geburtenabstände in Monaten bei Ableben beziehungsweise bei Überleben des vorangegangenen Geschwisters bis zum ersten Geburtstag; Fruchtbarkeitsraten von erst- und wiederheiratenden Frauen in Anzahl Geburten je 1 000 in der betreffenden Altersgruppe erst- beziehungsweise wiederheiratender Frauen; durchschnittliche Witwer- und Witwenschaftsdauern in Monaten zwischen Erst- und Zweitheirat sowie prozentualer Anteil der sich wiederverehelichenden Witwer in einem Alter bis zu 55 Jahren

Abb. 12: Unterschiedliche Säuglingssterblichkeit in Gabelbach und Hessel 1780—1899 nach den Monaten des Jahres sowie nach endogenen (Sterbefälle im ersten Lebensmonat) und exogenen Ursachen (Lebensmonate 2-12), in Verbindung mit der unterschiedlichen Verteilung der Geburten auf die Monate des Jahres

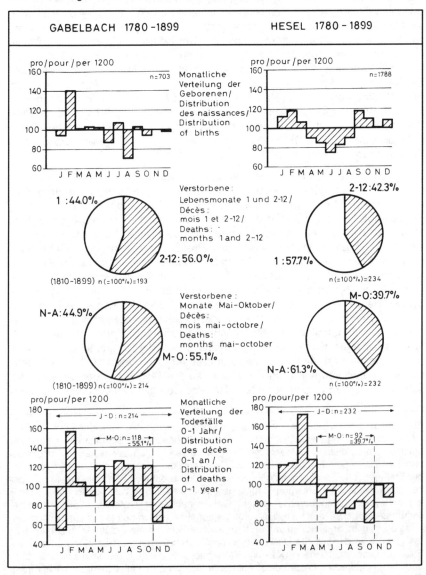

Quelle: Ergebnisse laufender eigener Forschungen in Berlin

Lande, die es 2 ja 3 Jahre fortsetzen. Es haben mir Prediger vom Lande versichert, daß es bloß aus Furcht vor neuer Gefahr und vor vielen Kindern geschehe. Da nun die Erfahrung lehret, daß die Frauens nur selten, während der Säugung, wieder schwanger werden, so läßt sich solches wol begreifen, zugleich aber siehet man, daß das lange Säugen den Ursachen beyzuzehlen sey durch welche die eheliche Fruchtbarkeit vermindert wird" [*Süssmilch* (23), S. 194].

Analoge Hinweise auf ein solches „exzessives Säugen" von zwei bis drei Jahren Dauer zwecks Verlängerung der Laktationsamenorrhöe und dadurch Erlangen eines relativen Schutzes vor einer neuen Schwangerschaft häufen sich, als in der zweiten Hälfte des 18. und vor allem in der ersten des 19. Jahrhunderts mehr und mehr Ärzte sich dieser Problematik in ihren „Medizinischen Topographien" annahmen (besonders ausgeprägt: *Dann* (6) für die Region Danzig 1835; *Horn* (8) für die Region Erfurt 1843). Zwei Punkte werden dabei immer wieder hervorgehoben. Zum einen sei das Stillen der Gesundheit und damit dem Überleben der Säuglinge förderlich (Muttermilch als „bestes Nahrungsmittel"). Zum andern aber, und dieser zweite Aspekt wird meist stärker herausgestrichen, handelte es sich bei langem Stillen damals offensichtlich um einen wesentlichen, bewußt eingesetzten Bestandteil der von jenen Müttern entwickelten Überlebensstrategie. Sie stillten ihre Kinder nicht in erster Linie deswegen übermäßig lange, damit viele Säuglinge am Leben blieben, sondern zum Schutze ihres eigenen Lebens, aus „Furcht vor der Gefahr bey der Geburt" in einem neuen Kindbett.

Betrachten wir vor diesem Hintergrund die *Abb. 13*, so stellen wir fest, daß die Kindbettsterbefälle („Müttersterblichkeit" gemäß der heutigen WHO-Definition: 0—41 Tage nach der letzten Geburt) nur dann in beiden Dörfern 1780—1899 praktisch identisch waren, wenn wir sie je 10 000 Geburten rechnen, nämlich 152 in Hesel und 158 in Gabelbach, daß sich jedoch ein markanter Unterschied abzeichnet, sobald wir sie je 10 000 Mütter angeben: 794 im ostfriesischen gegenüber 1 068 im schwäbischen Dorf. Angesichts der damaligen unvorteilhaften medizinisch-hygienischen Verhältnisse auf dem Lande — in Ostfriesland genauso wie in Schwaben — war dieses günstigere Resultat in Hesel eben nur dadurch zu erzielen, daß die verheirateten Frauen dort, wie aufgezeigt, weniger Kinder zur Welt brachten und dadurch weniger der Gefahr ausgesetzt waren, im Kindbett zu sterben.

Das „system of conservation of human life" bezog sich in Hesel also keineswegs nur auf die Erhaltung des Lebens von Säuglingen, sondern ebenso auf die Erhaltung des Lebens von Erwachsenen, des Lebens von Müttern. Genauso betrifft das „system of wastage" in Gabelbach eine „Verschwendung" von Säuglings- wie von Erwachsenenleben. Die beiden „Systeme" scheinen mir kohärenter Ausdruck grundsätzlich unterschiedlicher Einstellungen der beiden Populationen gegenüber dem Leben überhaupt, dem Weiterleben wie dem Ableben zu sein: der Eltern gegenüber Leben und Tod ihrer Nachkommen, der verheirateten Männer und Frauen gegenüber Leben und Tod ihrer Gattinnen und Gatten und der Mütter schließlich gegenüber sich selbst.

Abb. 13: Unterschiedliche Säuglings- und Müttersterblichkeit in Gabelbach und Hesel nach dem Alter der Mütter bei den Geburten

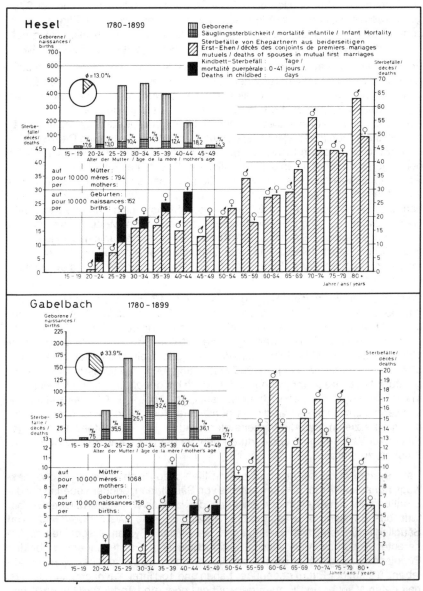

Quelle: Zeitschrift für Bevölkerungswissenschaft — Demographie, 1979, 5, 487—510, sowie Ergebnisse laufender eigener Forschung in Berlin

Ist es in diesem Zusammenhang nicht auffällig, wenn sich in Abb. 11 ganz unten für die beiden Dörfer völlig verschiedene Wiederverheiratungsmuster abzeichnen? Nicht nur übersteigt die Wiederverehelichungsquote der (bis 55 Jahre alten) Witwer in Gabelbach mit 74,4% diejenige in Hesel mit 53,6% bei weitem, sondern man zögerte im schwäbischen Dorf vor allem auch wesentlich weniger lang, ein zweites Mal vor den Traualtar zu treten. Die Gabelbacher Witwer taten dies im Durchschnitt schon 6,7 Monate nach dem Tod ihrer ersten Frau; die Witwen warteten nicht einmal neun Monate ab (8,8). In Hesel betrugen Witwer- wie Witwenschaftsdauern in der Regel zwei bis drei Jahre (27,7 und 35,5 Monate).

— Können wir diese unterschiedlichen Wiederverheiratungsmuster nicht auch als Ausdruck von unterschiedlichen Haltungen (der überlebenden Partner) gegenüber Leben und Tod (ihrer verstorbenen Lebensgefährten) interpretieren? Wessen *Leben* eine größere Wertschätzung erfahren hatte, dessen *Tod* und *Andenken* dürften es womöglich ebenso.

Wir brauchen uns jedoch nicht mit derlei Interpretationsversuchen mentalitätshistorischer Art auf der Basis quantitativer Analysen zu begnügen, sondern unsere Vermutungen werden durch sehr handfeste Aussagen qualitativer Art aus zeitgenössischen Quellen bestätigt, hierbei insbesondere wieder durch ausführliche Berichte genau beobachtender Ärzte in ihren Medizinischen Topographien. Sie schildern oft auf Dutzenden von Seiten die Wohnungs-, Arbeits- und Ernährungsbedingungen der Bevölkerungen unter ihrer Observanz, beschreiben die endemischen und epidemischen Krankheiten sowie die medizinisch-medikamentöse Betreuung durch Vertreter der autorisierten wie der nichtautorisierten Medizin im Detail und bringen (wohlgemerkt von ihrer „aufgeklärten" Warte aus, was uns zu einer vorsichtigen Lektüre mahnt) die unterschiedlichen Einstellungen verschiedener Einwohnerschichten gegenüber Leben, Gesundheitseinbußen und Tod offen zur Sprache.

Als Beispiel für eine Bevölkerung, deren demographisches Verhalten einem „system of wastage" entsprach — und somit komplementär zu den oben aus *Süssmilch* und anderen Autoren angeführten Belegen für ein „system of conservation of human life" —, zitiere ich aus einer Topographie über die württembergische Region Sigmaringen von 1822 (15). Dort erreichte die Säuglingssterblichkeit damals Raten bis zu fünfzig (!) Prozent: „Die schwangeren Frauen führen bis zur letzten Minute vor der Geburt die schwersten Arbeiten aus, und fast unmittelbar danach nehmen sie diese wieder auf. Der Beischlaf erfolgt bis zum Ende der Schwangerschaft und gleich anschließend erneut. Die Gleichgültigkeit der Mütter für die Ernährung ihrer Kinder ist groß, insbesondere was das Stillen betrifft. Sie verkaufen die beste Kuhmilch, während sie sich und ihre Kinder mit einer elenden Wassersuppe ernähren. Die Vernachlässigung der Neugeborenen ist von einer Art, daß sie jedes philanthropische Auge beleidigt. Die Mütter lassen ihre Kinder schon in den ersten Tagen nach der Geburt zu Hause liegen und schreien, während sie den größten Teil des Tages der Feldarbeit nachgehen. Die Resistenz der Bevölkerung gegen medizinische Maßnahmen, vor allem gegen die Pockenschutzimpfung, ist groß. Ein Arzt wird kaum je zu einem kranken Kind gerufen" (*Mezler*, 1822, die Seiten 154—161 resümierend). „Gleich-gültigkeit gegenüber dem Leben" ist ein Tenor, der uns als tief verwurzelte Grundhaltung in zahlreichen weiteren Topographien aus dem süddeutschen Raum jener Zeit entgegenschlägt. „Schwangere Frauen werden nicht geschont. Sie arbeiten bis kurz vor der Niederkunft sehr hart und nehmen gleich danach die Arbeiten wieder auf. Das Stillen wird vernachlässigt. Kinder bekommen aus verdrecktem Geschirr zu essen. Die Reinlichkeit ist mangelhaft. Die Kleinen müssen in schmutzigen Wohnungen heranwachsen. Der Familienzuwachs ist den Eltern gleichgültig" [zusammengestellt aus: *P. J. Horsch* (9) für die Region Würzburg 1805, *J. Schneider* (22) für die Region Ettlingen 1818, *F. Pauli* (17) für die Region Landau 1831, *A. Martin* (14) für das Landgericht Au bei München 1837].

Liegt dieser Geringachtung menschlichen Lebens und Sterbens nun wirklich, wie oben als eine unter mehreren Interpretationsmöglichkeiten angeführt, die häufige Heimsuchung in diesem Teil Mitteleuropas durch kriegerische Ereignis-se und die entsprechende, Generation um Generation sich wiederholende Be-drohung von Leib und Leben zugrunde? Oder handelt es sich, wie als andere Möglichkeit ebenfalls schon in die Diskussion eingebracht, nicht eher (im Zu-sammenhang damit?) um den Ausdruck einer besonders ausgeprägten (katholi-schen) Volksfrömmigkeit? Wie es sich damit auch immer verhalten mag — eine ausführliche Ursachen-Gewichtung kann hier nicht erbracht werden —, so wür-de ich doch eindringlich davor warnen, Passagen aus medizinischen Topogra-phien über die Vernachlässigung von Säuglingen als Ausdruck mangelnder mütterlicher oder väterlicher Liebe zu interpretieren, selbst dann nicht, wenn sie uns heute — wie die folgende — noch so schockieren mögen: „Viele Eltern ma-chen sich nichts aus den Krankheiten und dem Tod ihrer Kinder. Im Gegenteil, sie wünschen ihnen diesen sogar oft" (*Mezler*, 1822, S. 157—158).

Ich möchte diesem letzten Punkt noch etwas weiter nachgehen, da uns eine günstige Quellenlage erlaubt, ihn aus quantitativer wie qualitativer Sicht näher zu beleuchten. Die abschließende *Abb. 14* zeigt die geburtsrangspezifische Säuglingssterblichkeit für fünf Mikroregionen, worunter wiederum Gabelbach und Hesel vertreten sind. Dabei wird deutlich, daß in vier von fünf Gemeinden die Schwelle zwischen einer relativ moderaten und einer exzessiven Säuglings-sterblichkeit zwischen den Geburtsrängen 7 und 8 lag und somit wohl in Zusam-menhang mit dem dann verhältnismäßig fortgeschrittenen Alter der Mütter ge-bracht werden dürfte. Die signifikante Ausnahme bildet Gabelbach, besonders dann, wenn wir die unterschiedliche Anzahl Geburten pro Mutter mitberücksich-tigen und Gabelbach (durchschnittlich 6,83 Geburten pro fruchtbare Frau) mit dem am nächsten liegenden Altdorf vergleichen (durchschnittlich 6,77 Gebur-ten). Im schwäbischen Dorf erfolgte der Sprung in Richtung auf eine weit über dem eigenen Durchschnitt (33,9%) liegende Mortalität bereits nach der vierten Geburt (von 29,4% auf 41,6%). Dies dürfte nun meines Erachtens auf ganz an-dere als auf hauptsächlich biologische Ursachen zurückzuführen sein. Gabel-bach lag in einer katholischen Gegend, in der man das sogenannte „Himmeln" kannte. 1801 beschrieb der zeitgenössische bayerische Autor *Joseph Hazzi* diese „Sitte" wie folgt: „Der Bauer freuet sich, wenn sein Weib ihm das erste Pfand der Liebe bringt, er freut sich auch noch beim zweiten und dritten, aber nicht auch so beim vierten. Da treten schon Sorgen an die Stelle der Freude. Er bedauert es, ein Vater vieler Kinder zu seyn, er hat für so viele keine gute Aussicht mehr, sein Vermögen ist zu klein. Er sieht alle nachkommenden Kinder für feindliche Geschöpfe an, die ihm und seiner vorhandenen Familie das Brot vor dem Munde wegnehmen. Sogar das zärtlichste Mutterherz wird schon für das fünfte Kind gleichgültig, und dem sechsten wünscht sie schon laut den Tod, daß das Kind (wie man sich hier ausdrückt) himmeln sollte. ... Mancher Beichtvater, der einige tausend Beichten den Landleuten abgenommen, und anbei ein fleißiger Beobachter ist, könnte der Regierung ziemlich zuverlässig anzeigen, wie viel hundert eheliche Kinder in einem gewissen Bezirke weniger geboren und wie viel geborne frühzeitig verwahrloset werden, daß sie um 50 oder 60 Jahre zu früh himmeln müssen" [*Hazzi*, nach *Phayer* (18), S. 97].

Noch ein halbes Jahrhundert später liegen uns für den schwäbisch-bayerischen Lechrain um Augsburg (Gabelbach befindet sich 25 km westlich dieser Stadt) ganz ähnliche Zeugnisse vor, in denen die Schwelle für das Himmeln ebenfalls

Abb. 14: Unterschiedliche Säuglingssterblichkeit nach dem Geburtsrang, vor allem unterschiedliche Zunahme der Sterblichkeit bei höheren Geburtsrängen in Philippsburg, Altdorf, Gabelbach, Hesel und Zachow 1780—1899 (zu berücksichtigen ist allerdings die unterschiedliche durchschnittliche Anzahl der Geborenen pro Mutter).

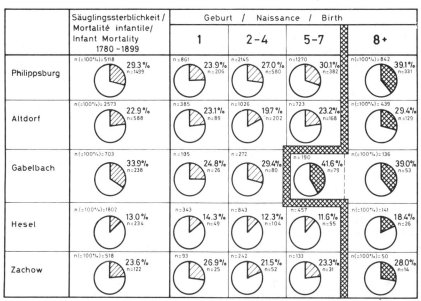

Quelle: Ergebnisse laufender eigener Forschungen in Berlin

127

zwischen dem vierten und den folgenden Kindern angesetzt wird: „Im Durchschnitt werden viele Kinder erzeugt. Das erste und zweite Kind, besonders wenn ein Knabe darunter, sehen die Eltern gerne, alle aber, welche nach diesen kommen, werden nicht mehr freudig bewillkommnet. Übrigens bleiben von diesen vielen Kindern wenige, man darf ihrer höchstens vier auf das Dutzend annehmen, die anderen himmeln meist schon sehr früh. Bei kleinen Kindern, die sterben, hat man selten großes Leid, ist ein schöner Engel im Himmel, wir haben noch genug an den übrigen. ... So sterben denn ihrer gar viele jungerheit dahin!" [*Leoprechting* (11), S. 235, 238].

Was für uns heute wie eine nachgeburtliche Familienplanung aussieht und als schlecht verhüllter Infantizid in Form einer bewußten Vernachlässigung von Säuglingen ab einem bestimmten Geburtsrang zum ausgesprochenen Zweck eines frühzeitigen Ablebens erscheint, nahm sich in den Augen der damals an einem solchen „Himmeln" beteiligten Eltern wesentlich anders aus und dürfte, jedenfalls nach deren eigenen Auffassung, wenig mit einer pönalisierbaren Handlung durch Staat oder Kirche zu tun gehabt haben. „Dieß [das Himmeln] liegt weder in einer Rohheit noch in der mindern Liebe der Eltern gegen ihre Kinder" (*Leoprechting*, S. 238). Den himmelnden Kindern blieb — in den Augen ihrer Eltern — nicht nur ein oft elendes Leben hienieden erspart, sondern mit ihrem Eingehen vom irdischen Jammertal in himmliche Gefilde konnte um so sicherer gerechnet werden, je früher sie als unschuldige Wesen verstarben und „himmelten".

Was einzig unabdingbar war, und wofür die Eltern unter allen Umständen Sorge zu tragen hatten, war die *Taufe* zwischen Geburt und Tod. Nur und erst durch sie war die Aufnahme des Neugeborenen in die Christenheit und dadurch nach dem Tod unter die himmlichen Heerscharen gewährleistet. Man könnte das Szenario dieses stets peinlich eingehaltenen Fahrplans selbst nicht besser arrangieren, als wenn man ihn aus dem Tagesprogramm irgendeiner Familie übernähme, in der die Weggabe der Säuglinge kurz nach der Geburt zu Nährammen — und damit ihr dort häufig umgehend eintretender Tod — üblich war, so etwa in weiten Teilen Frankreichs schon im 16. und bis hinein in unser Jahrhundert. Von der Familie des *Johann de Gennes* aus der Bretagne zum Beispiel wissen wir, daß unter den fünf zur Fremdstillung weggegebenen Kindern vier am zweiten oder dritten Lebenstag verstarben. Die tödlichen Folgen waren den Zeitgenossen und vor allem den handelnden Eltern also durchaus bekannt. Wichtig war für sie, und ist für unsere Überlegungen, der zeitliche Ablauf: „Jean wurde am 28. Februar 1513 um sechs oder sieben Uhr morgens geboren. Um elf Uhr vormittags brachte man ihn zur Taufe. Gleich darauf übergab man ihn einer Nähramme" [*Croix* (5), S. 1085]. Es folgten einander also Schlag auf Schlag: Geburt — Taufe — Weggabe zur Nähramme — Tod.

Wer von uns will sich vor diesem Hintergrund nun anmaßen zu beurteilen, für welche ihrer Kinder die Eltern seinerzeit eigentlich besser sorgten: für die zuerst Geborenen, damit diese überlebten, oder für die späteren, damit sie möglichst bald und gewiß in den Himmel gelangten? Bei der einen wie der andern Handlungsweise scheinen elterlicher Egoismus und Altruismus eine wesentliche Rolle gespielt zu haben. Einerseits waren ihnen (einige) lebende Kinder wichtig im Hinblick auf die spätere Übernahme von Hof oder Handwerkerstelle, allenfalls als „Sicherheit" für das Alter (sollten sie solange leben), sowie nicht zuletzt als Objekte elterlicher Zuneigung und Liebe. Frühzeitig verstorbene und sich ganz gewiß im Himmel befindende Kinder andererseits konnten als mächtige Fürbitter bei Gott und den Heiligen wirken und ihre Dienste für die Irdischen leisten. Eine Redewendung, die wiederum für den damaligen bayerischen Raum belegt ist, sagt deutlich: „Drei verstobene Kinder haben im Himmel eine solche Macht, daß das Seelenheil auch von Vater und Mutter gesichert ist" [Baer (2), S. 48]. — Sehr anders dürfte sich dies alles dort verhalten haben, wo — wie besonders ausgeprägt und bereits erwähnt im Calvinismus — eine Mitverantwortung am Überleben der Kinder schon frühzeitig auf die Eltern übergegangen war.

Es fällt uns heute, angesichts einer völlig gewandelten Mentalität diesen Dingen gegenüber (Leben, Sterben, Gesundheitseinbußen, Säuglingstod, Volksfrömmigkeit) nicht leicht, die auf uns gekommenen oder unter Zuhilfenahme zeitraubender Methoden herausgearbeiteten Bruchstücke zu interpretieren und zu einem kohärenten und unseren Vorfahren gerecht werdenden Ganzen zusammenzufügen. Und doch muß gerade der Historiker immer wieder versuchen, das, was sie uns hinterlassen haben an qualitativen und quantitativen Quellen, wie auch an kaum hörbaren Tönen aus ihrer eigenen Zeit heraus zu begreifen, vor allem dort, wo es uns heute auf Anhieb oft völlig unverständlich, fremd oder gar abwegig erscheint. Bei vielem handelt es sich zudem um Elemente von langer Dauer, welche unterschwellig bis heute nachleben und es uns nunmehr so schwer machen (uns aber gleichzeitig auch davor warnen), die bis in unsere Zeit hinein bestehenden Unterschiede in der Säuglings- oder auch in der Müttersterblichkeit allzu monokausal und — unserem Zeitgeist folgend — allein medizinisch-biologisch „verstehen" und ausgleichen zu wollen.

Literatur

(1) *Ariès, P.*: Die Einstellung zum Tode. In ders.: Studien zur Geschichte des Todes im Abendland, S. 17—70. München: Hanser 1976.

(2) *Baer, F.*: Votivtafel-Geschichten. Rosenheim: Alfred Förg 1976.

(3) *Blum, A.*: Stillhäufigkeit und Stilldauer. In Grotjahn, A., Kaup, J. (Hrsg.): Handwörterbuch der Sozialen Hygiene, Band 2, S. 570—591. Leipzig: F. C. W. Vogel 1912.

(4) *Bois, P.*: Paysans de l'Ouest. Des structures économiques et sociales aux options politiques dans la Sarthe depuis l'époque révolutionnaire. Paris-Den Haag: Mouton 1960.

(5) *Croix, A.*: La Bretagne aux 16e et 17e siècles. La vie — la mort — la foi. Paris: Maloine 1981.

(6) *Dann, E. O.*: Topographie von Danzig, besonders in physischer und medicinischer Hinsicht. Berlin: Enslin 1835.

(7) *Elias, N.*: Über die Einsamkeit der Sterbenden in unseren Tagen. Werk u. Zeit **3** (1979) 4—16.

(8) *Horn, W.*: Zur Charakterisierung der Stadt Erfurt. Ein medicinisch-statistischer Beitrag. Erfurt 1843.

(9) *Horsch, P. J.*: Versuch einer Topographie der Stadt Würzburg in Beziehung auf den allgemeinen Gesundheitszustand und die dahinzielenden Anstalten. Rudolstadt: Hildebrandt 1805.

(10) *Krieg, G.*: Bewegung der Bevölkerung im Königreich Bayern im Jahresdurchschnitt der Periode 1879/88. Mit einleitenden Bemerkungen und Rückblicken auf die vier Jahrzehnte 1838/79. In: Königlich Statistisches Bureau (Hrsg.) : Beiträge zur Statistik des Königreichs Bayern, 1890. München: Lindauer 1890.

(11) *Leoprechting, K. Freiherr von*: Aus dem Lechrain. Zur deutschen Sitten- und Sagenkunde. München: Literarisch-artistische Anstalt 1855. (Reprint Hildesheim: Georg Olms 1978).

(12) *Leridon, H., Menken, J.* (Hrsg.): Natural Fertility. Patterns und Determinants of Natural Fertility. Proceedings of a Seminar on Natural Fertility. Liège: Ordina Editions 1979.

(13) *Le Roy Ladurie, E.*: Evénement et longue durée dans l'histoire sociale: l'éxemple chouan. In ders.: Le territoire de l'historien. Band 1, S. 169—186. Paris: Gallimard 1973.

(14) *Martin, A.*: Topographie und Statistik des königlich-bayrischen Landgerichts Au bei München mit Berücksichtigung der medizinischen Verhältnisse desselben. München: Franz 1837.

(15) *Mezler, F. X.*: Versuch einer medizinischen Topographie der Stadt Sigmaringen. Freiburg: Herder 1822.

(16) *Muhsam, H. V.*: The demographic transition: From wastage to conversation of human life. In: Population Science in the Service of Mankind — Conference on Science in the Service of Life, Vienna 1979, pp. 143—163. Liège: Ordina Editions 1979.

(17) *Pauli, F.*: Medicinische Statistik der Stadt und Bundesfestung Landau in Rheinbayern. Landau: Georges 1831.

(18) *Phayer, F. M.*: Religion und das Gewöhnliche Volk in Bayern in der Zeit von 1750—1850. München: Stadtarchiv 1970.

(19) *Prinzing, F.*: Die Entwicklung der Kindersterblichkeit in den europäischen Staaten. Jb. Nationalök. Statist. **72** (1899) 577—635.

(20) *Prinzing, F.*: Die Kindersterblichkeit in Stadt und Land. Jb. Nationalök. Statist. **75** (1900) 593—645.

(21) *Prinzing, F.*: Handbuch der medizinischen Statistik. 2., vollst. umgearb. Aufl. Jena: G. Fischer 1931.

(22) *Schneider, J.*: Versuch einer medizinisch-statistischen Topographie von Ettlingen und deren Umgebung. Karlsruhe: Marr 1818.

(23) *Süssmilch, J. P.*: Die göttliche Ordnung in den Veränderungen des menschlichen Geschlechts, aus der Geburt, dem Tode und der Fortpflanzung desselben erwiesen. Zwote u. ganz umgearb. Ausg. Berlin: Spener 1761.

(24) *Vovelle, M.*: Die Einstellungen zum Tode; Methodenprobleme, Ansätze unterschiedliche Interpretationen. In: Biologie des Menschen in der Geschichte. Beiträge zur Sozialgeschichte der Neuzeit aus Frankreich und Skandinavien, S. 174—197. Stuttgart: Frommann-Holzboog 1978.

(25) *Würzburg, A.*: Die Säuglingssterblichkeit im Deutschen Reiche während der Jahre 1875 bis 1877. Arbeiten aus dem Kaiserlichen Gesundheitsamte (Beihefte zu den Veröffentlichungen aus dem Kaiserlichen Gesundheitsamte) **2** (1887) 208—222, 343—446; **4** (1888) 28—108.

3.3 Rechtsmedizinische Aspekte des Opferentschädigungsgesetzes

G. Möllhoff

I. Prinzipielles zur „Opferentschädigung"

Wer Opfer einer Straftat wird, hat in aller Regel einen zivilrechtlichen Schadensersatzanspruch aus unerlaubter Handlung gegen den Täter — solche Forderungen können jedoch, wie die Alltagserfahrung belegt, nur in den seltensten Fällen realisiert werden, denn oft erfaßt die Polizei die Täter nicht, oder es mißlingt die Identifizierung, oder die Täter sind vermögenslos bzw. bereits mit Forderungen Dritter überzogen.

Der Verurteilung zu Schadensersatz und Schmerzensgeld wird daher oft zu einer deklamatorischen Handlung; häufig muß das Opfer sogar noch seine Prozeßkosten neben allen aus der Behandlung resultierenden Aufwänden selbst tragen. Eine Straftat kann das Opfer sogar in schwere wirtschaftliche Not bringen, vornehmlich dann, wenn Dauerschäden verbleiben.

In den letzten zwei Jahrzehnten haben sich Politiker und Wissenschaftler in vielen Ländern dieser Problematik zugewandt und Vorschläge für eine Absicherung von Verbrechensopfern mit dem Ziel vorgelegt, staatliche Subventionen zu erreichen. Einzelne Autoren haben dabei Traditionszusammenhänge dadurch herzustellen versucht, daß sie auf die Gesetzestafeln des Hammurabi (1793—1750 v. Chr.) verwiesen. Diese enthalten nun in der Tat Bestimmungen darüber, daß Opfer, die keine billige Entschädigung durch den Rechtsbrecher erlangen konnten, von der Gemeinde des Tatortes entschädigt werden sollten; starb der Überfallene, so war von der Gemeinde eine bestimmte Summe Geldes an die Hinterbliebenen zu entrichten. Anstöße zu diesen Regelungen gingen damals sicherlich davon aus, sowohl den Handel und das Reisen zu fördern als auch den Betroffenen beizustehen.

„Opferentschädigung" durch die Gesellschaft, den Staat oder den Souverän kennt weder das römische noch das germanische Recht; bis in die Neuzeit hinein werden Ansprüche neben den zivilrechtlichen Forderungen weder im öffentlichen Recht noch im Bewußtsein der Sozietät akzeptiert. Vom Mittelalter an sehen sich die Souveräne bei Gewalttaten gegen einzelne als „Verletzte"; der Täter wurde daher auch und besonders wegen eines Verstoßes gegen den „Königsfrieden" bestraft; auch Bußgelder gingen an den Fürsten im Sinne einer materiellen Sühne für den Rechtsbruch (33).

Die Thematik wurde 1880 von Bentham (England) aufgegriffen und 1895 in Italien von Garofalo in der „defense sociale" erneut in die Diskussion der Öffentlichkeit gebracht. Diese Impulse verpufften dann jedoch erstaunlicherweise wieder völlig, nachdem zuvor noch die Gefängniskongresse in Paris (1895) und

Brüssel (1896) diese Frage eingehend besprochen hatten. Erst 1957 greift Margary Frey (London) im „Observer" den Gedanken wieder auf; er findet in Europa und besonders in den USA lebhaften Widerhall, und das führt dazu, daß diese Problematik auf mehreren internationalen Kongressen behandelt wird.

Die theoretische Rechtfertigung einer Opferentschädigung läßt sich aus mehreren Überlegungen herleiten:

a) Vertragstheorie: Versagen des Staates bei Monopolisierung der Sicherheitsgewährleistung,
b) Moralische Verpflichtung aus Gründen der Fürsorge, wie auch der „Aufopferung".
c) Utilaristische Erwägungen: Vereitelung einer Anspruchsbefriedigung durch die Opfer, Schuld der Gesellschaft am Bestehen einer so gearteten Situation.

Die „Victimology"-Diskussion hat international bereits vor und besonders nach dem Kongreß in Jerusalem (1973) neue Anstöße erhalten, die von *M. Amir* (2), *I. Drapkin* und *E. Viano* (8,9) ausgingen; sie fanden in der Bundesrepublik lebhaften Widerhall [vgl. *H. Göppinger* (12), *G. Kaiser* (18), *H. J. Schneider* (33) u. a.].

Der Prozeß des „Opferwerdens", die Suche nach opferanfälligen Persönlichkeitsmerkmalen und Situationen, stand dabei im Mittelpunkt. Feldstudien, Analysen von Massenstatistiken und individuelle Befragungen Geschädigter brachten — retrospektiv gesehen — allerdings eine Fülle widersprüchlicher Ergebnisse. Offenbar hängt das Schicksal der Opfer im Laufe von Gewalttätigkeiten von vielen Zufälligkeiten ab. Interaktionistisches Handeln kann z. B. auch den Erstgeschädigten noch zum Täter werden lassen oder umgekehrt. „Intimopfer", die aus aktuellen Konfliktsituationen heraus scheinbar überraschend anfallen, lassen sich von den Gelegenheitsereignissen, die Täter und Opfer zusammenführen, formal abgrenzen. Elitäre Opfer stehen im Kontext zu ihrer Position und Funktion, oft aber auch im Zusammenhang mit materiellen Werten [*Eisenberg* (10), *Schneider* (35) u. a.].

Bemühungen, das materielle Los der Opfer zu verbessern, haben in Neuseeland (1963), Großbritannien (1964), in 5 Bundesstaaten der USA (1965—1968), zwei kanadischen Provinzen (1967 und 1968) und zwei australischen Teilstaaten (1967 und 1968) gesetzliche Regelungen für die Versorgung von Verbrechensopfern zur Folge gehabt. Auch in der Bundesrepublik Deutschland gehen die Bemühungen, den betroffenen Bürgern in unverschuldeten Schadensfällen Hilfen der Gemeinschaft zukommen zu lassen, bis in die sechziger Jahre zurück [*v. Hippel* (9), *Weintraut* (46)]. Das am 16. 5. 1976 in Kraft getretene „Opferentschädigungsgesetz" (BGBl, I/1181 vom 11. 5. 1976) ist in der vergangenen Zeit vorwiegend von Juristen (1, 33, 34) kommentiert worden; medizinische Erhebungen größeren Umfanges sind bisher noch nicht vorgenommen worden.

Die Arbeit wendet sich zunächst rechtlichen Problemen zu, dann werden wesentliche Ergebnisse der Studie besprochen und diese schließlich in Korrelation zu einschlägigen kriminologischen Erfahrungen gebracht.

II. Das Opferentschädigungsgesetz (OEG)

§ 1 Anspruch auf Versorgung

(1) Wer im Geltungsbereich dieses Gesetzes oder auf einem deutschen Schiff oder Luftfahrzeug infolge eines vorsätzlichen, rechtswidrigen tätlichen Angriffs gegen seine oder eine andere Person oder durch dessen rechtmäßige Abwehr eine gesundheitliche Schädigung erlitten hat, erhält wegen der gesundheitlichen und wirtschaftlichen Folgen auf Antrag Versorgung in entsprechender Anwendung der Vorschriften des Bundesversorgungsgesetzes. Die Anwendung dieser Vorschrift wird nicht dadurch ausgeschlossen, daß der Angreifer in der irrtümlichen Annahme von Voraussetzungen eines Rechtfertigungsgrundes gehandelt hat.

(2) Einem tätlichen Angriff im Sinne des Absatzes 1 stehen gleich
1. die vorsätzliche Beibringung von Gift,
2. die wenigstens fahrlässige Herbeiführung einer Gefahr für Leib und Leben eines anderen durch ein mit gemeingefährlichen Mitteln begangenes Verbrechen.

(3) Einer Schädigung im Sinne des Absatzes 1 stehen Schädigungen gleich, die durch einen Unfall unter den Voraussetzungen des § 1 Abs. 2 Buchstabe e oder f des Bundesversorgungsgesetzes herbeigeführt worden sind; Buchstabe e gilt auch für einen Unfall, den der Geschädigte bei der unverzüglichen Erstattung der Strafanzeige erleidet.

(4) *Ausländer* haben keinen Anspruch auf Versorgung, wenn die Gegenseitigkeit nicht gewährleistet ist.

(5) Die *Hinterbliebenen* eines Geschädigten erhalten auf Antrag Versorgung in entsprechender Anwendung der Vorschriften des Bundesversorgungsgesetzes.

(6)Dieses Gesetz ist nicht anzuwenden auf Schäden aus einem tätlichen Angriff, die von dem Angreifer durch den Gebrauch eines Kraftfahrzeuges oder eines Anhängers verursacht worden sind (36).

§ 2 Versagungsgründe

(1) Leistungen sind zu versagen, wenn der Geschädigte die Schädigung verursacht hat oder wenn es aus sonstigen, insbesondere in dem eigenen Verhalten des Anspruchstellers liegenden Gründen unbillig wäre, Entschädigung zu gewähren.

(2) Leistungen können auch versagt werden, wenn der Geschädigte es unterlassen hat, das ihm Mögliche zur Aufklärung des Sachverhaltes und zur Verfolgung des Täters beizutragen, insbesondere unverzüglich Anzeige bei einer für die Strafverfolgung zuständigen Behörde zu erstatten.

Opfer von Gewalttaten erhalten also dieselben Leistungen, die das Bundesversorgungsgesetz (BVG) und seine Folgegesetze — Bundesversorgungsgesetz (BVG) in der Fassung vom 22.1.82, BGBl. 1, 21, Soldatenversorgungsgesetz (SVG), Zivildienstgesetz (ZDG), Häftlingshilfegesetz (HHG), Bundesseuchengesetz (BSeuchG) in der aktuellen Fassung — vorsehen.

III. Spezialfälle der Rechtsauslegung im OEG-Bereich

a) Tätliche Angriffe

Tätliche Angriffe erfolgen nicht selten durch Strafunmündige oder Nichtschuldfähige, die zwar nicht „vorsätzlich" im Sinne des StGB, wohl aber nach „natürlichem Vorsatz" handeln. Diese Differenzierung erlaubt es, neben den Kriterien des fahrlässigen und vorsätzlichen Handelns auch zu prüfen, ob ein Angriff „feindselig" war; ist dies zu bejahen, so kann in Auslegung der Rechtsprechung eine Subsumption unter den Leistungsbereich des OEG erfolgen.

b) Unterhaltsverpflichtung bei Totschlag

Allgemein gilt, daß ein Versagungsgrund, der eine Entschädigung für die Geschädigten selbst ausschließt, auch eine Entschädigung für die Hinterbliebenen versagt. Eine Entschädigung ist als unbillig zu versagen, wenn Eigenarten des Einzelfalles eine staatliche Hilfe sinnwidrig und ungerechtfertigt erscheinen lassen. Sowohl tatbezogene als auch tatunabhängige Umstände können als „sonstige Gründe" zur Versagung einer Entschädigung führen. Der Anspruch auf Hinterbliebenenversorgung ist aber nicht dadurch ausgeschlossen, daß die Hinterbliebenen nicht auf Dauer mit Unterhaltsleistungen des Geschädigten rechnen konnten (vgl. BSG-Urteil v. 7.11.79, 9 RVg 2/78).

Ein Beispiel aus der Judikatur (der Fall v. B.) illustriert, wie komplex solche Geschehensabläufe sind:

> *Sachverhalt:* Der Ehemann der Klägerin und Vater der Klägerinnen wurde in der Nacht zum 3. Februar 1977 durch zwei Pistolenschüsse aus nächster Nähe tödlich verletzt. Täterin war seine Geliebte (v. B.), die später wegen Totschlags rechtskräftig zu 7 Jahren Freiheitsstrafe verurteilt wurde.

Die Anspruchsvoraussetzungen für Hinterbliebenenversorgung §§ 1, 5 OEG in Verbindung mit § 38 BVG standen nicht in Frage; das Opfer, dessen Witwe und Kinder die Versorgung beantragten, wurde zweifelsfrei durch einen vorsätzlichen, rechtswidrigen tätlichen Angriff getötet (§§ 10 und 12 OEG). Das BSG führte aus, daß der Geschädigte seine Verletzungen nicht selbst verursacht habe; ihm seien auch keine in seiner Person liegenden Gründe anzulasten, die die Versorgung als unbillig erscheinen ließen; schließlich seien auch solche Umstände nicht bei den Klägerinnen selbst gegeben. Das BSG bestätigte im weiteren jedoch nicht die Auffasung eines Vorgerichtes, daß der Getötete die Tat dadurch mitverursacht habe, daß er eine wesentliche Bedingung im Sinne der allgemeinen sozialrechtlichen und speziell versorgungsrechtlichen Ursachentheorie setzte (BSG SozR Nr. 35 zu § 5 BVG, BSGE 33, 202, 204). Die Kausalitätsnorm gelte auch im Bereich des OEG, wenngleich dieses Gesetz insonderheit wegen der Rechtsfolgen — auf das BVG verweise, so seien andererseits die Grundgedanken der Leistungsversorgung, speziell die Kausalitätsnormen, auch im OEG gültig. Hinweise dafür, daß die Voraussetzungswendung der zweiten Alternative des § 2 Abs. 1 OEG vorgelegen haben könnte, waren nach Ansicht der BSG im konkreten Falle nicht gegeben. Den Klägerinnen wurde daher Versorgung nach dem OEG zugesprochen (Witwen- und Waisenrente).

c) Psychische Schädigungsfolgen

Psychische Erkrankungen können gesundheitliche Schädigungen im Sinne des § 1 Abs. 1 OEG darstellen. Dieser Grundsatz ist seit langem im Recht der Kriegsopferversorgung anerkannt („Schockschäden", BSGE 2, 29, 3511; seelische Begleiterscheinungen im Sinne des § 30 Abs. 1 Satz 1 BVG).

Aus der Rechtsprechung des BSG liegt eine für das OEG wesentliche neue Entscheidung vor, die sich mit dieser Problematik beschäftigt.

Sachverhalt: Die Klägerin verlor ihr jüngstes Kind, ihre einzige Tochter, im Alter von noch nicht 14 Jahren. Ein Hilfsarbeiter tötete das Mädchen durch Messerstiche; vorher hatte er es mit Gewalt zum Beischlaf zwingen wollen. Die Leiche des Mädchens wies 95 Messerstiche auf. Der Täter wurde wegen Mordes in Tateinheit mit versuchter Vergewaltigung zu einer Jugendstrafe von 8 Jahren und 6 Monaten verurteilt; außerdem wurde für die Zeit nach Vollstreckung der Strafe die Unterbringung des Täters in einem psychiatrischen Krankenhaus angeordnet.

Die Klägerin hatte einen psychischen Schock erlitten; wegen der Folgen dieser seelischen Beeinträchtigungen sah sie sich in ihrer Arbeits- und Erwerbsfähigkeit beeinträchtigt. Ein Versorgungsamt gelangte zu der Auffassung, daß der Mutter eine Beschädigtenversorgung nicht zustehe, weil der tätliche Angriff ausschließlich der Ermordeten gegolten habe. Das Gesetz könne somit auf einen Schaden, der sich erst mittelbar in der Person eines Dritten auswirke, nicht angewendet werden. Die Klägerin legte Spruchrevision ein und führte aus, sie müsse denjenigen „Zufallsopfern einer Gewalttat" gleichgestellt werden, die durch die *Fernwirkung* einer Bombenexplosion zu Schaden gekommen seien (vgl. § 1 Abs. 2 Nr. 2 OEG). Man müsse im weiteren auch auf die Grundsätze zurückgreifen, die zur zivilrechtlichen Haftung bei Schockschäden Dritter entwickelt worden seien. Die Entschädigungspflicht des Staates nach dem OEG sei nichts anderes als das ersatzweise Eintreten für die Schadenersatzschuld des Täters. Dieser Zusammenhang der Haftungsgrundlagen ergebe sich aus § 5 OEG in Verbindung mit § 81a BVG über den Übergang gesetzlicher Schadenersatzansprüche.

Das BSG hat diese Rechtsauffassung bestätigt: Das OEG sei darauf konzipiert, alle erfahrungsgemäß auftretenden Auswirkungen einer Gesundheitsschädigung auszugleichen, soweit das überhaupt möglich sei. Mithin sei davon auszugehen, daß *auch* seelische Einwirkungen vom Tatbestand des § 1 Satz 1 OEG nicht ausgenommen sein könnten. Es sei zwar auszuschließen, daß der Vorsatz des Täters sich auch auf die Mitbetroffenheit der Klägerin erstreckt habe, hierauf brauche sich aber — nach rechtlicher Abwägung der Verhältnisse — seine Vorstellung und sein Wollen auch nicht zu beziehen. Die Vorsätzlichkeit werde nach § 1 Abs. 1 Satz 1 OEG für den rechtswidrigen tätlichen Angriff gegen einen Menschen gefordert; der Erfolg dieser Tat müsse indessen aber nicht gewollt sein. Dem Anspruch der Klägerin stehe auch nicht entgegen, daß ihre Erschütterung als „Drittschaden" angesehen werden könnte. Für das Recht der Kriegsopferversorgung sei zwar gefordert, daß der Versorgungsberechtigte selbst in seiner Person geschädigt sein müsse; bereits in der Begründung des Gesetzentwurfes (BT-Drucksache 7/2506 S. 14) war für das OEG jedoch ausgeführt worden, daß die Beschränkung der Anspruchserfordernisse auf vorsätzliche Gewalttaten eine Ausweitung des berechtigten Personenkreises notwendig mache, und zwar unter Berücksichtigung der Eigenarten der Gewaltkriminalität.

Dies sei z. B. der Fall, wenn ein Schuß eines Angreifers fehlgehe und einen anderen treffe als den, auf den gezielt worden sei (aberratio ictus). Dieser Auffassung stehen die Gegebenheiten des § 1 Abs. 2 und § 2 OEG zur Seite, nach dem ein „mit gefährlichen Mitteln begangenes Verbrechen" eine Gefahr für Leib oder Leben anderer wenigstens fahrlässig herbeiführt. In dieser Regelung sind Personenschäden berücksichtigt, die eintreten, ohne „daß die Tat gegen eine Person gerichtet sein muß".

Von dieser Art der Tatbestandsgestaltung ist nun zweifellos zu fordern, daß der Gesetzgeber sich des Vorsatzkriteriums bedient, um die Entschädigungsregelung vor einer Ausweitung in Richtung auf eine allgemeine Volksversicherung gegen schwere Unfälle abzudecken. Die Verantwortlichkeit des Staates sollte auf den „willentlichen Bruch der Rechtsordnung durch körperliche Gewaltanwendung gegen eine Person" begrenzt sein (BT-Drucksache 7/2506 S. 10). Indessen fehle im Gesetz selbst und in seinen Materialien der eindeutige Hinweis darauf, daß „mittelbar Geschädigte" von seinen Gewährleistungen ausgenommen sein sollen. Für den Gebrauch der Worte „oder einer anderen Person" ist das Fehlgehen des Angriffs in der Begründung zum Gestzesentwurf offenbar lediglich beispielhaft ausgeführt. Darüber hinaus wird der Beweggrund des Gesetzgebers auch an dieser Stelle verdeutlicht; ihm erscheint offenbar

Entschädigung geboten, wenn „der Betroffene durch eine mit Gewaltanwendung verbundene Straftat in Mitleidenschaft gezogen wird" (BT-Drucksache 7/2506 S. 10).

Nach dem OEG muß zwischen Tat und Schaden eine „gewisse Nähe" bestehen (BSGE 2/32). Die „unmittelbare Einwirkung" auf eine Beschädigte wurde vom BSG bejaht, die während zweier Fliegerangriffe einen Schlaganfall davontrug. Es wurde für entscheidend gehalten, daß die Bomben in nächster Nähe fielen und die Schreckwirkung sich spontan, zeitlich direkt, einstellte.

Hier sind „Gleichzeitigkeit von Straftat" und „Zufügen des seelischen Leidens" gegeben, zum anderen ist die Unmittelbarkeit des Geschädigtseins deshalb nicht zu leugnen, weil die Kausalkette über die Tötung des Kindes als notwendiges Glied führte. Ein solcher Tatsachenverlauf, so führte das BSG aus, könne als „Fernwirkung" bezeichnet werden. Im vorliegenden Falle war über die Unmittelbarkeit im Verhältnis von Schädiger und Geschädigten zu entscheiden. Man könnte die Frage stellen, ob es sachangemessen ist, die öffentliche Hand ganz allgemein für Schockschäden beliebiger Personen einstehen zu lassen oder ob man nicht eine Sonderbeziehung des „Drittgeschädigten" zu dem Primärverletzten verlangen sollte. Der Gedanke an eine angemessene Haftungsbegrenzung, z. B. auf die Beeinträchtigung naher Angehöriger, liegt nahe (vgl. § 1 Abs. 3 Nr. 4 BEG). Ob die Rechtsfolgen in solcher oder anderer Weise einzuschränken sind, ist — zumindest in erster Linie — Aufgabe der Gesetzgebung. Die Berufungsklägerin erhielt Versorgung nach dem OEG zugesprochen.

IV. Statistische Daten zum OEG

Im Überblick lassen sich die Verhältnisse wie folgt darstellen:

Tab. 1 (Stand 31. 12. 82)

ab 1976:		
	400 000	„Gewalttaten"
	42 000	Anträge
	6 251	Anerkenntnisse
	1 602	„Zahlfälle"
	1 061	Schwerbeschädigte und Hinterbliebene

Die Versorgungsverwaltungen der Länder haben hierfür rund 17 Millionen DM/Jahr an materiellen Leistungen erbracht.

Tab. 2 (Stand 31. 12. 82)

Anerkenntnisse insgesamt:	6 251
davon ohne MdE:	4 649 (74,4%)
MdE 30, 40:	541 (8,7%)
MdE 50 und höher:	244 (3,9%)
Hinterbliebenenrente:	817 (13,1%)
Insgesamt:	1 602
davon MdE 30, 40:	541 (33,8%)
MdE 50 und höher:	244 (15,2%) ⎫
Hinterbliebenenrente:	817 (51,0%) ⎭ 1 061 (66,2%)
Renten ab MdE 50 und Hinterbliebene: 1 061	
Renten für MdE 50 und höher:	244 (23%)
Hinterbliebenenrente:	817 (77%)

Tab 3. (Stand 31. 12. 82)

b) OEG:
Zugänge   ca. 300/Jahr
Abgänge   ca. 30/Jahr

Prospektive für etwaige Gesetzesreformen, die früher eingetretene Schäden bei Verbrechensopfern einbeziehen würden (z. B. ab 1948—1976):

Schätzung der rentenberechtigten Opfer (Kolb):
Zeitraum: 1948—1976
1 500 bis 2 000 Personen

Kosten ca. 11 Millionen DM/Jahr
davon Ausgleichsrentenempfänger allein ca. 6 Millionen DM/Jahr

V. Eigene Untersuchungen — Material und Methodik

Es erschien sinnvoll, eine großangelegte Untersuchung zu initiieren, die sowohl rechtliche und soziologische als auch rechtsmedizinische Aspekte berücksichtigte. Das Landesversorgungsamt Baden-Württemberg ermöglichte es uns, eine differenzierte Studie zu beginnen, die jetzt abgeschlossen vorliegt.

Die hier mitgeteilten Arbeitsergebnisse basieren auf der Kenntnis von 1 509 Einzelschicksalen, eingehenden Aktenstudien und Nachforschungen. Die Mehrzahl aller Patienten aus dem Einzugsgebiet des Versorgungsamtes Heidelberg

(d. h., den Dienstbereichen der Ämter Karlsruhe, Heidelberg und partiell Heilbronn) hat der Verfasser selbst untersucht; der „unmittelbare Kontakt zum Opfer", der von vielen Autoren gefordert wird, ist also hier gewahrt worden. Spezielle Beobachtungen, die sich bei terroristischen Gewalttaten und Tatwaffenwirkungen ergaben, sind in diesen Exkurs nicht einbezogen worden.

Hierzu wurden die einschlägigen Akten, die bei den Versorgungsämtern Heidelberg, Stuttgart, Freiburg und Ulm vorlagen, erfaßt; diesen Ämtern ist vom Ministerium für Arbeit, Gesundheit und Soziales des Landes Baden-Württemberg der OEG-Versorgung übertragen worden.

Akteninhalt

Jede Akte enthält eingehende persönliche Daten der Verbrechensopfer (Eigen- und Fremdanamnesen), die wesentlichen staatsanwaltschaftlichen Ermittlungsergebnisse und zumeist auch die gerichtlichen Entscheidungen im Strafverfahren. Die Mehrzahl der nicht aus versorgungsrechtlichen Gründen (Frist, Kausalität etc.) abgelehnten Fälle war fachärztlich begutachtet; diese Erhebungen stützten sich zudem oft auf vorausgegangene detaillierte klinische Untersuchungen der Opfer. Eine Reihe von Anträgen wurde wenige Tage nach der Einreichung bei den Ämtern annulliert, nachdem Art und Umfang der amtlichen Ermittlungen bekannt wurden.

Bei der Erhebung wurden die datenrechtlichen Bestimmungen strikt eingehalten. Von den rund 1 400 verwertbaren Fällen waren nach Ablauf eines halben Jahres bei 2/3 Schädigungsfolgen rentenberechtigenden Ausmaßes nicht mehr nachweisbar. Es handelte sich überwiegend um leichtere Körperverletzungen, die im Rahmen von Wirtshausstreitigkeiten infolge von Rowdy-Kriminalität, zum Beispiel bei Handtaschenraub oder bei Familienstreitigkeiten eingetreten waren. Rasch gingen im übrigen auch Anträge aus dem Zuhälter- und Prostituierten-milieu zurück, nachdem differenzierte staatsanwaltschaftliche und polizeiliche Ermittlungen erfolgten („Abschottung"). Bei den Ablehnungen überwiegen Fälle, die unter die gesetzlichen Bestimmungen der §§ 1 Abs. 2 und 2 Abs. 1 OEG einzuordnen sind (vgl. Gesetzestext). Es ist beispielsweise „unbillig", einen Rauschgifthändler zu entschädigen, der im Zuge der allgemeinen Rivalität unter Konkurrenten eine Schädigung erlitten hat.

Geographische Verteilung der Opfer

Die anerkannten Verbrechensopfer sind überwiegend in größeren Städten ansässig und Geschädigte geworden: Stuttgart, Freiburg, Karlsruhe, Heidelberg und Offenburg; wenig Gewaltkriminalität ist, in Korrelation zur Polizeistatistik, in den Großkreisen Odenwald, Main-Taunus, Alb-Donau, Ravensburg, Bodensee, Emmendingen, Schwarzwald-Baar und Tübingen zu verzeichnen; keine Antragsanerkennungen (oder Anträge) erfolgten aus den Kreisbereichen Hohenlohe, Rems-Murr, Zollern-Alb, Tuttlingen und Sigmaringen (37).

Die *Altersverteilung* der Täter läßt eine Überproportionierung bei Jugendlichen unter 21 Jahren (Kinder, Jugendliche und Heranwachsende) erkennen. Die Jugendlichen hatten sich oft in Kleingruppen organisiert. Mädchen waren nicht bei den Tatausführungen beteiligt. Die kriminelle Karriere ging rasch voran, auffällig war die Zunahme brutalen aggressiven Verhaltens (Kopf- u. Gesichtsverletzungen durch Fußtritte, Schlagwerkzeuge usw.).

Täter-Opfer-Beziehungen (208 ermittelte Verläufe)

Ohne „Beziehung" waren 92 Männer und 50 Frauen; aus dem Bekanntenkreis 37 Männer, 10 Frauen; aus der Hausgemeinschaft (Nachbarn) stammten 8 Männer und 4 Frauen; verwandt und verschwägert waren 2 Männer und 4 Frauen. Bei „Mord" und Totschlag hatten 52% enge Kontakte zum Täter, bei 21 Notzuchtsdelikten 4, bei Raubüberfällen kannten 7 Opfer die Täter persönlich.

Taten und Motive bei den Gewaltverbrechen

45 männliche Rechtsbrecher (Rocker- und Schlägergruppen) aggredierten grundlos 41 Männer und 4 Frauen; 35 Männer und 7 Frauen beraubten 27 Männer und 10 Frauen. An Schlägereien waren 27 Männer und eine Frau als Täter beteiligt. Opfer: 25 Männer und 3 Frauen. Sexualdelikte: 16 Frauen wurden von 16 Männern mißhandelt, Opfer von Handtaschenraub waren 10 ältere Frauen, Täter waren überwiegend Jugendliche (11 Ermittlungen). Andere Opfer: Parkwächter, Schaffner: 9; unmotivierte Aggressionen durch psychisch Gestörte: 6 Opfer, 6 Täter; Opfer bei Überraschung der Täter: 5 Männer, Terroropfer: 1 Mann, 4 Frauen.

Schädigungsarten bei 41 Tötungsdelikten

Im Vordergrund stehen Tathandlungen, die mit einer Schußwaffe oder mit einem Messer begangen wurden, diese Modi finden sich bei ⅔ der Fälle. Verletzungen des Herzens, der großen Arterien und, bei Schußverletzungen, des Gehirns waren häufig. Sekundär findet man Nierenversagen, vor allem bei Stichverletzungen der Niere, und septische Peritonitiden nach Magen-Darm-Verletzungen. Mehrfach führten auch Schädel-Hirn-Traumen nach Gewalteinwirkungen mittels Axt, Knüppel, Flasche, Eisenstange oder Stein, Sturz z. B. im Verlauf eines Kampfes, Aufschlagen des Schädels auf Steinboden, an Tischkanten etc. zum Tode.

Alkoholeinfluß bei den Tätern

Von 169 Tätern standen zum Zeitpunkt der Tat 62 unter Alkoholeinfluß: Blutalkoholkonzentrationen: 0,8—1,2‰: 3; 1,2—1,6‰: 5; 1,6—2‰: 10; 2,4—2,8‰: 4; 2,8—3,0‰: 10; 30 standen „deutlich unter Alkoholeinwirkung", es wurden jedoch keine differenzierten Erhebungen vorgenommen. Alkoholeinflüsse bestanden bei 13 Fällen von Rockerkriminalität, bei 5 Raubüberfällen, 9 Sexualdelikten, 11 Fällen von Eifersuchtshandlungen, bei 6 Fällen von Schlichtung und

4 Fällen von Familienstreit. In 2 Fällen lag Cannabiseinfluß vor. Über *psychische Schäden* („Psychotraumatisierung") ist berichtet (vgl. dazu Schriftenreihe des Bundesversorgungsblattes H. 13 Bundesministerium für Arbeit u. Sozialordnung, Bonn 1984).

Rückfalltäter

Von den insgesamt 247 Gewaltverbrechen bleiben 78 ungeklärt, von den verbleibenden 169 Tätern waren vorbestraft: 50, einschlägig: 23; psychische Erkrankung: 15, Delikte in diesen 15 Fällen: 2 × Doppelmord, 2 × Vergewaltigung mit Körperverletzung, 2 × versuchte Vergewaltigung mit Körperverletzung, 4 × schwere Körperverletzung, 5 × gefährliche Körperverletzung.

VI. Wertung der eigenen Beobachtungen

1. Tötungsdelikte: Die Untersuchungen bestätigen, wenn auch mit geringen Abweichungen, die Arbeitsergebnisse von Böker und Häfner (4), Dotzauer (7), Horoszowski (17), H. Klein (19), Kucklick (23), Lempp (24), Rasch (31), E. Trube-Becker (42), Wehner (45) und Wolfgang (47), insbesondere in kriminologischer und soziologischer Hinsicht.

2. Körperverletzungsdelikte haben in den letzten Jahren stark zugenommen, sowohl bei der Landbevölkerung als auch in den Mittel- und Großstädten. Sie richten sich vornehmlich gegen unbekannte Dritte. Die Notzuchtkriminalität stieg nicht wesentlich an (23, 35, 44).

3. Die Täter-Opfer-Beziehungen stellten sich analog zu anderen Erhebungen dar, Abweichungen erklären sich aus den unterschiedlich großen Untersuchungskollektiven, mit den hieraus eventuell rasch resultierenden Verschiebungen in den Prozenträngen.

4. Alkohol spielt offensichtlich zunehmend in der Tatvorgeschichte und bei der Ausführung eine verhängnisvolle Rolle [Exner (11), H. Klein (19), Milovanovic (26)] insbesondere bei der Gruppendelinquenz. Die vorgestellte Untersuchungsreihe könnte für eine weitere einschlägige Progredienz sprechen.

5. Kinder, Jugendliche und Heranwachsende sind bei allen Rechtsbrüchen zunehmend als Täter zu beobachten. Von 1954—1977 zeigt sich ein Anstieg der Häufigkeitszahlen bei Mord, Totschlag, räuberischer Erpressung, schweren Körperverletzungen und Notzucht. Ursachen werden für die Zunahme dieser Delikte, wie auch bei ideologisch determinierten Straftaten (Terrorismus), in aufgestauten Aggressionen, pseudoethischen Alibis für Lust und Gewalt und Zerstörung (40), Identitätskrisen (43), wahnartigen überwertigen Ideen (5) und neurotischen Fehlentwicklungen gesehen. Verläßliche psychiatrisch-psychologische Erhebungen liegen diesen Annahmen jedoch nicht zugrunde [vgl. v. Hentig (14), Meves (25), Mitscherlich-Nielsen (27), Quensel (30)]. Es handelt sich um „Deutungsversuche"; unter diesem Aspekt wollen wir auch unsere Beobachtungen subsumiert sehen.

Bei den *jugendlichen Banden* waren meist kleine Peergroups zu beobachten [vgl. Rosenow (32)], nur selten waren Mädchen im Tatbereich zu finden. Die soziologische Analyse ergab keine einheitliche Struktur; von einer „Unterschichtdetermination" ist nicht zu sprechen [Cohen (6), v. Trotha (41) u. a.]. Offenbar wachsen die Jugendlichen nach und nach in eine kriminelle Karriere hinein, die schließlich in eine antisoziale, delinquente Gesamteinstellung, in bösartiges, gewalttätiges und rücksichtsloses Agieren einmündet.

Zusammenfassung

Das „Opferentschädigungsgesetz" (OEG) wird einleitend in Verbindung mit der einschlägigen neueren Rechtsprechung dargestellt. Statistische Daten zur Entwicklung und Situation der Gewaltkriminalität in der Bundesrepublik Deutschland leiten zu den Ergebnissen eigener Untersuchungen im Land Baden-Württemberg über, die alle im Zeitraum von 1976—1980 gestellten Entschädigungsanträge nach dem OEG erfaßten. Bei 1 509 Fällen wurden — unter strenger Beachtung datenrechtlicher Gesichtspunkte — Aktenauswertungen (Bestand: eigen- und fremdanamnestische Angaben, medizinische Befunde und Gutachten, polizeiliche und staatsanwaltschaftliche Ermittlungen, Gerichtsurteile, soziologische und kriminologische Erhebungen) vorgenommen; Antragsteller aus dem Bereich Nordbaden und partiell auch Nordwürttemberg konnten zum großen Teil selbst untersucht werden. Ergebnisse dieser Studie werden vorgestellt und mit den Erfahrungen anderer Autoren auf rechtsmedizinischen, kriminologischen und psychiatrischen Gebieten verglichen.

Das OEG hat einem Teil der Verbrechensopfer, vornehmlich den schwerer Betroffenen, wesentliche und bleibende materielle Hilfen gebracht. Der Gesetzgeber könnte prüfen, ob zeitlich begrenzte Geldzahlungen im ersten Halbjahr nach dem Trauma, etwa im Sinne einer einmaligen Abfindung, oder aktuelle Beihilfen möglich sind; denn im allgemeinen handelt es sich bei der Mehrzahl der Opfer um leichte Traumen, die innert 6 Monaten abheilen und keine Dauer-MdE von 25 v. H. erreichen. Das Gefühl der Rechtskränkung könnte mit diesem Vorgehen fühlbar gemindert werden. Notwendige Rehabilitationsmaßnahmen könnten sich in diesem Zeitraum weit häufiger als bisher in der Form von „Anschlußheilverfahren" durchführen lassen (z. B. kosmetische Operationen, Gehschulung, allgemeine Erholung u. ä.). Verwaltungsentscheidungen werden z. Zt. noch häufig durch aufwendige Ermittlungen (§ 2 OEG), das Abwarten staatsanwaltschaftlicher und gerichtlicher Entscheidungen sowie Erledigungen von Regreßansprüchen oder Kostenabstimmungen unter den Sozialversicherungsträgern verzögert; hier könnte mit Vorbehaltsbescheiden und Teilanerkenntnissen eine Straffung der Verfahren erreicht werden. „Abschlagszahlungen" (analog den „Kapitalabfindungen" in der KOV) wären zu erwägen.

Die Kooperation zwischen Kliniken, Ärzten, Sozialbehörden, der Polizei, den Staatsanwaltschaften und Gerichten kann vielerorts noch verbessert werden. Der Informationsstand bei Kassen, Ämtern und gerichtlichen Institutionen ist in

Baden-Württemberg als befriedigend anzusehen; trotz aller Öffentlichkeitsarbeit besteht jedoch bei vielen Ärzten noch ein Defizit, das sich offenbar nur langsam ausgleichen läßt. Die Versorgungsverwaltung des Landes Baden-Württemberg hat ihren gesetzlichen Auftrag im Rahmen des OEG erfüllt; sie war personell (Verwaltung und fachärztlicher Dienst) imstande, die ordnungsgemäße Bearbeitung der Anträge vorzunehmen und zeitlich angemessen die rechtlichen Entscheidungen zu gewährleisten.

Literatur

(1) *Amelunxen, C.*: Die Opfer der Straftat. Ein Beitrag zur Viktimologie. Z. Strafr.Wiss. **86** (1974) 457—470.
(2) *Amir, M.*: Victim Precipitated Forcible Rape. J. Crim.T **58** (1967) 493—502.
(3) *Bauer, G.*: Gewaltkriminalität. In Sieverts, R., Schneider, H.J. (Hrsg.): Handwörterbuch der Kriminologie, Berlin u. New York: de Gruyter 1977.
(4) *Böker, W., Häfner, H.*: Gewalttaten Geistesgestörter. Berlin-Heidelberg-New York: Springer 1973.
(5) *Boor, W. de*: Terrorismus. In Schwind, H.D. (Hrsg.): Ursachen des Terrorismus in der Bundesrepublik Deutschland. Berlin-New York: de Gruyter 1978.
(6) *Cohen, A.K.*: Abweichung und Kontrolle. München: Juventa 1968.
(7) *Dotzauer, G., Jarosch, K.*: Tötungsdelikte, Wiesbaden: Bundeskriminalamt (BKA) 1971.
(8) *Drapkin, I., Viano, W.*: La criminalité en Israel. In Dieselb. (Eds): Victimology — A new Focus, Vol. 1, Lexington-Toronto-London: Lexington Books 1974/75.
(9) *Drapkin, I., Viano, E.* (Eds): Victimology — A new Focus, Vol. 1—5. Lexington-Toronto-London: Lexington Books 1974/75.
(10) *Eisenberg, U.*: Kriminologie. Köln: Heymanns 1979.
(11) *Exner, F.*: Kriminologie. Berlin-Göttingen-Heidelberg: Springer 1949.
(12) *Göppinger, H.*: Kriminologie. München: Beck 1980.
(13) *Hellmer, J.* : Jugendkriminalität. Neuwied—Darmstadt: Luchterhand 1978.
(14) *Hentig, H. v.*: The Criminal and his Victim. New Haven: Archon Books 1948.
(15) *Hippel, E. v.*: Staatliche Entschädigung für Verbrechensopfer. Z. Rechtspfl. **4** (1977) 5—7.
(16) *Holmstrom, L.L., Burgers, A.W.*: The Victim goes in Trial. In Drapkin, I., Viano, E. (Eds): Victimology. Lexington-Toronto-London: Lexington Books 1975.
(17) *Horoszowski, P.* : Homicide of Passion and its Motives. In Drapkin I., Viano, E. (Eds): Victimology. Lexington-Toronto-London: Lexington Books 1975.
(18) *Kaiser, G.*: Kriminologie. Heidelberg u. Karlsruhe: Müller 1976.
(19) *Klein, H.*: Körperverletzung. In Sieverts, R. (Hrsg.): Handwörterbuch der Kriminologie, Berlin-New York: de Gruyter 1966.
(20) *Kolb, G.*: Die Entschädigung für Opfer von Gewalttaten in der Bewährung. Versorgungsbeamte **28** (1977) H. 12.
(21) *Kontner, W.*: Die Durchführung des Gesetzes über die Entschädigung von Gewalttaten in Baden-Württemberg aus rechtsmedizinischer Sicht (OEG). Med. Dissertation, Heidelberg 1982.
(22) *Kreuzer, A.*: Rocker-Gruppen-Kriminalität. Mschr. Krim. **53** (1970) 337—361.

(23) *Kucklick, W.*: Notzuchtskriminalität in Hamburg. Hamburg: Landeskriminalamt 1979.

(24) *Lemp, R.*: Jugendliche Mörder. Bern: Huber 1977.

(25) *Meves, C.*: Psychologische Voraussetzungen des Terrorismus. In Schwind, H.D. (Hrsg.): Ursachen des Terrorismus in der Bundesrepublik Deutschland. Berlin—New York: de Gruyter 1978.

(26) *Milovanovic, M.*: Alkoholismus der Getöteten als kriminogener Faktor. Mschr. Krim. **26** (1977) 28—40.

(27) *Mitscherlich-Nielsen, M.*: Hexen und Märtyrer. In v. Paczensky, J. (Hrsg.): Frauen und Terror. Reinbek, Rowohlt 1978.

(28) *Nass, G.*: Raubkriminalität. Berlin-New York: de Gruyter 1967.

(29) *Ploegner, A.*: Folgen kurzdauernder psychischer Extrembelastungen und ihre Behandlung. Med. Sachv. **76** (1980) 11—13.

(30) *Quensel, S.*: Wohlstandskriminalität. Z. krit. Justiz **132** (1978) 157 ff.

(31) *Rasch, W.*: Tötung der Intimpartner. Beitr. Sex-Forsch. Bd. II, Heft 31. Stuttgart: Enke 1964.

(32) *Rosenow, K.*: Bandenkriminalität Minderjähriger in Bremen (1954-60). Juristische Dissertation, Hamburg 1962.

(33) *Schneider, H.J.*: Viktimologie. Tübingen: Mohr (Siebeck) 1975.

(34) *Schoreit, A.*: Entschädigung der Verbrechensopfer als öffentliche Aufgabe. Berlin: Verl. Kriminalistik 1973.

(35) *Schorsch, E.*: Sexualstraftäter. Stuttgart: Enke 1971.

(36) *Schulz-Lücke, G., Wolf, M.*: Gewalttaten und Opferentschädigung. Kriminologie **31** (1977) 29—81.

(37) *Schwind, H.D., Ahlborn, W.*: Empirische Kriminalgeographie. Wiesbaden: Bundeskriminalamt (BKA) 1978.

(38) *Staub, S.*: Ursachen und Erscheinungsformen bei der Bildung jugendlicher Banden. Züricher Beiträge zur Rechtswissenschaft. Zürich: Schulthess 1965.

(39) *Stephan, E.*: Die Stuttgarter Opferbefragung. Wiesbaden: Bundeskriminalamt (BKA) 1976.

(40) *Topitsch, E.*: Die Masken des Bösen. In Geissler, H. (Hrsg.): Der Weg in die Gewalt. München und Wien: Olzog 1978.

(41) *Trotha, T. v.*: Jugendliche Bandendelinquenz. Stuttgart: Enke 1974.

(42) *Trube-Becker, E.*: Frauen als Mörder. (Das wissenschaftliche Taschenbuch: Abt. Soziologie; Bd. 19). München: Goldmann 1974.

(43) *Veelken, L.*: Identitätskrise und Terrorismus. In Schwind, H.D. (Hrsg.): Ursachen des Terrorismus in der Bundesrepublik Deutschland. Berlin-New York: de Gruyter 1978.

(44) *Volk, P., Hilgarth, M., Kolter, J.*: Zur Viktimologie des Sexualverbrechens. Münch. med. Wschr. **121**(1979) 1279—1284.

(45) *Wehner, B.*: Gewaltkriminalität der Minderjährigen. Kriminalstatistik der Minderjährigen. Kriminalstatistik **33** (1979) 302—310.

(46) *Weintraut, U.*: Staatliche Entschädigung für Opfer von Gewalttaten in Großbritannien und der Bundesrepublik Deutschland. Baden-Baden: Nomos 1980.

(47) *Wolfgang, M.E.*: Patterns in Criminal Homicide. Philadelphia: Univ. Pennsylv. Press 1958.

4 Gesundheitspolitik im Umbruch

4.1 Gesundheit — öffentliches oder privates Gut?
Über die Entfremdung des Arztberufes im Sozialstaat

H. Baier

In der Moderne ist Gesundheit eine herstellbare, beherrschbare Sache geworden. Die *wissenschaftlich-technische* Zivilisation hat die körperliche und seelische, die soziale und kulturelle Wohlbefindlichkeit der Zeitgenossen zum Gegenstand ihrer Lebens- und Welteingriffe gemacht, ja ihr Fortschritt ist im Kern ein Fortschreiten in der Selbstverfügung über die menschliche Existenz und damit deren Ablösung aus den Unverfügbarkeiten der Natur und der bisherigen Geschichte. Der *Sozialstaat* hat diesen universalen Vorgang unter der Herrschaftsräson garantierter Daseinsvorsorge für seine Klientele kollektiv organisiert und damit Gesundheit als Lebenswert und Lebensleistung aus der Verfügung der Einzelnen und deren einzelner Helfer — in der Familie also oder in Gestalt des Arztes — in fremde Hände genommen. Dieser Enteignungsprozeß wird vollendet durch die Verrichtungen und Verrechnungen der *Wirtschaft* , ob kapitalistisch oder sozialistisch organisiert, die Gesundheit als Vermeidung oder Behebung von Krankheit in Geldwert berechnen und durch Geldeinsatz vorhalten kann. In der Dreiheit der modernen Welt: der verwissenschaftlichten Technik, des sozialen Staates, der markt- oder kaderorganisierten Wirtschaft ist Gesundheit — so meine These — eine *herstellbare, beherrschbare und berechenbare Sache* geworden. Sie ist ein *öffentliches Gut,* das technisch, staatlich und ökonomisch disponibel geworden ist.

In diesen drei Dimensionen will ich das Thema entfalten. Ein *erster Teil* zeichnet die Entwicklung von einer kurativen zu einer technischen Medizin nach, die sich nicht mehr an die Heilbarkeit von individuellen Krankheiten durch persönlich gewählte und verantwortliche Ärzte hält, sondern die Herstellbarkeit von kollektiven und künstlichen Gesundheitszuständen mittels einer durchgreifenden vor- und nachsorgenden Medizin anzielt. In einem *zweiten Teil* werde ich vorführen, auf welchem Weg der Sozialstaat durch den Einsatz zum Beispiel dieser Präventivmedizin die ihm eigene Herrschaft unaufhaltsam ausweitet und unverrückbar sichert, indem er seine ursprünglich freien Bürger als soziale Klientele unterwirft und seine politische Klasse über die Subsistenzmittel zur Lebensfristung aller verfügen läßt. Der *dritte Teil* verfolgt in der Verflechtung des Kassenarztes ins System der sozialen Sicherung die Verwirtschaftlichung seiner medizinischen Tätigkeit. Sozialgesetze und Sozialrechtssprechung, Gesetzliche Krankenkassen und Kassenärztliche Vereinigungen fügen ihn ein in eine Verteilungs- und Versorgungsmaschine eines Wirtschaftsgutes, nämlich Gesundheit.

Nicht nur der *Klient der Kassenmedizin* wird seiner Krankheit enteignet, zum Interventionsobjekt einer technisch perfekten, staatlich organisierten und ökonomisch kalkulablen Gesundheitsversorgung gemacht, sondern auch der Arzt verändert sein Berufsbild. Der *moderne Arzt* wird zum Funktionär einer „Gesundheitsmaschine", zum Agent sozialstaatlicher Herrschaft über den Menschen, zum Lieferant des öffentlichen Gutes Gesundheit. Unter den Diktaten von Technik, Staat und Wirtschaft durchläuft ein weltweiter Prozeß an seiner Entwicklungsspitze ein neues Stadium, den wir schon seit Karl Marx und Friedrich Nietzsche unter dem Begriff *Entfremdung* kennen. Der Mensch eignet sich unter dem Zeichen der Freiheit die natürliche Welt an, die ihn als seine zweite Natur nun eigenen Sachzwängen unterwirft (1).

I. Die Verwandlung der Medizin zur Technik
— oder die Gesundheit als herstellbare Sache

Krankheit war Jahrhunderte lang ein persönlich zufallendes körperliches Mißgeschick, das unverschuldet oder mitverschuldert erlitten und das allein oder mit der Hilfe von Nahestehenden oder mit heilkundigem Beistand zu beheben oder zu lindern war. Die Rückkehr in die Normalität des Arbeits- und Familienlebens, in die Beweglichkeit, Umgänglichkeit und Leistungsfähigkeit ohne die Hilfe und Sorge Dritter war fragloses Ziel. Die Medizin als akademische Kunst oder handwerkliche Fertigkeit war auf *Krankheit als Ausnahmefall* und ihre schleunige Heilung gerichtet. Erst die Moderne hat aus ihr eine Wissenschaft mit verzahnten und ausgewucherten Professionen und Institutionen gemacht, die nicht mehr den kranken Menschen als Betrachtungs- und Behandlungsgegenstand auf Zeit versteht, sondern schon den gesunden als Objekt ihrer Experten und Verrichtungen auf Dauer. Das Thema der Medizin unserer Tage ist der *Normalfall der Gesundheit,* damit sich der Ausnahmefall der Krankheit — so ihre nützliche Utopie — gar nicht einstellt.

Das hat freilich eine verzweigte Geschichte, die ich hier nur auf grobe Stufen bringen kann. Einer das Mittelalter und die frühe Neuzeit beherrschenden *palliativen Medizin* (2) unter dem Diktat einer aristotelischen Naturphilosophie und einer scholastischen Onto-Theologie, die die Ätiologie der Krankheiten in der Teleologie spekulativer Prinzipien gesucht hatte und deshalb auf symptomatische Behandlungen mit Volksmedizin und Barbier-Erfahrung zurückgreifen mußte (3), folgt die große Zeit der *kurativen Medizin*, die ihren Höhepunkt in den Jahrzehnten vor und nach der letzten Jahrhundertwende fand. Die Übernahme naturwissenschaftlicher Methoden, vor allem der Chemie und später der Physik, und ihre gezielte diagnostische und therapeutische Anwendung am Körper des kranken Menschen, seiner Organe und Säfte, über die man nun durch die Verfeinerung der Anatomie und Physiologie sehr viel genauer Bescheid wußte — dieser im Vergleich zu den vorhergehenden Jahrhunderten geradezu explosive Fortschritt schafft unter dem Fakultätsmantel der Medizin eine Vielzahl von klinischen, operativen und experimentellen Spezialfächern (4). Sie sind ausgezeichnet dadurch, daß sie die exogenen oder endogenen Ursachen von Krankheiten in Gewebe und Flüssigkeiten, in Stoffwechselprozessen und Funktionssteuerungen aufspüren und beseitigen wollen. Ob die Noxen kontaktiv oder kontagiös einwirken, der Exposition oder der Disposition des erkrankten Körpers oder seiner Teile zurechenbar sind, physiologisch-chemisch oder physiologisch-funktionell berechenbar sind, konservativ oder operativ neutralisiert werden sollen — leitend ist allemal das Prinzip der kurativen Medizin: *Heilung durch eine Diagnose,* die die Krankheitsursache am und im Körper isloliert, und *durch eine Therapie,* die den pathologischen Kausalismus beseitigt, zumindest hemmt (5).

Die kurative Medizin war und ist noch die große Zeit des chirurgischen Eingriffs und des internistischen Arzneimitteleinsatzes. Aber die Grundlinie solcher Therapie, die auf Restitution beschädigter Körperfunktionen geht, zeigt auch schon den Umschlag zu einer Therapie der Substitution lädierter Organe und Funktionen. Wir treten damit in die nächste Epoche der *prothetischen Medizin,* wie ich sie einmal nenne. Ihre Voraussetzung ist die Entstehung einer Kunststoff- und Transplantationstechnik, einer äußerst verfeinerten Bewegungs- und Steuerungslehre menschlicher Motorik und Sensorik, schließlich einer Biochemie und Biophysik, die die Integration von Körperfremdstoffen und Körperfremdfunktionen untersuchen und betreiben. Die Transplantationschirurgie und Orthopädie, die Ersatzchemie bei Stoffwechselkrankheiten und die Ersatztechnologie für defiziente Sinnesorgane sind Exempel für eine solche prothetische Medizin, die ihren technischen Höhepunkt wohl noch nicht erreicht hat (6). Man denke an die neuen generativen Techniken von der Gentechnologie bis zur Retortenbefruchtung oder an die elektronische Simulierung von ausfallenden, sogar fehlenden Hirnleistungen, also an medizinische Ersatzleistungen der menschlichsten Fähigkeiten der Zeugung und des Denkens.

Ein weitersichtiger Blick auf die Fortschrittsbahn der modernen Medizin belehrt einen freilich darüber hinaus, daß das immanente *Prinzip der prothetischen Medizin*: künstlicher und kunstvoller Ersatz von beschädigten oder entfallenen Körperteilen und -funktionen, sehr viel weiter ausgreift. Der epochale Einbruch der Technik in die Medizin — und Technik oder τέχνη heißt eben die künstliche und kunstvolle Herstellung von Gegenständlichem wie von Nicht-Gegenständlichem durch den Menschen, eben alles dessen, was von ihr und für ihn nicht von Natur oder φύσει schon ist (7) — dieser Geist der Technik oder der methodischen Herstellbarkeit zeigt sich gerade so auffällig in den ganz anderen Bereichen der *Psychotherapie* und der *Sozialtherapie.* Beide rücken von den entlegenen und lange mißachteten Rändern der etablierten, kurativen Medizin in die Mitte einer modernen Heilkunde als Prothetik. Genau besehen sind es nämlich auch Technologien der Seele wie des sozialen Milieus, Methoden der Herstellbarkeit von psychischem oder sozialem Ersatz aus den Händen der Medizin.

Was ist die *Psychoanalyse* als prominenteste Psychotherapie anderes als ein brain-washing und brain-engineering in einer kultivierten Verdeckungssprache der antiken, wenn auch wienerisch eingefärbten Mythologie? Obwohl die psychoanalytischen Schulen in der Nachfolge Freuds, Adlers, Jungs, Karen Horneys,

Erich Fromms u.a. gegeneinander polemisieren und rivalisieren, so streiten sie doch alleine um Methode und Inhalt, nicht um das therapeutische Ziel eines dem Analysanden psychotechnisch anzupassenden Identitätskorsetts (8). Und die Sozialtherapie, wie sie heute in das Repertoire der Allgemein- und Basismedizin eindringt, ist eben nicht nur die Ausweitung des ärztlichen Blickes auf die sozialen Milieufaktoren von Krankheiten, sondern vielmehr ein in Sozialpsychologie, Sozialpsychiatrie und Soziologie erprobtes Angebot von sozialen Ersatzmilieus. „Antherapiert" werden neue Partnerbeziehungen mit perfektioniertem sexuellem Lustgewinn oder neuartige Gemeinschaftsformen, in denen die krankmachende Vaterautorität durch den herrschaftsfreien Diskurs der Wohngenossen abgelöst werden soll. Zwar drapieren sich die Sozialtherapeuten gern als antitechnische oder antizivilisatorische Avantgarde, in Wahrheit sind es geradeso Sozialtechnologen planbarer Sozietäten, wie wir sie aus der Geistes- und Sozialgeschichte in den neuzeitlichen Zivilisationsumbrüchen kennen, nur für den medizinischen Bedarf heutzutage praktisch verkürzt auf therapierte und manipulierte Kleinmilieus (9). Es sind die sozialen Orthopäden einer prothetischen Medizin.

Den Epochentyp der prothetischen Medizin finden wir demnach nicht nur in der Technik körperlicher Ersatzstoffe und Ersatzfunktionen, sondern geradeso ausgeprägt, vielleicht noch auffälliger in der Ersatztechnologie der Psycho- und Sozialtherapie. Kennzeichnend für alle Formen einer technischen Medizin ist ein gemeinsamer Zug, der bereits in die nächste Entwicklungsstufe hinausweist. Nicht mehr restituierte Normalität, die das Ziel der kurativen Medizin war, sondern substituierte Künstlichkeit ist das Gesundheitsideal der Prothesenmediziner aller Sparten. Und das heißt, daß Dauertherapie, zumindest Dauerkontrolle und Dauerpflege der korsettierten, eigentlich niemals mehr normalisierten Klienten — ein sich zusehends durchsetzender, bezeichnender Ersatzbegriff des „Patienten" — nötig werden. Der „Kranke auf Frist" wird demnach durch den „Gesundheitsbetreuten auf Dauer" abgelöst, neue Serien von Gesundheitsberufen als Dauertherapeuten oder Dauerkontrolleure oder Dauerpfleger schießen allenthalben aus dem Boden. Der Arzt, der über Jahrhunderte ein freilich sich immer mehr spezialisierender und technifizierender Heilkundiger für den einzelnen in seinen zumeist körperlichen Krisen- und Notfällen gewesen war, verwandelt sich zum „Therapeuten" (10). Für diese neue Berufsgestalt des modernen Mediziners ist nicht nur bezeichnend, daß er ein professionelles Amalgam sein wird aus traditionell ärztlichen, schon entwickelten psycho- und sozialtherapeutischen sowie neuartigen sozialorganisatorischen und gesundheitsadministrativen Fähigkeiten und Fertigkeiten; sondern hinzukommen wird — und das erst kehrt die Berufsgeschichte des Arztes geradezu um — eine Veränderung seiner Handlungs- und Feldlogik: sein Gegenüber wird eben nicht mehr sein der „Einzelne auf Zeit", sondern das „Kollektiv auf Dauer".

Wir sind — die gesamte Geschichte der Medizin besehen — auf dem Weg von der prothetischen zu einer präventiven Medizin, die nicht mehr nur eine künstliche Gesundheit für einzelne und ihre Gruppen komplettiert, sondern ganze Populationen in einem *idealen Gesundheitszustand* (12) konzipiert. Schritt um Schritt betreten wir das Feld einer Gesundheitspolitik als präventiver Gesellschaftspolitik. Die Gesamtgesellschaft in ihren sozialen, generationellen, regionalen und kulturellen Differenziertheiten wird Zug um Zug zum Inspektions- und Interventionsterritorium einer solchen Vorsorgemedizin. Gesundheit ist jetzt gewiß nicht mehr fraglos Normalität der persönlichen Lebensführung, auch keine technisch manipulierte Ersatzrealität mehr, die die Abhängigkeit von Experten und ihren technischen Fertigkeiten festschreibt. *Gesundheit ist vollends eine herstellbare Sache*, die zur herrschaftlichen Aneignung ruft.

II. Der Einbruch der Herrschaft in die Medizin
— oder Gesundheit als beherrschbare Sache

Die Präventivmedizin als Zielpunkt der bisherigen Entwicklung von der palliativen über die kurative und zuletzt die prothetische Medizin bedeutet einen qualitativen Sprung. Erstmals ist das Gesundheitswesen nicht nur von mittelbarem Machtinteresse — als Militärmedizin etwa oder als hygienische Abwehr von Epidemien oder zur Sicherung der Arbeitsproduktivität der Industriebevölkerung —, sondern wird ein *direktes Herrschaftsmittel*. In der Gesundheitsvorsorge enthüllt der Sozialstaat seine Räson der Herrschaft durch kollektive Daseinsvorsorge (13); er bedient sich dazu der Sozialtechniken der präventiven Medizin und ihres wissenschaftlichen Kerns der Risikofaktorenforschung. Fragen wir also genauer, was diese modernste Gestalt der Medizin ist, welche Mittel sie benützt und welche Folgen sie für die Medizin selbst, für die Wirtschaft und Gesellschaft hat. Und schließlich will ich an ihr demonstrieren, warum gerade Prävention Gesundheit zur *beherrschbaren Sache* verwandelt.

Präventive Medizin (14) kann man definieren als öffentliche Gesundheitssicherung mit sozialmedizinischen Mitteln zur Abwehr von individuellen und vor allem kollektiven Krankheitsrisiken im Vorfeld der kurativen und prothetischen Medizin. Soweit ihr Ziel ist, den Gesundheitszustand etwa nach Alter, Geschlecht, Sozialschicht, Arbeits- und Berufslage bestimmter Risikogruppen nachhaltig zu verbessern, spricht man von *Primärprävention* oder Gesundheitsvorsorge; soweit bestimmte Risikogruppen (15) etwa für Herz- und Kreislauf, Stoffwechsel, Schwangerschaft erforscht sind und in ihrer Wirksamkeit bei Individuen oder Gruppen gehemmt werden sollen, spricht man von *Sekundärprävention* oder Krankheitsfrüherkennung. Einige Sozialmediziner verstehen auch die Rehabilitation, also Maßnahmen zur Wiedereingliederung von wieder Gesundeten oder lebenserträglich Therapierten und kompensierten Dauerkranken in die Gesellschaft als *tertiäre Prävention* (16).

Neben dem sozialmedizinischen Zweck der Hebung und Sicherung der Volksgesundheit treten heute zunehmend andere, nicht-medizinische Ziele hervor: Prävention ist von *wirtschaftlicher* Bedeutung, wenn mit ihrer Hilfe für die Gesetzliche Kranken- und Altersversicherung Kostenersparnisse in der stark expansiven kurativen Medizin in freier Praxis und Klinik erreicht werden sollen. Sie verfolgt weiters einen *gesellschaftlichen* Zweck, wenn sich Gesundheitspolitiker mit ihr eine Steigerung der Lebens-, Leistungs- und Glücksfähigkeit, also der körperlichen, seelischen und sozialen Wohlbefindlichkeit der Bevölkerung im Sinn der Weltgesundheitsorganisation versprechen. Gesundheitsvorsorge hat schließlich eine *staatliche* Aufgabe; sie scheint für den Sozialstaat unabdingbar: Sie demonstriert Verteilungsgerechtigkeit des knappen Gutes „Gesundheit" und garantiert damit den sozialen Frieden.

Die primären Folgen für die Medizin selbst, die sekundären für Wirtschaft, Gesellschaft und Staat sind offensichtlich. In der experimentellen, klinischen und epidemiologischen Medizinforschung dringen *erstens* sozialmedizinische, d. h. sozialstatistische und sozialempirische (medizinsoziologische) Methoden vor und verändern das Objekt der Medizin (17). Es ist der schon vorgeführte Paradigmenwechsel (18) von der klassischen kurativen, der naturwissenschaftlichen Medizin, deren Gegenstand der einzelne Patient und sein körperlicher Organismus ist, über die technische Medizin, die Körper, Seele und Umwelt des lädierten und defizitären Menschen durch organische, psychische oder soziale Prothesen kompensiert und komplettiert zu einer *sozialen Medizin*, die mit massenstatistischen Gesetzlichkeiten die Lebenslagen von Kollektiven inspiziert und bei Bedarf in sie interveniert. *Zweitens* unterwirft die *gesundheitsökonomische Logik* der Prävention die Medizin deren Kosten-Nutzen-Kalkülen (19). Es scheint kostengünstiger, die Gesundheit rechtzeitig vor Schäden zu bewahren als bereits eingetrete Krankheiten zu heilen. Daraus entspricht der von den Gesundheitspolitikern oft aggressiv vorgetragene Vorrang der präventiven vor der kurativen und technischen Medizin.

Drittens führt das gesellschaftspolitische Programm eines ‚Rechts auf Gesundheit' in die Dialektik aller sog. *sozialen Grundrechte*. Wer Rechte auf Arbeit, Bildung, Wohnung, ein gesichertes Alter oder hier auf Gesundheit vergibt, löst schnell wachsende Anspruchswellen aus, die das Sozialbudget überlasten, ja sprengen (20). Um diese Explosion der Bedürfnisse einzudämmen, wird soziale Kontrolle durch Laien oder Experten oder Ämter nötig. In den westlichen Systemen der sozialen Sicherung werden zunehmend die Professionellen der Kassenmedizin — d. h. die Krankenkassen und Kassenärzte—, körperschaftlich eingebunden in die mittelbare Staatsverwaltung, mit den Aufgaben einer indirekten Steuerung des Gesundheits- und Krankheitsverhaltens beauftragt. Zur Bestandslogik von östlichen Systemen gehört es demgegenüber, mittels Normen und Kadern in Behörden und Betrieben, in Wohn- und Freizeitbereichen eine ‚sozialistische Lebensführung' durch direkte Auflagen und Belohnungen zu erzwingen (21). Gemeinsam ist dem Westen wie dem Osten die Verformung des Arztberufes zu einer Agentur für gesellschaftspolitische Zwecke: Er wird, indirekt oder direkt dazu angehalten, zum Kontrolleur und Therapeuten eines öffentlichen Gesundheitsideals. Die *Gesundheitserziehung* ist heute schon dafür der Vorbote (22); der Zwang zur ‚gesunden Lebensführung', zur Vermeidung also von vorsorglich erforschten Risikofaktoren — bei Übergewicht etwa oder

Genußmittelkonsum oder Freizeit- und Sporttätigkeiten oder im Straßenverkehr — die erwartbare Folge. Das ‚Recht auf Gesundheit' verkehrt sich zur öffentlich sanktionierten ‚Pflicht zur Gesundheit' (23).

Es liegt *viertens* in der Räson des Sozialstaats, sich in einem ersten Schritt die Loyalität seiner Bürger durch *verläßliche Daseinsvorsorge* (24) zu verschaffen. Das System der sozialen Sicherung; seine Anspruchs- und Leistungsdynamik; seine Sozialgesetze, Ämter und Berufe sind hierfür alltäglicher Ausdruck. Der nächste Zug ist die schleichende Entmündigung der Bürger im Status der Sozialversicherten: Wer die Entscheidung über seine Lebenssicherung an den Staat und seine Sozialexperten abgibt, über den wird gerade in den kritischen Phasen seines Lebens — in Jugend und Alter, bei Krankheit und Arbeitslosigkeit — entschieden, vielleicht wohltätig im Überfluß, gewiß schmerzlich bei Knappheit. Der Schlußpunkt ist die durchgreifende Unterwerfung der Bürger unter die öffentlichen Gewalten (25). Die Sozial- und Gesundheitsverwaltung entwickelt ein bald feines, bald grobes Instrumentarium der sozialen Kontrolle, also von lernfesten Belohnungen und Bestrafungen, von Prämien und Bußen zur Steuerung der gewünschten Lebensführung ihrer *sozialen Klientele* (26).

Die präventive Medizin ist für solche Kontrollaufgaben eines der wirksamsten Hilfsmittel: Sie verbindet mit der Autorität der medizinischen Wissenschaft das Kosten-Nutzen-Kalkül der Gesundheitsökonomie und das demokratische Gesellschaftsideal des gleichen Glückes für alle, enthüllt damit vollends das Gesicht des modernen Sozialstaates: *Herrschaft durch organisierte kollektive Daseinsvorsorge*. Und Gesundheit ist eines der ersten Güter, das durch diese Herrschaft erzeugt, verteilt und gesichert wird, damit die ‚Gesunden' abhängig, gefügig und loyal macht. ‚Compliance' (27), ein anglophones Versteckspiel mit dem originären Ausdruck ‚Fügsamkeit', ist deshalb auch zum zentralen Problem einer Verhaltenssteuerung der Sozialversicherten geworden. *Gesundheit wird zur beherrschbaren Sache.*

III. Ein Wirtschaftsgut zwischen Markt und Staat — oder Gesundheit als berechenbare Sache

Gesundheit als herstellbare und beherrschbare Sache hat uns signalisiert, daß sich im Medium ihrer professionellen Vermittlung die Technik und der Staat ausbreiten. Aber wir beobachten noch eine weitere Dimension, unter deren Logik sie geraten ist. Ich meine die *Wirtschaft*. Bei der Demonstration der Vorsorgemedizin haben wir bereits beobachtet, wie sich Kosten-Nutzen-Überlegungen mit rein sozialmedizinischen Argumenten hier und sozialstaatlichen Folgerungen dort verbinden und auf einen dreidimensionalen Komplex verweisen, in den das Gesundheitswesen mit seinen Versorgungseinrichtungen, Versorgungsberufen und Versorgungsklientelen verflochten ist. Eine solche *Superstruktur* (28) *von Technik, Staat und Wirtschaft* durchwächst natürlich unser ganzes, unser großes und kleines Leben; das Medizinwesen ist für unsere These ein besonders beklemmendes Beispiel.

Rollen wir einmal das Thema ‚*Gesundheit als Wirtschaftsgut*' im gängigen ökonomischen Denken auf. Es ist bekanntlich die Austauschlogik von Angebot und Nachfrage auf einem Markt von Gesundheitsgütern, deren Erzeugung, Verteilung und Verbrauch mittels der erzielten Preise gelenkt werden soll. Rational würde — nach den *Annahmen der Gesundheitsökonomie* — ein Wirtschaftssubjekt auf einem solchen Güter- und Leistungsmarkt dann handeln, wenn es etwa seine Investitions- oder Nachfrageentscheidung nach den aktuellen Preisbewegungen richtet, irrational, wenn seine Dispositionen durch außerökonomische Dritteinwirkungen behindert oder befördert werden. Die Marktkoordination von Angebot und Nachfrage über die Preise erzwingt zudem die Berechenbarkeit der auszutauschenden Güter und Leistungen in Geldform, auch dort, wo bisher jene geldlich noch niemals taxiert worden waren (29). Die subjektive Rationalität der wirtschaftlich Handelnden unterliegt also einem objektiven Rationalisierungsprozeß, den Max Weber als den Kernvorgang des okzidentalen Kapitalismus erkannt hat (30). Prüfen wir, ob und in welcher Form wir eine derartige Logik und Historik des Wirtschaftens auf dem Markt von Gesundheitsgütern vorfinden.

Schon beim ersten Blick auf einen solchen ‚Gesundheitsmarkt' bemerken wir, daß wir *vier Marktpartner* ausmachen können, deren Angebote und Nachfragen von Gesundheitsleistungen freilich kaum allein den üblichen Wettbewerbsregeln folgen, sondern offensichtlich auch durch legislative, justizielle und administrative Interventionen des Staates überlagert sind. Unter den vier Marktpartnern begreife ich *erstens* den Kassenpatienten, *zweitens* den Kassen- und Krankenhausarzt, *drittens* die Gesetzliche Krankenversicherung mit ihrem gegliederten Krankenkassenwesen und *viertens* die pharmazeutische, medizintechnische und andere (etwa die bauwirtschaftliche) Zulieferindustrie. Die Sozialgesetzgebung, die Sozialrechtssprechung und die Gesundheitsverwaltung als unmittelbar staatliche und mittelbar körperschaftliche Verwaltung lenken diese Anbieter und Nachfrager mit einem durchdifferenzierten Maßnahmen- und Eingriffsrepertoire, drängen damit zwar die Gesundheits- und Krankenversorgung zu einer immer stärkeren Ökonomisierung, jedoch nicht im Sinn einer freien Marktwirtschaft, sondern einer Zentralverwaltungswirtschaft. Es ist eine Art *Wohlfahrtsindustrie unter staatlicher Lenkung*, die schon lange das private Gut Gesundheit mit einem ursprünglich persönlich berechenbaren Preis zu einem öffentlichen Gut des Sozialversicherten macht (31). Um dieses Drehmoment des öffentlichen Gutes rotieren — so meine These — die Einrichtungen und Berufe, die Betriebe und Abnehmer des Gesundheitswesens, dessen Charakter gewiß kompliziert ist und den ich an einem Beispiel aufhellen möchte.

Vorweg aber die Frage: was ist ein *öffentliches Gut*? Die Nationalökonomen (32) verstehen darunter — ich vereinfache sehr — ein Wirtschaftsgut, das weder zum Kostenpreis des Erzeugers noch zum Knappheitspreis des Marktes angeboten wird, sondern aus übergeordneten Zwecken jedermann zu gleichen Teilen ungehindert zugänglich ist, also im Grenzfall kosten- und konkurrenzfrei. Individuelle Nutzen- oder Kostenüberlegungen sind ohne Belang, da öffentliche

Güter — zum Beispiel öffentliche Sicherheit durch die Polizei oder Chancengleichheit im Bildungswesen oder womöglich Schutz der Umwelt — auch ohne solche Motive der einzelnen angeboten werden. Da auch öffentliche Güter Kosten für ihre Erzeugung, Verteilung und Vorhaltung erfordern, müssen sie extern von Dritten, bei uns zumeist vom Staat oder genauer: über den Staat *mittels Fiskus und Sozialtransfer*, erbracht werden. Nun bietet das Gesundheitswesen gewiß nicht reine öffentliche Güter an — zum Nulltarif für jedermann —; aber es zeigt in seiner Verschachtelung von Betrieben und Märkten, Berufen und Einrichtungen unter den Lenkungs- und Verwaltungsnormen des Staates eine uns interessierende Mischung von privaten Gütern, die der Wettbewerbslogik folgen, und von öffentlichen, die hoheitliche Effekte sind. Gerade in dieser konfliktbelegten Mixtur von Markt und Staat zeigt sich für mich die spezifische Ökonomik der Gesundheit im Sozialstaat (33).

Verfolgen wir am Beispiel des *Arzneimittelwesens* die gemischte Wirtschaftsverfassung von Wettbewerb und Verwaltung (34). Dabei gehen wir von der Anbieterseite dieses spezifischen Wirtschaftsgutes ‚Medikament' aus. Die *pharmazeutische Industrie* erforscht, fertigt an und verkauft Arzneimittel in internationalem und nationalem Wettbewerb zu Marktpreisen; freilich werden Angebotsmengen, Verpackungsgrößen, Medikamentenqualität bereits beeinflußt durch die Interventionen *erstens* des Bundesgesetzgebers durch das Arzneimittelgesetz und seine Verwaltungskontrolle durch das Bundesgesundheitsamt; *zweitens* durch die Krankenkassen mit ihrer einnahmeorientierten Ausgabenpolitik und dem Folgelimit des Arzneimittelhöchstbetrags; *drittens* durch die Kassen- und Krankenhausärzte, die unter dem Wirtschaftlichkeitsgebot der Reichsversicherungsordnung (RVO) von 1911 und des Krankenhausfinanzierungsgesetzes (KHG) von 1972, das heißt unter Disziplinar- bzw. Regreßdrohung stehen. Ein Geflecht von Gesetzes- und Verwaltungsauflagen bestimmt demnach neben der Marktkonkurrenz die Abnahme von Quantität und auch Qualität der Arzneimittel (35).

Von der Nachfrageseite ist vollends jede marktgängige Aktivität ausgeschaltet. Der *Verbraucher von Arzneimitteln* (36) — der sozialversicherte Patient also — äußert zwar bestimmte Verschreibungswünsche — in der freien Praxis freilich häufiger als im Krankenhaus —; jedoch sind diese keinesfalls durch Preisüberlegungen bestimmt. Ärztlicher oder Bekanntenrat, Gewohnheiten, Werbeeffekte sind für ihn maßgeblich, und zwar völlig unabhängig von Kosten-Nutzen-Kriterien. Ich sehe einmal von den nicht rezept- und damit nicht erstattungspflichtigen Präparaten ab, bei denen naturgemäß eher Kosten-Nutzen-Motive eine Rolle spielen — jedenfalls solange der Anteil der Selbstmedikation nicht wesentlich steigt —, nur ist deren Steuerungskraft für den Markt insgesamt zu gering. Die Verordnungsgebühr für Arzneimittel, vom Gesetzgeber in steigender Höhe dem Käufer auferlegt, kann gleichfalls nicht als Marktregulator wirken, da sie eben eine Gebühr ist und keine kostenproportionale Mitbelastung. Eine rationale Arzneimittelnachfrage durch den Endverbraucher — und damit der wichtigste Auslöser des Marktmechanismus — ist also de facto und de jure außer Kraft gesetzt. Das Argument, der Sozialversicherte trage seinen Anteil an der Arzneimittelversorgung durch seine Versicherung und steuere den Markt über diese pauschale Kostenbelastung, gilt nicht. Erstens wirken, wie wir aus der Demoskopie wissen, die Sozialabgaben als unspezifische Zusatzbesteuerung und zweitens sind sie eben nicht leistungs-, sondern einkommensproportional angelegt, was ihren Wahrnehmungseffekt als zweckungebundene Steuern nur verstärkt. Für den Sozialversicherten sind Arzneimittel *öffentliche Güter mit einer minimalen Schutzgebühr*.

Gehen wir in der Kette der vom Markt eigentlich geforderten Nachfrageentscheidungen weiter, so treffen wir auf den *verschreibenden Arzt* in der Kassenpraxis oder am Krankenbett (37). Er entscheidet einerseits als Experte in Vertretung des als inkompetent erklärten Laien, also mit ärztlichem Sachverstand, d. h. ausdrücklich außerhalb von Wirtschaftsüberlegungen. Andererseits wird seine Arzneimitteloption durch das Sozialversicherungs- und Kassenarztrecht, durch staatlich-körperschaftlich konzertierte Arzneimittellimits und nicht zuletzt durch die Finanzökonomie seiner Kassenärztlichen Vereinigung oder seiner eigenen Krankenanstalt determiniert. Der Arzt ist also keineswegs freier Marktpartner der Arzneimittelindustrie; er ersetzt gerade nicht die Kosten-Nutzen-Räson des Apothekenkunden. Er ist aber auch nicht frei in seiner Expertenkompetenz. In Wahrheit ist er tätig als *Verteiler des öffentlichen Gutes Gesundheit*, hier in Gestalt von Heilmitteln, im Auftrag und unter Aufsicht von staatlichen und halbstaatlich-halbkörperschaftlichen Einrichtungen. Wenn auch die berufständische Selbstverwaltung und berufsethische Selbsteinschätzung dem Kassenarzt zwar noch Rudimente eines freien Berufes vorweisen — beim Krankenhausarzt ist die organisatorische Einbindung in einen öffentlichen Dienstleistungsbetrieb naturgemäß stärker —, so verliert der Arzt jeder Couleur in der sozialstaatlichen Garotte von Sparsamkeitsauflagen und Behandlungsvorschriften doch Zug um Zug zuerst seine wirtschaftliche, dann berufsständische, zuletzt seine moralische Selbstverantwortlichkeit (38).

Die *Gesetzlichen Krankenkassen* wiederum folgen mit Haftungszwang ihrer Vorstände den staatlichen Imperativen einer einnahmeorientierten Ausgabenpolitik (39). Hier treten die öffentlichen Auflagen zur Wirtschaftlichkeit und Sparsamkeit rein hervor, aber eben als Oktroi von oben und nicht als Verbraucherentscheidung von unten. In Wahrheit sind es die Krankenkassen, die als ‚Zahlmeister‘ die Arzneimittelproduktion auf dem Weg des Verhandlungsdrucks auf KVen und Krankenhäuser sowie durch ihren Lobbyeinsatz gegenüber Gesetzgeber und Ministerien steuern. Die diversen, noch debattierten Arzneimittellisten haben das Ziel, die Bundes- und Kasseneinheitlichkeit der medikamentösen Versorgung endgültig zu erzwingen und den *gleichen Zugang zum öffentlichen Gut ‚Arzneimittel‘* für jedermann zu garantieren.

Dieser vorgebliche ‚Markt‘ von Gesundheitsgütern hat demnach eine sehr eigentümliche Struktur und Verlaufslogik: Von der *Industrieseite* haben wir Marktwettbewerb; von der *Kassenarztseite* und von der *Krankenhausseite* ärztliche Kompetenz bei wirtschaftlicher bzw. disziplinarischer Haftung; der *Sozialversi-*

cherte schließlich ist jeden Einflusses beraubt; er kann zwar subjektive Wünsche äußern, am Ende aber wird ihm das Medikament, wie jede andere Sachleistung, vom Arzt verschrieben und von der Kasse vorgeschrieben. Alle diese Abläufe von Erzeugung, Verteilung, Vorhaltung und Verbrauch von Arzneimitteln — in sich widerspruchsvoll und auf Konflikt angelegt — sind überwölbt von einem System von Rechts- und Verwaltungsnormen, die die Ausrichtung auf ein Ziel erzwingen: die *sozialstaatliche Sicherung des öffentlichen Gutes Gesundheit*, im Grenzfall unabhängig von privatwirtschaftlichen oder rein medizinischen oder persönlichen Bedürfnissen (40).

Nun folgt eine solche Struktur — trotz ihrer Kontaminationen von wettbewerblichen und öffentlichen Anteilen — dem sozialstaatlichen Imperativ ohne allzu große Friktionen, wenn das wirtschaftliche Wachstum genügende Abschöpfungen für das Sozialbudget zuläßt. Bei Verknappung der Ressourcen mit folgender relativer oder absoluter Senkung der Sozialleistungsquote (41) tritt jedoch unverhüllt die bestimmte *Räson des Systems der sozialen Sicherung* hervor. Für dieses ist Gesundheit ein Wirtschaftsgut, das im Grenzfall durch öffentliche Sanktionen und nicht durch privaten Kosteneinsatz garantiert und distribuiert wird. Gleichwohl muß es — wir haben es am Exempel des Arzneimittels vor uns — *berechenbar* und das heißt im Rahmen der übergreifenden Geldwirtschaft *preislich bemeßbar* sein. Nur sind es keine Marktpreise im Wechselspiel von Nachfrage und Angebot, sondern teils gouvernementdiktierte, teils marktlich affizierte Verrechnungspreise der staatlichen und körperschaftlichen Gesundheitsverwaltung, die den Güter- und Leistungsstrom im sozialen Sicherungssystem nach sozialpolitischen Zielvorgaben lenken lassen.

In der Gesetzes-, Justiz- und Verwaltungsmaschinerie des Sozialstaates wird die *private Wahl* von gesundheitsförderlichen Leistungen verkehrt in eine *öffentliche Garantie* der Gesundheitsversorgung für jedermann und zu jeder Zeit. Da das Knappheitsgesetz für wirtschaftliche Güter im Gesamtsystem nicht aufgehoben werden kann, ja in Phasen von Rezessionen und gar Depressionen sich verschärft, gerät diese Garantie unter einen Kostendruck, der eine weitere Rationalisierung und Ökonomisierung forciert (42). Für die Kassen- wie für die Krankenhausmedizin ist die ständige Steigerung der Berechenbarkeit ihrer Leistungen ein alltäglicher Vorgang; er spiegelt sich geradeso ab im zugriffigen Einsatz der elektronischen Datenverarbeitung wie in den computergerechten Ziffernkolonnen der Gebührenordnungen, in der Betriebsrationalisierung der Praxen und Stationen wie im kalkulierten Zeitbudget der ärztlichen und zahnärztlichen, der pflegerischen und technischen Verrichtungen am Patienten. Nur steht diese ‚Verwirtschaftlichung' der Medizin — im Unterschied zur umgebenden freien Marktwirtschaft und ihrer Kundenmentalität — eben nicht unter dem Nachfragediktat der Sozialversicherten oder stellvertretend der Gesundheitsberufe, sondern folgt dem *Plandiktat der Sozialverwaltung* in Ministerien und Körperschaften. Es ist ein Stück Zentralverwaltungswirtschaft im Verfassungsrahmen einer liberalen Demokratie, die Gesundheit als berechenbares Gut zu öffentlichen Händen vorhält.

Gesundheit ist als herstellbare, als beherrschbare und, wie ich zuletzt nachweisen wollte, als berechenbare Sache ein *öffentliches Gut* geworden. Das heißt im Wortsinn: Sie ist ein Effekt von öffentlichen und nicht privaten Leistungen. Weder der einzelne Patient noch der einzelne Arzt verfügen heute über eigene Mittel, zunehmend nicht einmal über die eigene Motivation, Krankheiten zu heilen, Gebrechen zu lindern, Gesundheit zu pflegen. Sie sind abhängig vom wissenschaftlich-technischen Fortschritt, von der kollektiv organisierten Daseinsvorsorge, vom Kosteneinsatz der öffentlichen Hände. Die Superstruktur von *Technik, Staat und Wirtschaft*, wie ich sie genannt habe, bedient sich der Medizin, um die Existenz ihres kostbarsten Funktionselements zu sichern: den produzierenden und konsumierenden Menschen. Es ist seine radikalste Entfremdung von sich selbst und seiner ursprünglichen Natur; es ist die Enteignung seines Körpers, seiner Seele und seiner unmittelbaren Gemeinschaften durch eine technische, soziale, ökonomische Medizin. Aber es ist auch seine *epochale Selbsterhöhung im Medium der Medizin*: der perfekte und universale Mensch in seiner zweiten Natur, vorangeführt von der wissenschaftlichen Vernunft, gelenkt durch allseitige Kollektive, durchformt zu reinster Rationalität.

Anmerkungen

Die Literaturverweise können *nicht* die gesamte Spezialforschung zu den entwickelten Thesen vorführen — das wäre bei ihrer interdisziplinären Reichweite und Umfänglichkeit gar nicht möglich —, sondern sollen an gleichlaufende Überlegungen in der Gegenwart oder an vergessene, vielleicht nur abgelegen veröffentlichte der Vergangenheit erinnern.

(1) Vgl. in der linkshegelianischen und marxistischen Dogmentradition *Joachim Israel*: Der Begriff Entfremdung. Reinbek bei Hamburg 1972; *Heinz-Horst Schrey* (Hg.): Entfremdung. Darmstadt 1975; *Michael Brenner* u. *Hermann Strasser* (Hg.): Die gesellschaftliche Konstruktion der Entfremdung. Frankfurt/New York 1977.
Wie die „Machbarkeit der Sachen" als Voraussetzung der „sekundären Systeme" der technischen und bürokratischen Welt zu begreifen ist, zeigt *Hans Freyer*: Theorie des gegenwärtigen Zeitalters. Stuttgart 1955, dazu: Über das Dominantwerden technischer Kategorien in der Lebenswelt der industriellen Gesellschaft. Wiesbaden 1960. Nach der anthropologischen Wendung der ‚Leipziger Schule' der Soziologie zu diesem Thema *Arnold Gehlen*: Über die Geburt der Freiheit aus der Entfremdung, in: Studien zur Anthropologie und Soziologie. Neuwied/Berlin 1963, sowie: Die Seele im technischen Zeitalter. Hamburg 1957. Schließlich *Helmut Schelsky*: Der Mensch in der wissenschaftlichen Zivilisation. Köln u. Opladen 1961.
(2) Zum Überblick *Heinrich Schipperges*: Moderne Medizin im Spiegel der Geschichte. Stuttgart 1970, und *Fritz Hartmann*: Der ärztliche Auftrag. Göttingen 1956.
(3) Details bei *Elfriede Grabner* (Hg.): Volksmedizin. Darmstadt 1967. Auch *Rudolf Schenda*: Volksmedizin — was ist das heute?, in: Zeitschrift für Volkskunde 69 (1973) 189—210.
(4) Vgl. *Heinrich Schipperges*: Utopien der Medizin. Geschichte und Kritik der ärztlichen Ideologie des 19. Jahrhunderts. Salzburg 1968. Auch *Fritz Hartmann*: Ärztliche Anthropologie. Bremen 1973. Wie die Physikalisierung eine Disziplin ergreift und von ihr selbst betrieben wird, belegt *Karl E. Rothschuh*: Geschichte der Physiologie. Berlin/Heidelberg 1953, und beschreibt für die biologischen Disziplinen überhaupt *Wolf*

Lepenies: Das Ende der Naturgeschichte. München/Wien 1976. Über die sozial- und staatsgeschichtlichen Voraussetzungen forscht *Arthur E. Imhof* (Hg.): Biologie des Menschen in der Geschichte. Stuttgart-Bad Cannstatt 1978.

(5) Zur Methodologie der naturwissenschaftlichen Medizin sehr präzise *Karl E. Rothschuh*: Prinzipien der Medizin. München/Berlin 1965. Mit Blick auf ihre methodische, diagnostische und therapeutische Selbstbegrenzung die Beiträge zum Symposion anläßlich des 70. Geburtstags von Hans Schaefer, veröffentlicht von *Michael Steinhausen*: Grenzen der Medizin. Heidelberg 1978. Welche Bedingungen und Folgen sich in der Berufsausbildung des Arztes zeigen, bei *Heinrich Bollinger* u. a.: Medizinerwelten. Die Deformation des Arztes als berufliche Qualifikation. München 1978.

(6) Über Medizin als Bio- und Anthropotechnik *Heinrich Schipperges*: Die Medizin in der Welt von morgen. Düsseldorf/Wien 1976. Verpflichtet ist meine These vor allem *Wolfgang Schoene*: Menschenbild im medizintechnologischen Wandel, in: Medizin Mensch Gesellschaft 2 (1977) 136—143, auch *Jost Bauch*: Technisierung — Gewinn oder Verlust an medizinischen Kompetenzen? in gleicher Zeitschrift 5 (1980) 241—249.

(7) Zusammenfassend *Wolfgang Schadewaldt*: Natur — Technik — Kunst, in: Hellas und Hesperien. Zürich/Stuttgart 1960. Als Resultat langjähriger wissenschaftsgeschichtlicher Forschung auch *Jürgen Mittelstraß*: Die Entdeckung der Möglichkeit von Wissenschaft, in: Archives for History of Exact Sciences 2 (1965) 410—435. Auf die Medizin bezogen *Fritz Hartmann*: Der ganze Mensch — ein Thema antiker und gegenwärtiger Medizin, in: *Lutz Hieber* u. *Rudolf Wolfgang Müller* (Hg.): Gegenwart der Antike. Frankfurt/New York 1982 (vgl. auch Beiträge von Gernot Böhme und Hieber).

(8) Eine unparteiliche Historiographie und Dogmenanalyse der Psychoanalyse gibt es noch nicht. Stattdessen *Hans Kilian*: Das enteignete Bewußtsein. Neuwied/Berlin 1971, sowie *Paul Parin*: Der Widerspruch im Subjekt. Frankfurt am Main 1980. Zum Überblick die Beiträge zum Thema „Psychotherapie", hg. von *Hans Peter Rosemeier* in: Medizin Mensch Gesellschaft 3 (1978) 63—94. Mit scharfsinniger Kritik schließlich *Harald Wieser*: Vernünftig bis in den Freitod, in: Der Spiegel 33. Jg., Nr. 35 vom 10. 8. 1981 (S. 140—144).

(9) Dazu Material, freilich nicht kritisch in unserem Sinn, bei *Hans Lohmann*: Krankheit oder Entfremdung? Stuttgart 1978; *Peter Novak* u. *Walter Zipp*: Gesellschaftliche Probleme der Medizin: Deprofessionalisierungs- und Professionalisierungstendenzen in der psychosozialen Versorgung, in: Medizinische Soziologie. Jahrbuch 1 (1981) 89—124; *Bernhard Badura* u. *Christian von Ferber* (Hg.): Selbsthilfe und Selbstorganisation im Gesundheitswesen. München u. Wien 1981.

(10) Den wichtigsten Anstoß zur Kritik der Medizin als sozialtherapeutische Dauerkontrolle gab *Ivan Illich*: Die Nemesis der Medizin. Letztfassung Reinbek bei Hamburg 1976; auch *Ivan Illich* (Hg.): Entmündigung durch Experten. Ebd. 1979. Dazu *Rainer Flöhl* (Hg.): Maßlose Medizin? Antworten auf Ivan Illich. Berlin, Heidelberg, New York 1979. Aus der Fachsoziologie *Eliot Freidson*: Dominanz der Experten. Zur sozialen Struktur medizinischer Versorgung. München u. a. 1975. Daß diese Berufsentwicklung bereits im 19. Jahrhundert angelegt war, zeigt *Claudia Huerkamp*: Ärzte und Professionalisierung in Deutschland, in: Geschichte und Gesellschaft 6 (1980) 349—382. Einen Gesamtüberblick gibt *Heinrich Schipperges*: Medizinische Dienste im Wandel. Baden-Baden 1975.

(11) Über den Anteil der Medizin an der Klientelisierung der Bevölkerung des Sozialstaats vgl. meinen Eröffnungsvortrag der 79. Tagung der Deutschen Gesellschaft für

Innere Medizin 1973 u. d. T. „Medizin in der Wohlfahrtsgesellschaft", in: Medizin im Sozialstaat. Stuttgart 1978.

(12) Als Utopie leitend für die moderne Medizin seit der Aufklärung; neuartig ist die Übernahme in eine gezielte und organisierte Gesellschaftspolitik; vgl. *Oskar Köhler*: Die Utopie der absoluten Gesundheit, in Heinrich Schipperges, Eduard Seidler, Paul U. Unschuld (Hg.): Krankheit, Heilkunst, Heilung. Freiburg/München 1978. Dazu auch *Schipperges*: Utopien der Medizin. Salzburg 1968.

(13) Mein herrschaftssoziologisches Konzept des Sozialstaats habe ich auf dem 18. Deutschen Soziologentag 1976 in Bielefeld vorgetragen: „Herrschaft im Sozialstaat. Auf der Suche nach einem soziologischen Paradigma der Sozialpolitik", abgedruckt in *Christian von Ferber* u. *Franz-Xaver Kaufmann* (Hg.): Soziologie und Sozialpolitik (Sonderheft 19 der Kölner Zeitschrift für Soziologie und Sozialpolitik). Opladen 1977, S. 128—142.

(14) Vgl. den II. Band „Epidemiologie und präventive Medizin" von *Blohmke/v. Ferber/ Kisker/Schaefer*: Handbuch der Sozialmedizin. Stuttgart 1977, und *Herbert Viefhues* (Hg.): Lehrbuch der Sozialmedizin. Stuttgart u. a. 1981 (bes. Beitrag von *Ulrich Laaser*). Neuerdings *Philipp Herder-Dorneich* u. *Alexander Schuller* (Hg.): Vorsorge zwischen Versorgungsstaat und Selbstbestimmung. Stuttgart u. a. 1982. Zur Politisierung der Vorsorgemedizin *Gerd Göckenjan*: Politik und Verwaltung präventiver Gesundheitssicherung, in: Soziale Welt 31 (1980) 156—175, und kritisch, *Jost Bauch*: Prävention als Systemveränderung, ebd. 32 (1981) 261—265 u. 266.

(15) Zur Debatte über Risikofaktoren *Hans Schaefer*: Die Hierarchie der Risikofaktoren, in: Medizin Mensch Gesellschaft 1 (1976) 141—146; sowie im Detail *K. D. Bock* (Hg.): Risikofaktoren-Medizin. Braunschweig u. Wiesbaden 1982.

(16) Zur Präventionsforschung etwa *Bernhard Badura* (Hrsg.): Soziale Unterstützung und chronische Krankheit. Frankfurt am Mein 1981; *Hans Schaefer* u. *Maria Blohmke*: Herzkrank durch psychosozialen Streß. Heidelberg 1977. *Gotthard Schettler*: Die ärztliche Praxis zwischen Vorsorge und Rehabilitation, in: Heidelberger Jahrbücher 25 (1981) 1—16.

(17) Überblick in: Handbuch der Sozialmedizin. Band I (Grundlagen und Methoden der Sozialmedizin). Stuttgart 1975, und im Lehrbuch von *Viefhues*, beide zit. Anm. 14. Dazu *Maria Pinding* u. a.: Sozialmedizin. Grundlagen und Standpunkte. Stuttgart 1977. Weiters *Christian von Ferber*: Soziologie für Mediziner. Berlin/Heidelberg/New York 1975; *Johannes Siegrist*: Lehrbuch der Medizinischen Soziologie. München u. a. 1977; *Brigitte Geissler* u. *Peter Thoma* (Hg.): Medizinsoziologie. Frankfurt u. New York 1975.

(18) Über den Paradigmenwechsel ideologiekritisch *Horst Baier*: Streit der Weltbilder in der Medizin, in: *G. A. Neuhaus* (Hg.): Pluralität in der Medizin. Frankfurt am Main 1980 (im selben Band weitere Beiträge, vor allem von *Gerhard Kienle*, Helmut F. Spinner und *Rudolf Gross*).

(19) Einen Überblick gibt *Gérard Gäfgen*: Stand und Entwicklungstendenzen der Gesundheitsökonomie (pharma dialog Nr. 71): Frankfurt am Main 1981. Mit der Forderung nach ‚Systemstrategie und Ordnungspolitik' *Philipp Herder-Dorneich*: Gesundheitsökonomik. Stuttgart 1980.

(20) Über die untergründigen sozialstrukturellen und sozialmentalen Prozesse *Helmut Klages*: Die unruhige Gesellschaft. München 1975, und: Überlasteter Staat — verdrossene Bürger? Frankfurt a. M. / New York 1981. — Für die internationale Entwicklung *Harold L. Wilensky*: The Welfare State and Equality. Berkeley 1975; sowie *Peter Flora, Jens Alber* u. *Jürgen Kohl*: Zur Entwicklung der westeuropäischen Wohlfahrtsstaaten, in: Politische Vierteljahresschrift 18 (1977) 707—772; neuerdings

Jens Alber: Vom Armenhaus zum Wohlfahrtsstaat. Frankfurt am Main u. New York 1982.

(21) In vergleichender Sicht *Klaus von Beyme*: Ökonomie und Politik im Sozialismus. München u. Zürich 1975, und: Sozialismus oder Wohlfahrtsstaat? München 1977. Dazu sehr anschaulich *Jürgen-Peter Stössel*: Staatseigentum Gesundheit. Medizinische Versorgung in der DDR. München 1978.

(22) Die Literatur zur Gesundheitserziehung ist unübersehbar. Beachtenswert sind die Arbeiten von *Jürgen von Troschke*, z. B.: Über Aufwand und Effizienz der Gesundheitserziehung in der Bundesrepublik Deutschland, in: Medizinische Klinik 71 (1976) 2085—2089. Bilanzierend heute *Hans Schaefer*: Plädoyer für eine neue Medizin. München 1981 (bes. Kap. 4: „Lebenserwartung und Lebensführung").

(23) Dazu mein Beitrag „Pflicht zur Gesundheit?" am 4. Essener Hypertonie-Kolloquium 1980, veröffentlicht bei *K. D. Bock* (Hrsg.): Risikofaktoren-Medizin. Braunschweig / Wiesbaden 1982.

(24) *Ernst Forsthoff* hat den Begriff der ‚Daseinsvorsorge' als verrechtlichte und verwaltete Leistung des Sozialstaats eingeführt, vgl.: Rechtsstaat im Wandel. Verfassungsrechtliche Abhandlungen 1950—1964. Stuttgart 1964; sowie den von ihm hg. Sammelband: Rechtsstaatlichkeit und Sozialstaatlichkeit. Darmstadt 1968.

(25) In Deutschland hat die Debatte maßgeblich bestimmt *Helmut Schelsky*: Die Arbeit tun die anderen. Opladen 1975 (bes. Schlußkapitel „Die neuen Formen der Herrschaft: Belehrung, Betreuung, Beplanung"), sowie: Der selbstständige und der betreute Mensch. Stuttgart 1976. Für die internationale Diskussion *Morris Janowitz*: Scial Control of the Welfare State. New York 1976.

(26) Vgl. meine Arbeiten in: Medizin im Sozialstaat. Stuttgart 1978. Neuerdings hat *M. Rainer Lepsius* diese neuartige Sozialstruktur mit dem Begriff der ‚Versorgungsklasse' beschrieben: „Soziale Ungleichheit und Klassenstrukturen in der Bundesrepublik Deutschland", in *Hans Ulrich Wehler* (Hg.): Klassen in der europäischen Sozialgeschichte. Göttingen 1979.

(27) Mehr bei *R. B. Haynes, D. W. Taylor, D. L. Sackett*: Compliance Handbuch, jetzt deutsch, München 1982.

(28) Der Begriff stammt von *Arnold Gehlen*: Die Seele im technischen Zeitalter. Hamburg 1957.

(29) Vgl. Literatur in Anm. 19; unter allgemeinem wirtschaftstheoretischem Gesichtspunkt den Sammelband von *Erich Streißler* u. *Christian Watrin* (Hg.): Zur Theorie marktwirtschaftlicher Ordnungen. Tübingen 1980.

(30) Ich verweise auf die einschlägigen historischen Realanalysen *Max Webers*: Wirtschaft und Gesellschaft. 5. Aufl., 3 Bände. Tübingen 1976.

(31) Vgl. *Erik Boettcher, Philipp Herder-Dorneich* u. *Karl-Ernst Schenk* (Hg.): Neue Politische Ökonomie als Ordnungstheorie. Tübingen 1980; und spezieller *Harald Bogs* u. a.: Gesundheitspolitik zwischen Staat und Selbstverwaltung. Köln-Lövenich 1982.

(32) Zur Definition *Klaus Mackscheidt* und *Jörg Steinhausen*: Finanzpolitik II. Grundfragen versorgungspolitischer Eingriffe. Düsseldorf 1977, S. 25 ff., 57 ff., 147 ff. Zur Diskussion *Holger Bonus*: Ordnungspolitische Aspekte öffentlicher Güter, in: Neuere Entwicklungen in den Wirtschaftswissenschaften (Verhandlungen des Vereins für Socialpolitik. Münster 1977). Berlin 1978, S. 51—73; und: Verzauberte Dörfer, oder: Solidarität, Ungleichheit und Zwang, in: Ordo. Jahrbuch für die Ordnung von Wirtschaft und Gesellschaft 29 (1978) 49—82.

(33) Am gründlichsten hat dieses Thema vom Standpunkt der ‚Ökonomie öffentlicher Güter' behandelt *Klaus-Dirk Henke*: Öffentliche Gesundheitsausgaben und Verteilung. Göttingen 1977.

(34) Heute grundlegend *Dietrich Nord*: Die soziale Steuerung der Arzneimittelversorgung. Stuttgart 1982. Dazu die Referate zum Thema „Arzneimittelökonomik", ed. von *Philipp Herder-Dorneich* in: Medizin Mensch Gesellschaft 2 (1977) 1—22.

(35) Vgl. im Detail *K. D. Bock* (Hrsg.): Arzneimittelprüfung am Menschen. Braunschweig u. Wiesbaden 1980.

(36) Eine Verhaltensanalyse von Verbraucher und verschreibendem Arzt legte vor *Dietrich Nord*: Arzneimittelkonsum in der Bundesrepublik Deutschland. Stuttgart 1976. Vom Standpunkt des klinischen Pharmakologen *Franz Gross*: Homo Pharmaceuticus. Berlin, Heidelberg, New York 1977.

(37) Siehe *Dietrich Nord*, 1976 (zit. Anm. 34).

(38) Vgl. meine Analysen des ‚freien Berufes‘ des Arztes in: Medizin im Sozialstaat. Stuttgart 1978.

(39) Unter dem Gesichtspunkt einer ‚ordnungspolitischen Kritik‘ *Walter Hamm*: Irrwege der Gesundheitspolitik. Tübingen 1980.

(40) Ausführlicher mein Beitrag zum 3. Essener Hypertonie-Kolloquium 1979: „Wirksame Arzneimittel — soziale Ansprüche und sozialpolitische Grenzen", publ. bei *K. D. Bock*: Arzneimittelprüfung am Menschen. Braunschweig / Wiesbaden 1980.

(41) Vgl. *Jens Alber*: Der Wohlfahrtsstaat in der Krise? Eine Bilanz nach drei Jahrzehnten Sozialpolitik in der Bundesrepublik, in: Zeitschrift für Soziologie 9 (1980) 313—342.

(42) Dazu genauer *Walter Krämer*: Wer leben will, muß zahlen. Die Kostenexplosion im Gesundheitswesen und ihre möglichen Auswirkungen. Düsseldorf u. Wien 1982; sowie die Beiträge zum Thema „Kostensteuerung im Gesundheitswesen", hg. von *Philipp Herder-Dorneich* in: Medizin Mensch Gesellschaft 6 (1981) 203—229.

4.2 Der einzelne und die Gesundheitspolitik

W. Jacob

Das Thema „Der einzelne und die Gesundheitspolitik" soll hier behandelt werden unter dem Aspekt der kritischen Frage „Was hat die Gesundheitspolitik — so wie sie ist und so wie sie sich in den verschiedenen Referaten dieses Kolloquiums darstellt — für den einzelnen bewirkt, und was wird sie fürderhin bewirken? Was könnte sich uns als das eigentliche Problem einer Gesundheitspolitik darstellen, welche Gefahr läuft, ihren eigentlichen Gegenstand, den gesunden oder kranken Menschen aus den Augen zu verlieren, während sie sich mehr und mehr den Interessen des Staates, der Ökonomie, der Ordnungspolitik, den Ergebnissen einer selbstbetriebenen Ressort-Forschung, mit anderen Worten: den mehr und mehr zentralistischen Einflüssen einer Staatspolitik zuwendet, in welcher der *einzelne* keine wirklich ernst zu nehmende Dimension bedeutet?

Die Notwendigkeiten und Zielsetzungen einer bürgernahen Gesundheitspolitik in einer Industrienation sind uns durch die vorhergehenden Referate bereits so deutlich geworden, daß ich darauf verzichten kann, mich der Frage „Was hat eine gezielte Gesundheitspolitik dem einzelnen Bürger an Möglichkeiten der Krankenbehandlung, der Versorgung, der Hygiene, der Gesundheit gebracht?" noch einmal zuzuwenden.

Freilich schlagen inzwischen auch die *Aporien* und die *Negativa* dieser Gesundheitspolitik so belastend zu Buche, daß wir sie nicht mehr unbeachtet lassen dürfen. Hans Schaefer (vgl. S. 190 ff.) vor allem hat uns gezeigt, wo die Bedürfnisse, aber auch die Mängel, die Aporien einer heutigen Gesundheitspolitik zu suchen sind, welche Bereiche der Krankenversorgung sie bisher so gut wie gar nicht abdeckt — etwa die Prävention chronischer Erkrankungen (soweit es etwas derartiges heute unter dem Aspekt einer gezielten wissenschaftlichen Forschung schon geben kann) oder gar die Erhaltung der Gesundheit als einer conditio sine qua non unserer Lebensvollzüge als Bürger einer Industrienation.

Außer Frage steht, daß eine vollentwickelte Industrienation ohne eine gezielte Gesundheitspolitik nicht leben kann. Der Systemzwang einer so gearteten Zivilisation läßt hier gar keine andere Wahl. Daß wir gut daran täten, zwischen Krankheits- und Gesundheitspolitik zu unterscheiden, anstatt wie bisher ständig beides zu vermischen, war ebenfalls ein Diskussions-Thema unseres Seminars. Wirksame Wege, den Gesundheitszustand des einzelnen Bürgers zu verbessern, müßten allein schon, um die immer unbezahlbarer werdenden Kosten unseres Gesundheits- oder Krankheitswesens fühlbar zu reduzieren, unverzüglich und zunehmend entdeckt und nachhaltig begangen werden.

Die Notwendigkeit, *sofort anzufangen*, steht mir als die vielleicht wichtigste Konsequenz der Ausführungen von Herrn Schaefer insbesondere vor Augen! Doch hat uns nichts *konkret* darauf hinweisen können, *wie* sofort begonnen werden kann und *ob* eine Reihe wirksamer und konkret gangbarer Schritte und Maßnahmen von politischer Seite bereits eingeleitet worden sind, welche darauf hoffen lassen, den Gesundszustand der Bevölkerung in wenigen Jahren konkret so anzuheben, daß eine fühlbare — vor allem finanzielle — Entlastung zu erwarten wäre. Nichts deutet darauf hin, daß der Medizinstudent unserer Tage darin ausgebildet wird, über wirksame gesundheitsbildende Maßnahmen etwas zu lernen und diese Maßnahmen bei seinen Schutzbefohlenen — wer das auch immer in der Zukunft sein wird — durchzusetzen; nichts läßt uns darauf hoffen, daß auch nur das notwendigste gesundheitspolitische Interesse oder die notwendigen Schritte einer Weiterbildung des Arztes in Gesundheitsfragen darauf hingelenkt werden, hier eine wirkliche Veränderung der Situation zu induzieren; ja selbst die Frage, ob die Gesundheitsbildung in den Zuständigkeitsbereich des Arztes gehört, oder ob sie nicht vor allem von Nicht-Ärzten in großem Stil in die Bevölkerung hineingetragen werden müßte, — selbst diese Frage bleibt als solche offen; weder wird sie hinreichend und an den Schaltstellen der Macht zureichend diskutiert, noch werden gangbare Wege in dieser Richtung eröffnet oder gar beschritten, noch hat sich das allgemeine gesellschaftliche oder politische Bewußtsein in dieser Richtung merkbar fortentwickelt. In den nächsten Jahren wird also mit einer grundsätzlichen Veränderung unseres Verhaltens zu unserer Gesundheit etwa durch eingreifende und wirksame gesundheitspolitische Maßnahmen nicht zu rechnen sein.

Hans Schaefer hat überaus eindrucksvoll auf die Schwierigkeiten und Hindernisse verwiesen, welche sich einer systematisierten Gesundheitspolitik in Richtung auf die Gesundheitsbildung und evtl. die aus ihr zu erwartenden Effekte in den Weg stellen. Denn es ist ja nicht nur der gute Wille, der eine Gesellschaft oder ein Volk in Bewegung setzt, auf bestimmte, der Gesundheit abträgliche Verhaltensweisen einfach zu verzichten, sondern es fehlt im Grunde genommen jede geistige Grundlage zu einer effektiven Gesundheitsbildung.

Wir haben ausführlich über die Frage des Alterns gesprochen, darüber, daß mit der Zunahme des durchschnittlichen Lebensalters in der Bevölkerung eine Reihe von Alterskrankheiten auftreten und zu erwarten sind, deren Behandlung sich die Solidargemeinschaft keinesfalls entziehen kann. Schaefer hat auf die Kostenschere hingewiesen, welche durch die technisch zunehmend versierte Medizin geradezu systematisch erzeugt wird und der man sich aus Gründen eben dieser sog. Solidargemeinschaft wiederum nur schwer entziehen kann, wenn man den zunächst ethisch fundierten Standpunkt nicht verläßt, das einem jeden Mitglied dieser Solidargemeinschaft jede nur mögliche Heilungschance im Prinzip nicht vorenthalten werden kann. Wir hatten uns mit einer ganzen Reihe von Luxus-Konsumtions-Phänomenen beschäftigt, welche die moderne Medizin und mit ihr die moderne Gesundheitspolitik nicht nur im kurativen, sondern auch im präventiven Sektor mit sich bringt. Hier taucht die Frage auf, inwieweit der einzelne, der hohe Beträge an die Solidargemeinschaft abführt, um seine Gesundheit zu sichern, wiederum aus diesem Topf auch etwas zurückbekommen möchte, und sei es nur eine Sicherungskur, auf die er alle zwei Jahre ein Anrecht zu haben glaubt und die ihn auf längere Sicht vor chronischer Erkrankung bewahren soll.

Wir haben nicht zuletzt gehört, welche außerordentlichen finanziellen Aufwendungen getätigt werden müßten, würde man das strenge Prinzip der Vorsorge- oder Früherkennungsuntersuchung auf eine größere Anzahl von Risiko-Indikatoren anzuwenden haben, d. h. wenn wir die Screening-Methoden im medizinischen Präventionsbereich über das bisher geübte Maß noch wesentlich ausdehnen wollten. Eine Interventions-Studie, wie sie die WHO in Wiesloch und Eberbach finanziert, trägt zwar exemplarischen Charakter insofern, als die Interventions-Maßnahme im Gesundheitsverhalten der mit dieser Studie einverstandenen Bürger zu einer Verbesserung des Gesundheitszustandes, etwa zum Absinken des Herzinfarktes bei dieser Bevölkerung führen kann; aber die Kosten, die hier durch die systematischen Interventions-Bemühungen entstehen, würden, wollte man sie auf die gesamte Bevölkerung unseres Landes ausdehnen, sehr rasch unbezahlbar werden!

Was fehlt, ist nicht nur ein praktikables Konzept einer wirksamen Gesundheits-Strategie in einer demokratischen Bevölkerung, sondern ist eine zureichende Erkenntnis (ja die zureichende Bereitschaft zu dieser Erkenntnis), daß nur der einzelne diejenigen Lebensvollzüge, die notwendig sind, um sich vor Krankheit weitmöglich zu bewahren und einer chronischen Erkrankung in späteren Lebensjahren systematisch vorzubeugen, selber vollziehen kann; daß er die Möglichkeit erhält, sich darin zu üben und zu bedenken, d. h. sich — als sog. mündiger Bürger — mit denjenigen Lebensvollzügen *aktiv* auseinanderzusetzen, welche seinem Leben und seiner Gesundheit förderlich sind.

Wenn wir eine solche Feststellung nicht zu einer ideologischen Forderung geraten lassen wollen, welche wiederum der Gegenstand einer ideologisch zwingenden Gesundheitspolitik zu werden droht, so müssen wir uns konkreter um die Situation des einzelnen bemühen, um seine Interessen, seine Bindungen, seine Hemmnisse, seine Lebenslage, indem wir schauen, was im einzelnen und konkret geschehen kann oder geschehen sollte.

Zunächst jedoch möchte ich in der Betrachtung dessen, womit sich Gesundheitspolitik im allgemeinen Rahmen beschäftigt, noch einen Moment fortfahren, um die *Dimensionen*, in denen wir uns mit unserem Thema zu bewegen haben, noch etwas deutlicher herauszustellen.

Die Gesundheitsforschung, so wie sie vom Bundesgesundheitsministerium und vom Bundesarbeitsministerium seit Jahren betrieben worden ist — mit einem Forschungsvolumen von DM 100 Mio. pro Jahr — konzentriert sich auf Forschungsprojekte, die so gut wie keine konkrete Verbesserung des Gesundheitszustandes unserer Bevölkerung erwarten lassen; die Regierung — unsere neue Regierung — ist nicht einmal bereit, eine *Evaluation* der bisher in Angriff genommenen oder abgeschlossenen Forschungsprojekte auf diesem Sektor anzustreben oder in den nächsten Jahren zu verwirklichen. Ein oder zwei mit der Evaluation der bisherigen Projekte befaßte Studien würden genügen, die Ineffektivität des bisherigen Forschungsprogramms zu beweisen.

Die AWMF, der Dachverband aller medizinischen Fachgesellschaften, hat den freilich vergeblichen Versuch unternommen, beim Gesundheitsminister persönlich darauf hin zu wirken, daß das nach Ansicht dieser Arbeitsgemeinschaft als ineffektiv und ineffizient anzusehende Programm der letzten vier Jahre in der vor uns liegenden Legislatur-Periode wenigstens eine gewisse Modifikation der Themen erfahren sollte. Dadurch könnten in den nächsten vier Jahren die Möglichkeiten einer besseren Einsicht in die Zusammenhänge zwischen Gesundheit und Krankheit in unserem Volke eröffnet werden, damit aber auch eine bessere Einsicht in die Wege, wie Gesundheit und wie Vermeidung chronischer Erkrankungen in unserer Gesellschaft realisierbar sei. Das Programm rollt leider wie in der letzten Legislatur-Periode unverändert weiter ab. Eine effektive Konsequenz aus den Forschungsprojekten der nächsten vier Jahre ist nicht zu erhoffen.

Den agnostischen Verhaltensweisen der Politiker, welche sich einer effektiv wirksamen Gesundheitspolitik heute im öffentlichen Bereich entgegenstellen, ließen sich zahlreiche Gründe hinzufügen. Ich werde die Aufzählung solcher Gründe nicht weiter verfolgen und bezeichne diese Entwicklung summarisch als *Sozialpathologie öffentlich wirksamer Entscheidungsprozesse auf dem Sektor des Gesundheitswesens.* Darunter verstehe ich, daß auch in jüngster Zeit die wesentlichen Entscheidungen auf dem Sektor der Gesundheitspolitik so getroffen worden sind, daß sie nicht nur keine effektive Verbesserung unserer Gesundheit erwarten lassen, sondern daß sie dazu beitragen, den Hiatus zwischen leerem Gesundheitsgerede, staatlicher gesundheitspolitischer Intervention und ökonomischer Funktion des Gesundheitswesens auf der einen Seite und der Erreichung des konkreten Zieles, nämlich der Verbesserung des Gesundheitszustandes eines jeden einzelnen, der möglichen Vermeidung von Krankheit, insbesondere auf dem Gebiet der chronischen Erkrankungen, und schließlich der quantitativen Minderung der Kosten im Gesundheitswesen auf der anderen Seite ständig zu vergrößern.

Ich möchte nun mein Thema auf die folgenden Fragen konzentrieren:

1. Wie weit waren die großen gesundheitspolitischen Entscheidungen der jüngsten Vergangenheit auf den einzelnen Bürger bezogen, und wie weit haben sie ihn erreicht?
2. Wie lassen sich gesundheitspolitische *Möglichkeiten* von gesundheitspolitischen und damit gesellschaftspolitischen *Zwängen* unterscheiden; wie lassen sich die ersteren für den einzelnen nutzbar machen und wie die letzteren vermeiden?
3. Welche geistigen Voraussetzungen braucht eine Gesundheitspolitik, um nicht *gegen*, sondern *für* den einzelnen zu entscheiden?
4. Welche Voraussetzungen braucht der einzelne, um sich für sinnvolle gesundheitspolitische Maßnahmen, die ein echtes gesundheitliches Engagement der Gesellschaft verlangen, einzusetzen?

5. Wie lassen sich sog. gesellschaftliche „Leerräume" (d. h. von dem einzelnen zu gestaltende Lebensräume) im Sinne eines gesundheitlichen Engagements des einzelnen gestalten und nutzen?

Zunächst zum ersten Punkt: Welchen Einfluß haben die großen gesundheitspolitischen Entscheidungen der jüngsten Vergangenheit in ihrer Wirkung auf den einzelnen?

Ich nenne hier zunächst die wichtigsten:

1. das Krankenhausfinanzierungsgesetz,
2. das Kostendämpfungsgesetz und die daraus resultierenden kassenärztlichen Konsequenzen, etwa die Veränderung der ärztlichen Gebührenordnung und der kassenärztlichen Verschreibungslisten,
3. die staatlichen, d. h. die gesundheitspolitisch verordneten Veränderungen der Approbationsordnung und damit der ärztlichen Ausbildung.

Bei den ersten beiden Entscheidungen geht es offensichtlich zunächst um rein ökonomische Prinzipien: Das Gesundheitswesen ist teuer, auf die Dauer unbezahlbar und bedarf daher einer drastischen Kosteneinschränkung!

Anstatt hier grundsätzlich erst einmal die Frage zu stellen, wessen der potentiell und dann tatsächlich krank werdende Mensch, der Patient, *wirklich* bedarf, um dann an diese Frage anknüpfend die notwendigen gesundheitspolitischen Entscheidungen zu treffen, hat man sich auf eine Veränderung des Systems — und hier zunächst des Kosten-Systems — beschränkt, in der Hoffnung, dadurch wesentliche Kosten auf dem Gesundheitssektor einzusparen.

Irgendwelche Querverbindungen zu der uns eigentlich interessierenden Frage: was läßt sich tun, damit der Mensch weniger krank wird? — solche geradezu simpel erscheinenden Querverbindungen sind gesundheitspolitisch gar nicht erst gelegt worden; sie wurden bei der Entscheidung über die Gesetze weder bedacht noch gründlich erwogen!

Nun kann es natürlich sein, daß die inhärenten Aporien einer solche Fragestellung, etwa die Beantwortung der Frage „Wodurch wird denn eigentlich das Chronisch-Krankwerden des einzelnen Kranken ermöglicht oder begünstigt?" den unter einem Entscheidungszwang stehenden Politiker deswegen nicht interessieren, weil sie sich in der Tat zur Zeit nicht wissenschaftlich beantworten lassen. Der Politiker könnte hier antworten: „Wir haben ja gerade mit dem Programm ‚Forschung und Technologie im Dienst der Gesundheit' eine ganze Fülle von Forschungsprojekten großzügig finanziert, welche uns eine Antwort oder Teilantwort auf diese Frage geben sollen."

Dennoch: die Auswirkungen des Krankenhausfinanzierungsgesetzes betrafen ausschließlich den ökonomischen, d. h. personalen und organisatorischen Kostenfaktor des Krankenhauswesens, ohne daß obiger Frage auch nur im Rahmen ihrer grundsätzlichen Bedeutung für die Krankenhausbehandlung des einzelnen gründlich nachgegangen worden wäre. Es hätte nahe gelegen, den

Krankenhausärzten mit diesem Gesetz zu gleicher Zeit die Auflage zu machen, systematisch danach zu forschen, wie sie rationeller mit den ökonomischen Mitteln in ihrem Arbeitsbereich verfahren könnten, ohne daß dem Patienten daraus ein Nachteil erwächst; es hätte zunächst einmal genügt, der Frage „Was braucht der Einzelne im Krankenhaus *wirklich*?" grundsätzlich und systematisch in einem größeren Forschungsprojekt nachzugehen, und ein solches Forschungsprojekt hätte jeder gesundheitspolitischen Entscheidung in dieser Richtung vorausgehen müssen!

Ich nenne einige, vor allem negative Resultate des Gesetzes, welches mit seinen ausschließlich organisatorisch-ökonomischen Forderungen einen bedenklichen circulus vitiosus in Gang gesetzt und damit eine *sozialpathologische Situation* heraufbeschworen hat:

a) Die Krankenhäuser der Maximalversorgung werden zuungunsten der kleineren, vor allem konfessionellen Krankenhäuser mit riesigen, zum Teil unverantwortlichen Aufwendungen technisch ausgestattet und finanziell protegiert. Sie zehren wie finanzielle Krebsgeschwülste am Corpus Oeconomicum des öffentlichen Gesundheitswesens.

b) Durch die bestmögliche technische Ausrüstung wird zwar den technischen und organisatorischen Forderungen einer so gut wie ausschließlich technisch-naturwissenschaftlich orientierten Medizin Rechnung getragen. Die den einzelnen Patienten betreffende Frage jedoch, wann und unter welchen Umständen er unter einer gediegenen persönlichen ärztlichen Behandlung und Betreuung — vor allem einer gründlichen und sorgenden Pflegeleistung — evtl. rascher genesen könnte, vielleicht sogar rezidivfrei bleiben könnte oder wie man der Entwicklung einer chronischen Erkrankung zuvorkommt, diese Frage wird gar nicht erst gestellt, sie wird daher nicht untersucht und wird auch nicht erforscht.

So gibt es z. B. keine einzige medizinische Studie, die der Frage nachgeht, ob eine qualifizierte ärztliche Behandlung oder Pflegeleistung verglichen mit einer anonym orientierten, technisch perfekten ärztlichen Diagnostik und Therapie dem Patienten besser bekommt, ihm nachhaltiger hilft und sein Krankenlager verkürzt. Es gibt darüber lediglich eine einzige vom Bundesarbeitsminister mit über 2 Mio. DM dotierte soziologische Studie, deren Fazit lautet: Kranke fühlen sich in konfessionellen kleineren Krankenhäusern wohler als in Krankenhäusern der Maximalversorgung! Eine für 2 Mio. DM fürwahr ebenso kostspielige wie triviale Aussage! Denn man braucht sich nur je einen Tag als Patient stationär aufnehmen zu lassen, um diese Frage eindeutig beantworten zu können. Die zweite große gesundheitspolitische Entscheidung, das Kostendämpfungsgesetz, betrifft vor allem die Frequenz der ärztlichen Behandlung, ihre Kosten, die Aufwendungen für teure Medikamente usw. Betrachten wir diese Entscheidung wiederum unter dem Aspekt des einzelnen; was hat sie de facto bewirkt?

In der Tat haben die Ärzte unter dem Druck dieses Gesetzes gelernt, etwas ökonomischer mit den diagnostischen und therapeutischen Werkzeugen ihres Handelns umzugehen, so daß der ökonomische Zweck des Gesetzes wenigstens in Teilbereichen erfüllt zu werden scheint.

Nicht bedacht wurde jedoch, daß auch hier die Kostenfrage nicht am Arzt-Patienten-Verhältnis vorbei reguliert werden kann; denn es könnte doch sein, daß der erfahrene und gute Arzt, dem der Patient wirklich vertraut, ganz anders „kostensparend" zu handeln und zu entscheiden vermag als derjenige, zu dem der Patient sich mit einem gewissen Anspruchsdenken, mit einem medizinischen Halbwissen, das er aus den Medien bezogen hat, und endlich mit Krankheitserscheinungen begibt, die nicht so sehr eines teuren Medikamentes als vielmehr eines ärztlichen Ratschlages bedürften, den der Patient aber nicht erhält oder dem er nicht folgt, weil ein solches Vertrauen fehlt!

Daß es mit dem Vertrauen des Patienten zum Teil sehr schlecht bestellt ist, können wir der Compliance-Forschung entnehmen, die uns zeigt, daß Milliarden-Summen für Medikamente ausgegeben werden, die der Patient gar nicht zu sich nimmt.

Noch eine zweite Frage, die den Kostensektor des Arzt-Patienten-Verhältnisses betrifft, muß hier gestellt werden. Ist nur diejenige Medizin eine wirksame und heilende, die ausschließlich nach dem Schema naturwissenschaftlich-technologischer Diagnostik und Therapie verfährt, also den Patienten als einen anonymen Gegenstand betrachtet, dem unzählige diagnostische Maßnahmen und daraus resultierende Empfehlungen zugeordnet, d. h. verordnet werden; oder besitzt das wirliche Arzt-Patienten-Verhältnis eine Dimension, in der die Heilungschancen sich aufgrund einer gediegenen ärztlichen Zuwendung zum Kranken verbessern lassen oder aber verschlechtern, falls die letztere fehlt?

Die dritte einschneidende gesundheitspolitische Entscheidung betrifft die sog. Kostendämpfungsmaßnahmen nicht weniger als die wahrscheinlich sozialpathologisch bereits besiegelte Entwicklung — sagen wir ruhig: Entartung eines Gesundheitswesens, das den beabsichtigten Kostendämpfungsmaßnahmen völlig zuwiderläuft. Es ist das die gegenwärtige *ärztliche Ausbildung* mit ihren Folgen!

Lassen Sie mich die paradoxe Wirkung dieser staatlichen Entscheidung, welche auch die bisher erreichten scheinbaren Erfolge auf dem Kostendämpfungssektor rasch zunichtemachen wird, ganz kurz darstellen:

Es handelt sich um einen circulus vitiosus, der seit Jahr und Tag hätte vorausgesehen werden müssen und auch vorausgesehen worden ist. Der ohne ausreichende Erfahrung am Krankenbett ausgebildete junge Arzt *muß* sich auf diejenigen Fakten seiner ärztlichen Berufsausübung stützen und verlassen, die er beherrscht, und das sind keine anderen als die naturwissenschaftlich-technologisch objektivierbaren Daten eines sehr komplex durchgeführten Check-up-Systems der Diagnostik, verbunden mit einer daraus resultierenden, fast anonym sich vollziehenden therapeutischen Indikationsstellung. Das Ideal eines solchen blinden diagnostischen und therapeutischen Funktionalismus ist die Computer-Medizin, die Vorstellung, es könne die Summe der erhobenen Befunde in ihrer differenzierten Zusammenordnung einen Hinweis auf die einzuschlagende therapeutische Maßnahme geben, ohne daß der Patient als Person in diesem diagnostisch-therapeutischen Verbundsystem noch eine Rolle spielt.

Entsprechende Computer-Programme haben bisher — in der Regel — enttäuscht; nichtsdestoweniger werden gewisse Möglichkeiten einer differential-diagnostischen Symptomatik weiterhin erhofft.

Es geht hier schon längst nicht mehr um die Frage der *Einführung des Subjekts in die Medizin*, wie sie die Heidelberger Schule nach dem Einbruch einer radikalisierten Naturwissenschaft in die Medizin im Auge hatte, sondern es geht um die *systematische Ausschaltung des Subjekts* und mit ihm alles Subjektiven *aus der Medizin*. Es geht darum, sowohl den Kranken selbst als auch den Arzt, aber auch den Pflegenden, sie alle als „Subjekte" aus der Medizin auszuschalten! Es bleibt eine perfekt naturwissenschaftlich-technologisierte Krankenhauslandschaft, in der schließlich der Computer und die Statistik bestimmen, ob rationell, d. h. ökonomisch diagnostiziert und behandelt worden ist, und zwar zum Schaden der personalen Eigenschaften aller Beteiligten und ihrer menschlichen und mitmenschlichen Begegnungen, wozu die ärztliche Erfahrung, das ärztliche Urteilen, Entscheiden und Handeln, das ärztliche Verhalten, der pflegerische Umgang mit dem Kranken, die Beachtung der Person des Kranken, seines Lebensschicksals, seiner situativen Lebenswelt und seiner menschlichen Mitwelt gehören. Für diese Bereiche, welche nicht nur Glück und Unglück des einzelnen Betroffenen, sondern auch seine Zukunft wesentlich bestimmen, findet sich in der beschriebenen Krankenhauslandschaft, welche durch die genannten gesundheitspolitischen Entscheidungen wesentlich mitgestaltet worden ist, kein Platz!

Der Arzt wird nur zu leicht zum *Funktionär eines naturwissenschaftlich-technologisch strukturierten diagnostischen oder therapeutischen Systems*; und er hat es längst verlernt, sich mit dem Körper des Kranken zu beschäftigen (außer in der Chirurgie) oder die seelischen Äußerungen des Kranken, seine Person, wirklich ernst zu nehmen. In einem Krankenhaus der Maximalversorgung mit einem Pflegesatz bis zu DM 1 000.- würde jedes Wort, das der Arzt — wie es scheint „unnötig" — mit dem Kranken spricht, im wahrsten Sinne des Wortes „unbezahlbar" sein. Aus diesem circulus vitiosus resultiert weiterhin ein rein positivistisch, mechanistisch und funktionalistisch orientiertes Handlungsprinzip schließlich bei allen im Krankenhaus mit dem Patienten befaßten Personen.

Die Perspektiven eines derartigen *radikalen Funktionalismus der Krankenbehandlung* werden mit den naturwissenschaftlich-technologisch nachweisbaren Resultaten und ökonomisch zu Buche schlagenden Behandlungskosten kurzgeschlossen; die eigentlich Beteiligten: der Kranke, der Arzt und der Pflegende sind aus dem Spiel!

Wir können daraus folgern: Der circulus vitiosus, der als ein Resultat aus den Aporien einer fast ausschließlich naturwissenschaftlich-technologisch orientierten Medizin resultiert, schließt den Einzelnen, auf den es ankommt — hier den Kranken — aus der gesundheitspolitischen Entscheidung aus. Die drei genannten gesundheitspolitischen Maßnahmen stellen also letztlich eine Konsequenz gesundheitspolitischer Entscheidung im Rahmen eines medizinischen Systems dar, in dem fast nur so und dann fast nur noch so — wie beschrieben — gedacht wird. Und zwar schließlich von allen Beteiligten, dem Arzt, dem Forscher, dem Pflegenden, der Krankenhausverwaltung und Betriebsorganisation, dem Gesundheitspolitiker und schließlich dem betroffenen Patienten selbst, der von diesem System nichts anderes erwartet, als was es zu leisten propagiert und imstande ist — das Krankenhaus als hochdifferenzierte *Reparaturwerkstatt!*

Nun wäre selbst diese Entwicklung mit ihren ganz verschiedenartigen circuli vitiosi, deren einen ich hier lediglich entwickelt habe, nicht nur einer Korrektur bedürftig sondern auch fähig, wenn man wenigstens dem eigentlichen Anliegen der Medizin als Wissenschaft einräumen würde, gänzlich unbeeinflußt von den genannten staatlichen gesundheitspolitischen Eingriffen und unbeeinflußt von den gegenwärtig sich totalisierenden, ausschließlich naturwissenschaftlich-technologisch orientierten Konzepten, ihren Weg zum Kranken und — wir müssen hier nachdrücklich hinzufügen — zum Gesunden zu bahnen oder vielleicht ganz neu zu begehen, wenn man also einem solchen Bemühen nicht systematisch Hindernisse in den Weg legen würde, welche darin bestehen, daß nur eine bestimmte Sichtweise, daß nur bestimmte Denkbewegungen und daß nur ein bestimmter Ausschnitt der Medizin als Wissenschaft zugelassen werden, anstatt die sog. Freiheit von Lehre und Forschung in der Medizin, deren wir dringend bedürfen, dadurch zurückzugewinnen, daß wir als Prämisse zulassen, daß angewandte Naturwissenschaft und Technologie in der Medizin als einer eigenständigen Wissenschaft nicht die einzigen wissenschaftlichen Grundlagen zu bilden vermögen, welcher sie bedarf.

Durch die neue Ausbildungsordnung, die einer derartigen sozialpathologischen Wissenschafts-Entwicklung fast ausschließlich Raum gibt, wurde darüber hinaus die Einheit von Lehre und Forschung systematisch zerstört. Noch in den Hochzeiten der sog. naturwissenschaftlichen Ära in der Medizin war es für den Kliniker selbstverständlich, die engagierte Forschung durch eine ebenso engagierte Lehre zu ergänzen; das geschieht heute nur noch am Rande der Szene eines medizinischen Massenausbildungswesens.

Was ließe sich einer derartigen deletären Wirkung gesundheitspolitischer Entscheidungen grundsätzlich entgegenstellen? Ein Beispiel wurde bereits genannt: die sog. Pflegeforschung; ein weiteres Beispiel wäre die systematische Erforschung der Arzt-Patienten-Beziehung in ihrer Wirkung auf den Heilungsvorgang, ein anderes Beispiel die Erforschung der Bedingungen des Chronisch-Krankwerdens, in welche die sog. psychosoziale Erforschung der Krankheiten voll einbezogen werden müßte, und schließlich ein drittes Beispiel wäre die systematische Erforschung der ärztlichen Praxis unter diesen Aspekten! Und es wäre vor allem die überaus lebendige und tiefgreifende Paradigmenlehre, welche uns die Geschichte der Medizin in der sog. „Vollzahl der Zeiten" zu bieten hat, eine unschätzbare perspektivistische Analyse der Grundlagen einer Lehre vom Arzt, vom Kranken und von der Heilkunde aus den verschiedenen Epochen, welche in ihren Ausläufern bis spät in das 19. Jahrhundert hereinragt und doch nahezu vergessen ist.

In all diesen Bereichen würde der Patient als der Betroffene, würde die Person des Kranken im Mittelpunkt einer solchen Forschung stehen; doch wird diese Forschung bisher nur in wenigen Fällen als wirklich legitim und der naturwissenschaftlich-technologischen Forschung ebenbürtig erachtet.

Aus den bisherigen Ausführungen geht hervor, daß die genannten gesundheitspolitischen Entscheidungen sicher nicht ganz ohne die Vorstellung getroffen worden sind, was sie dem einzelnen Patienten nützen könnten, wohl aber ohne jede Berücksichtigung der Dimensionen, in denen das persönliche Schicksal, die Lebensgestalt und die soziale Situation des Kranken hinreichend bedacht und ins Auge zu fassen sind.

Diese letztere Dimension betrifft auch das Schicksal des Patienten nach der Krankheit, die Rehabilitation, die Prävention des Rezidivs und die weitere Gestaltung seines Lebensschicksals.

Wenden wir uns nunmehr der Frage zu: „Wie lassen sich gesundheitspolitische Möglichkeiten von gesundheitspolitischen und damit gesellschaftspolitischen Zwängen unterscheiden, d. h. wie lassen sich die ersteren für den einzelnen nutzbar machen und die letzteren vermeiden?

Ich möchte hier nicht auf die Frage eingehen, ob sich die gesundheitspolitischen Möglichkeiten und Zwänge von anderen ordnungs- oder gesellschaftspolitischen Möglichkeiten und Zwängen im Prinzip unterscheiden. Doch lassen Sie mich nur ganz kurz auf die exemplarische Bedeutung dieser Frage eingehen: Der Politiker geht auch bei gesundheitspolitischen Entscheidungen in der Regel davon aus, daß den zu erlassenden Verordnungen und Gesetzen Tendenzen der Betroffenen zugrunde liegen, welche eines strengen Reglements bedürfen.

Anstatt nun die Bedingungen aufzuzeigen, unter denen ein Gesundheitssystem dem einzelnen alle Möglichkeiten bieten könnte, ohne einem Mißbrauch Tür und Tor zu öffnen, werden derartige Bedingungen gar nicht erst ins Auge gefaßt, sondern man versucht, über den Kopf der Betroffenen hinweg auf Gesetzesbasis den Mißbrauch gesetzlich einzuschränken oder zu verhindern. Die vorgenannten gesundheitspolitischen Entscheidungen sind Beispiele dafür. Ich möchte sie durch ein weiteres Beispiel ergänzen:

Wir stellen die Frage „Wie kann der einzelne sich verantwortungsbereit vor gesundheitlichen Schäden schützen? Wie läßt sich ein solcher Verantwortungsbereich mit den Bedingungen sozialen Verhaltens verknüpfen?"

Die diktatorische Lösung des Problems liegt auf der Hand. Seine Effktivität in sozialistischen Ländern ist nicht gerade ermunternd, aber der „laissez faire"-Standpunkt unseres eigenen Gesundheitssystems scheint ebenfalls keine Lösungen zu bieten, durch die einschneidende gesundheitspolitische Entscheidungen und Zwänge vermeidbar erscheinen. Der sog. „mündige Bürger" benimmt sich in seinem gesundheitlichen Fehlverhalten wie ein verantwortungsloser unmündiger Range, der seine Ungezogenheit dadurch dokumentiert, daß er glaubt, ohne Rücksicht auf andere tun zu können, was er will!

Hier geht es also um eine *Mentalitätsfrage*, die nicht nur die Gesundheitspolitik, sondern die sog. „liberale Gesellschaft" als solche berührt. Und hier finden sich die eigentlichen Nahtstellen zur Gesundheitsbildung und Gesundheitserziehung. Hier wäre zu überlegen, welche Diätetik, welche „Tugendlehre" einer gesundheitlichen Verhaltensweise, dem frei entscheidenden Bürger anzuempfehlen wäre und wie er ihr Geschmack abgewinnen könnte. Es wird viel darüber diskutiert, welche Veränderungen im gesundheitlichen Verhalten des einzelnen zu fordern wären, um die erstrebte Verbesserung der Gesundheit der Bevölkerung wirklich zu erreichen. Doch es wird wenig darüber nachgedacht, wie sich der „höchste Wert" der Gesundheit mit anderen menschlichen und mitmenschlichen Werten verbindet.

Die Anerkennung sozialer Werte, d. h. die Anerkennung sozialorientierter Verhaltensweisen, und vor allem mitmenschlicher Werte, steht nicht sehr hoch im Kurs, obgleich sie dem einzelnen ebensoviel Freuden und lebenerfüllende Selbstgenügsamkeiten wie Lasten aufzubürden hätte. Was stattdessen geschieht, sehen wir unmittelbar an dem Begriff der sog. „Selbstverwirklichung", einer Lebenstendenz in unserer liberalen bürgerlichen Gesellschaft, welche diesem Idol zuliebe fast alles aufzuopfern bereit ist, was unmittelbare mitmenschliche Freuden ermöglicht, wie z. B. die Familie, die pathische, d. h. die lebensvolle Natur der menschlichen Existenz mit ihren sublimen Zentren, welche wir von alters her als die *Kardinal-Tugenden* zu bezeichnen pflegen und die ich hier nicht eigens zu nennen brauche.

Die bisherigen gesundheitspolitischen Entscheidungen haben nicht bewirken können, daß die hier nur anzudeutenden Möglichkeiten einer Lebenserfüllung und Lebensgestaltung gesellschaftlich sanktionierte Unterstützung erfahren würden, welche etwa in der Familie, in der Politik, in der Schulbildung, in der beruflichen Ausformung des Lebens, in der sozialen Bedeutung des Freizeitverhaltens, aber auch in der sog. „Freizeit" des Arbeitslosen anzusetzen hätte. Nicht einmal den beträchtlichen gesundheitlichen Schäden, welche die Arbeitslosigkeit als solche mit sich bringt, wird systematisch nachgeforscht!

Alte Vorschläge, wie etwa der soziale Dienst oder das soziale Jahr, die Nachbarschaftshilfe, der Entwicklungsdienst, die Altenbetreuung werden genannt, gelten aber weitgehend als tabu; die Voraussetzungen zu ihrer Verwirklichung werden erst gar nicht ernsthaft geprüft. Die Anleitung und Erziehung zu sozialem Verhalten und zu einem mitmenschlichen Verhalten in sozialen Not-Zeiten werden kaum erwogen. Den sog. sozialen, und zwar freiwilligen Dienst nicht als ein erzwungenes Übel, sondern als eine menschliche und vor allem mitmenschliche Fähigkeit und damit als einen Wert zu betrachten, wäre ein Ansatz, der sich nicht nur in der Familie, sondern in der Schule, im Berufswesen, in der Freizeit, wo immer Menschen miteinander umgehen, unmittelbar verwirklichen ließe, und zwar nicht als dogmatische ideologische, d. h. sozialistische Forderung, sondern als eine Haltung und ein mitmenschliches Wertbewußtsein, welches das tägliche Leben des einzelnen Menschen bereichert und ihn von den vielfältigen „Leerformeln" der sog. Selbstverwirklichung befreit bzw. diese in den Dienst jener einzubinden vermag.

In diesem Zusammenhang wäre ein anregender und richtungweisender Einfluß der Gesundheitspolitik auf die Bildungspolitik nicht abzuweisen, zumindest sollte in einer konkreten Diskussion auf Bundes- und Länderebene dieses Thema sorgfältig überdacht und möglichst in den Schulen verwirklicht werden. Hier sei ein ganz einfaches konkretes Problem genannt, ein — wenn ich das so sagen darf — handfester Gegenstand der Schulbildung: Das für unsere Gesundheit so überaus wichtige „diätetische Verhalten" oder aber in Tagen der Krankheit die selbstverständlich geleistete soziale Hilfe durch andere, die den Hilfsbedürftigen nicht einfach irgendeiner anonymen Dienstleistung überläßt und überantwortet, würde für eine solche Ausbildung der mitmenschlichen Sinne und ihrer sozialen Praxis ein Ziel sein, für das die Schulen die allerwichtigsten Bedingungen bereitstellen könnten.

Ein weiteres konkretes Beispiel: Eine vernünftige Ernährung als Grundlage unserer Gesundheit, welche keinesfalls irgendwelcher leibfeindlichen Entbehrungen, sondern in der Regel nur sorgfältiger Überlegung bedarf, sollte zu jener Grundausbildung des heutigen Menschen zählen, die ein nicht nutzloses, sondern jeden einzelnen betreffendes Element der Schulausbildung sein könnte.

Warum wird, wenn die Familie ex officio in der Gesellschaftspolitik schon nicht mehr zählt, dann nicht wenigstens die Schulbildung in jenen Teil der Gesundheitslehre einbezogen, der sich mit einer gar nicht immer kostspieligen, dagegen bekömmlichen und zugleich wohlschmeckenden Ernährung befaßt? Statt eines abstrakten rein kognitiven Bildungs-Solls, mit dem der Mensch kurz nach seinem Schulabgang nur noch wenig anzufangen weiß, könnten doch jedenfalls diese Bildungsgrundlagen eines leiblichen Wohls in den Schulen zureichend vermittelt werden.

Gleiches gilt für die einfachen Prinzipien der Krankenpflege und der Nachbarschaftshilfe, aber auch der wirklichen geistigen Bildung, die notwendig ist, um dem Alltag diejenigen Werte zu erhalten oder neu zu eröffnen, welche wir als die eigentlichen „res non naturales" eines gesunden menschlichen Lebens zu betrachten haben.

Damit bin ich bei den beiden letzten Fragen: Welche geistigen Voraussetzungen braucht eine Gesundheitspolitik, um nicht *gegen*, sondern *für* den einzelnen zu entscheiden? Und welche Voraussetzungen braucht der einzelne, um sich nicht *gegen*, sondern *für* sinnvolle gesundheitspolitische Maßnahmen, die ein echtes gesundheitliches Engagement der Gesellschaft vertreten, einzusetzen?

Im Grunde genommen habe ich mit der Frage nach einer möglichen Kooperation zwischen Bildungs- und Gesundheitspolitik eine Beantwortung dieser Fragen bereits angedeutet. Die Antwort lautet: Eine Gesundheitspolitik ohne geistige Voraussetzungen wendet sich letztlich über den Kopf des einzelnen hinweg gegen ihn. Und umgekehrt: Ohne die Voraussetzungen einer gediegenen Gesundheitsbildung vermag der einzelne in sinnvolle Möglichkeiten nicht einzuwilligen, die eine Gesundheitspolitik vermitteln könnte, welche die geistigen Voraussetzungen ihrer Handlungen erkennt und respektiert! Welches aber sind geistige Voraussetzungen der Gesundheitspolitk? Und wie werden sie vermittelt?

Mit Recht ist darauf hingewiesen worden, daß die Fehlsteuerung aller materiellen und ideellen Investitionen in unserem Gesundheitswesen, also auch in unserer Gesundheitspolitik, dringend einer Korrektur bedürfen. Wir können uns nicht damit begnügen, Schlagwörter wie „Lebensqualität", „Selbstverwirlichung" oder „Humanisierung der Arbeitswelt" mehr oder weniger unreflektiert zu ideologisch propagierten Parteiprogrammen hochzustilisieren; vielmehr wird es in naher Zukunft darum gehen, wie der einzelne den *Wert* von Gesundheit, aber auch die Werte seiner Lebensführung nicht nur für den Alltag, sondern für die Zukunft selbst neu zu entdecken und zu gewinnen in der Lage sein wird. Diese „elementaren Prinzipien einer neuen Lebensordnung", welche durch die Verantwortungsbereiche des einzelnen im Sinne von Wertsetzungen und Wertvollzügen entschieden und gestaltet werden, lassen sich den großen Steuerungsmechanismen einer Gesundheitspolitik nur insofern unterwerfen, als diese sich bereit erklärt, die Möglichkeiten der Entfaltung sensibler Kräfte des einzelnen für ein solches Wertbewußtsein zu fördern. Die abgestimmte Kooperation zwischen Gesundheits- und Bildungspolitik, nicht also eine „*Einschränkungs"*-, sondern eine sehr sensible und geistig mobile „*Regulationspolitik"* wird hier notwendig sein!

Ein wesentliches Handicap einer solchen Entwicklung haben wir allerdings in einem ganz anderen Bereich zu suchen:

Ein sich grundsätzlich wandelndes allgemeines ärztliches Denken, Wissen und Handeln, welches in der Lage wäre, auf den Grundlagen einer neuen „Wissenschaft von der Gesundheit des Menschen" jene Wandlung einzuleiten, ist bisher kaum in Sicht. Doch wie in allen Zeiten eines geistig-kulturellen Umbruchs der Menschheit fängt ein solches Denken über die Perspektiven einer „neuen Heilkunde auf einem theoretisch zu begründenden Fundament" irgendwo an; und mir scheint, daß — wenn wir „dem Übel an die Wurzel" gehen wollen — wir als Ärzte zu fragen hätten, *wo* fangen wir an und *wann* fangen wir an, eine Wissenschaft von der Medizin so zu entwickeln, daß auch der Gesundheitspolitiker nicht darum herumkommt, die Belange des einzelnen Menschen im Auge zu behalten?

Nehmen wir den Satz ernst, daß die Krankheit des Menschen nichts anderes sei als „er selbst, besser: seine Gelegenheit, er selbst zu werden", und begründen wir unser Heilsgeschäft in Zukunft auf diesen Satz, so wären wir bereits auf dem besten Wege zu einer Heilkunde, welche sich unversehens in eine Heilkultur verwandeln könnte, da zunächst immer nur der einzelne Mensch eine wirkliche Einsicht in die Zusammenhänge zwischen dem Gesunden und dem Kranken zu gewinnen vermag. Gesundsein und Krankwerden sind die dynamischen Kräfte unserer pathischen Existenz, innerhalb der wir uns als einzelne bewegen.

Wenn der Mensch weiterhin sagen muß, daß er nicht wisse, was „Heilung" sei, so bedarf dennoch dieses Brachfeld des Wissens einer „Heilkultur", einer Bewirtschaftung nicht erst morgen, sondern heute. Wenn die „Zerstörung alter und die Errichtung neuer Gleichgewichte" nicht nur die Krise der persönlichen Biographie des einzelnen ausmacht, sondern auch als Gesetz einer allgemeinen Geschichte begriffen werden muß, so wäre es denkbar, daß wir nicht auf die Krise der Geschichte tatenlos zu warten haben, sondern daß eine zunehmende Sensibilität der Wertewelt, welche allein schon aus dem Umgang des Gesunden mit dem Kranken sich ergibt, die geistigen Voraussetzungen nicht nur unserer eigenen sozialen Lebenswelt und der darin sich entfaltenden Werte präziser wahrzunehmen und besser zu erleben imstande wäre, sondern zugleich auch die Maßstäbe liefern würde, welche es nicht mehr ganz so utopisch erscheinen lassen, eine wirkliche Heilkunde zu einer Heilkultur zu entwickeln.

4.3 Grenzen präventiver Gesundheitspolitik

F. W. Schwartz

Die etablierte westliche Medizin sieht sich in den letzten Jahren vielfacher Kritik ausgesetzt. Ein Indikator dafür ist das Aufblühen von Gesundheitskulten und die Suche nach alternativen Medizinformen. Im Mittelpunkt der Kritik steht meist das angeblich so deutlich zutage liegende Versagen der Medizin angesichts der modernen Zivilisationskrankheiten [z. B. (27)].

Verwiesen wird auf die Zunahme von Kreislaufkrankheiten und Krebs in unserer Bevölkerung (6, 16, 19, 20). Wegen der offenkundig geringen Erfolge, die man in der Behandlung dieser Erkrankungen feststellen zu müssen glaubt, ergibt sich als ein geradezu feststehender Topos die Forderung nach einer präventiven Neuorientierung in der Medizin. Diese Forderung unterstellt zugleich, daß unsere Medizin wesentliche präventive Erfolge haben könne, wenn sie nur wolle (16, 19, 20, 34, 39, 46). Einige Kritiker verbinden dies mit dem Argwohn, daß lediglich das Verdienstinteresse der am „Gesundheitsbetrieb" Beteiligten eine solche Ausrichtung verhindere.

Man braucht gar nicht in gesundheitlichen oder politischen Außenseiterzirkeln zu suchen, um solche Überzeugungen zu finden. Die Forderung nach präventiver Neuorientierung in der Medizin findet sich genauso in sozial- oder gesundheitspolitischen Erklärungen oder Programmen großer Verbände und Parteien unseres Landes. Oft ist zugleich zu hören, daß die drohenden weiteren Kostenexpansionen im Gesundheitswesen ausschließlich durch den Ausbau der Prävention zu bewältigen seien (17, 19, 20, 26, 50, 55). Die Erwartungen an die Präventivmedizin sind inzwischen sehr weit gesteckt. Diese Erwartungen speisen sich aus einer Kritik an der kurativen Medizin ebenso wie sie dieser neue Nahrung geben (49).

Lassen Sie mich diesem kritischen Denkansatz einige pointierte Ansichten entgegenstellen, die dann beispielhaft illustriert und belegt werden sollen.

1. Die These von der mangelnden präventiven Ausrichtung der heutigen Medizin ist weitgehend falsch.
2. Die These vom Versagen der „kurativ" ausgerichteten Medizin ist ebenso falsch wie die übertriebene Bewunderung ihrer Erfolge.
3. Die gesicherten Möglichkeiten präventiver Strategien werden enorm überschätzt.

Um den Vorwurf einer mangelhaft präventiven Ausrichtung moderner Medizin zu prüfen, bedarf es offenbar einer *Definition* dessen, was wir unter Prävention verstehen wollen. Die Vorstellung, dies bedeute Verhinderung von Krankheit und Tod an sich, ist offenbar naiv. „Gesundheit" kann auch die Kraft sein, mit einem gewissen Maß an Störungen zu leben [Gerok (18)]. Das Alter bringt solche Störungen unvermeidlich. Das Sterben ist ein ebenso unvermeidbarer wie sinnvoller biologischer Lebensabschnitt. Es bedarf offenbar einer Disziplinierung des Gesundheitsbegriffes, um sinnvoll über Prävention zu sprechen, da gegenwärtig selbst Fragen allgemeiner Lebensbewältigung zu Gesundheitsproblemen degenerieren. Damit einher geht eine falsche Universalität, die dem medizinischen bzw. naturwissenschaftlich-medizinischen Urteil über Gesundheit zuerkannt wird. In diesem grundsätzlichen Mißverständnis wurzelt der Irrglaube, daß Gesundheit im umfassenden Sinne machbar sei und zur Verfügung gestellt werden könne [Gerok (18)].

Medizinische Prävention bedeutet dagegen nach meinem Verständnis die Verhinderung langfristiger subjektiver Beeinträchtigungen oder objektiver Funktionseinbußen, die über den physiologischen Alterungsprozeß hinausgehen bzw. die Verhinderung eines — vorsichtig formuliert — offensichtlich vorzeitigen Todes, und zwar mit medizinischen Mitteln oder zufolge einer medizinischen Theorie.

Diese präzisierte Beschreibung des Präventionszieles verweist zugleich auf enorme und ungelöste *Meßprobleme*, wenn es um Erfolgsnachweise präventivmedizinischer Maßnahmen geht. Die üblichen globalen Mortalitätsziffern sind dafür offenbar nur beschränkt geeignet (8, 31). Alternative Vorschläge orientieren sich an Stufen von Behinderung und Arbeitsfähigkeit oder an skalierten Zufriedenheitsgraden. Diese Größen sind aber nur zum (geringen) Teil von medizinischen Maßnahmen abhängig, vielmehr ebenso von der eigenen Einstellung und von der Umgebung. An einem einfachen Beispiel sei dieser Zusammenhang verdeutlicht:

Ein sinnvolles präventives Ziel in unserer Gesellschaft wäre zweifellos die Reduktion vorzeitiger Renten aus „Gesundheitsgründen". Dieses Ziel ist aber offenkundig nicht nur eine Sache der Medizin, sondern ebenso der individuellen Belastung am Arbeitsplatz, in der Familie, beim Arbeitsweg und ist nicht zuletzt abhängig von der Höhe und dem Zeitpunkt der erwarteten finanziellen Absicherung.

Hinsichtlich des Meßproblems ist also festzuhalten, daß wir die Ziele einer Prävention nur unzureichend in einer rein medizinischen Dimension messen können. Wenden wir uns den möglichen Zielgruppen und Aktionsebenen präventiver Handlungen zu. Es lassen sich 5 Zielgruppen unterscheiden (37):

1. Gesunde,
2. Gesunde Exponierte,
3. Früherkrankte,
4. Fortgeschritten Erkrankte,
5. Chronisch Behinderte oder vom vorzeitigen Tod Bedrohte.

Weiter ergeben sich 4 Aktionsebenen:

1. die Verhinderung der Exposition von Gesunden,
2. wenn exponiert: die Verhinderung einer Induktion von Krankheit,

3. wenn krank: die Frühentdeckung und -behandlung,
4. wenn fortgeschritten erkrankt: die Verhinderung oder Verminderung von Leiden, von chronischer Behinderung oder vorzeitigem Tod.

Zu These 1:

Wenn wir diese Definition akzeptieren, haben wir das Fundament, um unsere These (1) „Der Vorwurf der mangelhaften präventiven Ausrichtung unserer heutigen Medizin ist falsch" zu prüfen.

Die Medizin versucht stets, die früheste Aktionsebene präventiven Handelns zu erreichen. Im einfachen Expositionsmodell vieler Infektionskrankheiten war und ist dies auf der Expositionsebene möglich. Die Ebene der Induktionsverhinderung fand und findet erfolgreiche Anwendung in der Immunprophylaxe. Für die vorherrschend chronischen Erkrankungen sind allerdings kaum Ansätze auf der Expositions- und Induktionsebene (Ebene 1 und 2) bekannt, obwohl angestrengte epidemiologische und experimentelle Forschungen uns diesem Ziel näher bringen sollen (14). Hier stehen deshalb die Frühentdeckung und die Vermeidung von Behinderung oder vorzeitigem Tod (Ebene 3 und 4) im Mittelpunkt medizinischen Handelns.

Diese Betrachtungsweise ist kein didaktischer Kniff: Sie verdeutlicht vielmehr, daß der Präventionsgedanke in allen seinen Modifikationen ärztlichem Denken und Handeln immanent ist. Der dafür getriebene Aufwand ist im übrigen immens; ja das Paradigma präventiven Handelns führt oft zu unkritischen Übertreibungen. Einige willkürlich gewählte Beispiele, die lediglich zur Verdeutlichung dienen, sind:

— 30—40% der Hysterektomien erwiesen sich bei Zweitbeurteilung unter restriktiveren Gesichtspunkten in einem Programm der amerikanischen Ostküste als unnötig (24); das galt ebenso für 10—30% der Prostatektomien und für 30—40% der Mandeloperationen. Die nicht verifizierten Indikationsstellungen dürften, soweit nicht auf Fehldiagnosen beruhend, allenfalls präventiv motiviert gewesen sein.
— Die Routine-Thorax-Aufnahme bei Hospitaleinlieferung ist ein häufig geübter, aber nachweislich ineffektiver präventiver Luxus (3).
— Die antikonvulsive Dauertherapie bei anfallskranken Kindern ist weithin üblich, obgleich nur bei schweren Fällen gerechtfertigt (13).
— Die Frühentdeckung eines einzigen ahornsirupkranken Neugeborenen lassen wir uns DM 350 000 kosten (48).

Ich wage die Zusatzthese, daß der Präventionsgedanke, in enger Verbindung mit bestimmten Sicherheitsvorstellungen, die sogenannte „kurative" Medizin auf den nachgeordneten präventiven Aktionsebenen 3—5 nicht nur bestimmt, sondern in bestimmten Bereichen längst zur Verschwendung und unerwünschten Effekten führt.

Zu These 2:

„Die Behauptung vom weitgehenden Versagen der traditionellen kurativen Medizin — wesentliche Basis für die Forderung nach präventiver Neuorientierung — ist weitgehend falsch." Versagen heißt, daß ein vorgegebenes Ziel nicht erreicht wurde. Die Kritik orientiert sich vor allem an der angeblich stagnierenden Lebenserwartung und an der großen Zahl chronisch Kranker. Gemeint sind insbesondere die sogenannten „Zivilisationskrankheiten".

Ein Teil dieser Kritik relativiert sich durch bereits Gesagtes: Man denke an die erwähnte mangelnde Meß- und Zählbarkeit von Befindensverbesserungen oder von Krankheiten ohne dramatischen Verlauf. Solides Fundament für diese weithin übliche Medizinkritik können demnach nur die Sterbeziffern sein. Hier wird stets — auch von Ärzten — auf den „dramatischen" Anstieg der Fälle von Kreislauf- oder Krebstoten hingewiesen.

Üblicherweise wird dabei übersehen, daß sich Todesursachen wie ‚kommunizierende Gefäße' verhalten, d. h. sich stets zu 100% ergänzen: sterbe ich nicht an der einen Ursache, sterbe ich an einer anderen. Auch gilt, daß, wenn mehr Menschen alt werden, altersabhängige Todesursachen häufiger registriert werden. Die übliche Mortalitätsstatistik beginnt das zuerst genannte Problem der „Competing Risks" (7) erst schrittweise zu lösen; das zweite läßt sich durch Altersstandardisierung korrigieren. Entsprechende Berechnungen haben gegenüber den rohen Sterberaten zu neuen Einsichten geführt.

Bekannt ist inzwischen, daß sich bei Altersstandardisierung der Sterbeziffern ein deutlicher Rückgang der Herz-Kreislauf-Todesfälle in den USA seit Mitte der 60er Jahre (44, 45) abzeichnet. Bei einem wesentlich höheren Ausgangsniveau als in der Bundesrepublik wurden zwischen 1959 und 1976 Rückgänge in der Größenordnung von 16% für Männer und 26% für Frauen beschrieben. Den stärksten Abfall beobachtete man interessanterweise in Städten und in nichtländlichen Gebieten.

Eine von B. P. Robra am Institut für Epidemiologie und Sozialmedizin der Medizinischen Hochschule Hannover und uns durchgeführte Berechnung zu den altersstandardisierten Herz-Kreislauf-Sterbeziffern in der Bundesrepublik seit 1952 läßt bei den Frauen der höchsten Altersgruppen ein Absinken der Mortalität in den letzten 20 Jahren erkennen. Bei den unter 55jährigen Frauen beobachten wir zunächst einen abfallenden Trend, dann allerdings eine Stagnation, wenngleich auf niedrigerem Niveau. Bei den Männern unter 40 Jahren findet sich im gleichen Zeitraum ebenfalls ein fallender Trend mit Tendenz zur Stagnation in den letzten Jahren. In den Altersgruppen über 40 Jahren hat sich ein in den letzten Jahren ansteigender Trend verlangsamt, in einigen Untergruppen deutet sich eine Trendwende an.

Neue Berechnungen in der DDR zeigen ebenfalls einen leichten Rückgang bei den Frauen und den wichtigen mittleren Jahrgängen der Männer (12). Auch

180

beim Rückblick bis auf die Jahrhundertwende zeigt sich keineswegs ein „seuchenhafter" Anstieg im Gebiet des Deutschen Reichs (15). Fazit: Die Tatarenmeldungen unserer Statistiker, die uns jährlich mit den absoluten Sterbeziffern einer in ihrem Aufbau rasch alternden Bevölkerung ängstigen, sollten mehr methodisches Alarmsignal als Aktionsaufruf für Gesundheitspolitiker sein.

Ähnlich wie bei den Kreislauf-Toten steigt auch der Krebs in natürlicher (exponentieller) Abhängigkeit mit dem Alter. Diese strenge Altersabhängigkeit teilt der Mensch mit anderen Vertebraten (10). Zeitreihenvergleiche bei menschlichen Sterbeziffern waren bisher umstritten: Oeser verficht seit Jahren eine Gesamtkonstanz der relativen Karzinomhäufigkeit nach Altersstandardisierung (38). Ernst genommen, hätten solche Meldungen möglicherweise nationalen Aktionen wie der „Großen Krebskonferenz" oder der „Deutschen Krebshilfe" den publizistischen Rückenwind genommen. Wir haben zwischenzeitlich die altersstandardisierten Daten ebenfalls seit 1952 nachgerechnet. Es besteht kein Zweifel, daß die standardisierten Sterberaten der Frauen fallen. Besonders deutlich ist dies bei den mittleren Altersgruppen der Fall, deren Teilnahme an dem — oft umstrittenen — Früherkennungsprogramm besonders groß ist, ohne daß dies das einzige Erklärungsmodell sein soll.

Bei den Männern finden wir einen zunächst steigenden, inzwischen sich abflachenden Trend. Würde man bei den Männern allerdings die Lungenkrebs-Mortalität eliminieren, so gliche das Bild weitgehend dem der Frauen. Eine Angleichung der Rauchgewohnheiten würde also die vorhandenen Geschlechtsunterschiede weitgehend einebnen.

Rationales Ziel wäre es demnach, das Manifestationsalter der Krebserkrankung möglichst hinauszuschieben in Bereiche, in denen man eine gute Chance hat, an anderen (angenehmeren) Todesursachen zu sterben, nicht aber die „Befreiung" vom Problem Krebs zu versprechen.

Wie sieht es nun mit der Gesamtlebenserwartung unserer Bevölkerung aus? Betrachtet man etwa die mittlere Lebenserwartung in Jahren für verschiedene Altersgruppen von der Gründung des Deutschen Reiches bis heute, so zeigt sich, daß wir erwartungsgemäß bei Neugeborenen einen steilen, in den letzten Jahrzehnten abgeflachten Anstieg finden, signifikante Anstiege ebenso bei den Gruppen der 10jährigen, 30jährigen oder der 65jährigen, während überraschenderweise in hohen Altersklassen, etwa bei den 85jährigen, nahezu keine Veränderung zu beobachten ist (15). Ein ganz ähnliches Bild zeigt sich in der nordamerikanischen Bevölkerung (17), ebenso in der Bevölkerung Australiens (51), mithin in vergleichbaren westlichen Industriestaaten.

Kombiniert man moderne und historische Überlebenskurven (etwa Genf 17. Jh.) (28) miteinander, dann hat sich zwar der Abfall dieser Kurven von Geburt eines Jahrgangs bis zu dessen vollständigem Ableben dramatisch verändert (der Kurvenabfall ist weniger rasch); aber nicht verändert hat sich der Fußpunkt der Kurve (bei etwa 90—100 Jahren tritt der Tod der letzten Jahrgangsmitglieder ein).

D. h., die Überlebenskurve hat sich nicht verlängert, sie ist nur mehr ‚rektangulär' geworden mit der Folge, daß mehr Menschen die ‚maximale' Lebensdauer erreichen (17, 28).

Aus diesen Daten spricht eine starke Evidenz dafür, daß die wesentlichen natürlichen „Kapazitätsreserven" bei der Verbesserung der Lebenserwartung nunmehr ausgeschöpft sind und wir uns in den westlichen Bevölkerungen sehr rasch einem Zustand nähern, bei dem ein Großteil der Bevölkerung eine durch den Alterungsprozeß biologisch vorgegebene Grenze („natürlicher Tod") erreicht (17, 32, 33). Die langsame Zunahme der Lebenserwartung in der Bundesrepublik Deutschland und in vergleichbaren anderen Staaten in den letzten Jahren wäre demnach kein Ausdruck eines Versagens der Medizin, sondern eines natürlichen, weitgehend genetisch fixierten Alterungsprozesses, der eine weitere Verbesserung der Überlebensraten in hohen und höchsten Altersgruppen limitiert.

Für eine vernichtende Kritik am Versagen der „kurativen" Medizin bieten die hier ausgebreiteten Daten keinen begründeten Anlaß, ebensowenig allerdings für allzu hohe präventive Erwartungen in Zukunft. Überdies besagt das Grenznutzengesetz (der Ökonomen), daß in diesem asymptomatischen Bereich der Mortalitätsentwicklungen nachweisbare Zusatzerfolge nur mit unverhältnismäßig hohen Anstrengungen und Kosten erkauft werden können.

Zu These 3:

„Derzeit werden die Möglichkeiten präventiver Strategien enorm überschätzt."

Neben der These weitgehender Alters-, d. h. genetischer Bedingtheit der führenden Todesursachen und der Überlegung vom abnehmenden Grenznutzen sprechen noch andere Gründe gegen überzogene Erwartungen in dieser Hinsicht:

Entgegen naiven Vorstellungen wird mit steigender Lebenserwartung, relativer Zunahme alter Menschen und vermehrter Frühdiagnostik die Zahl der behandelten chronisch Kranken und Pflegebedürftigen steigen — ebenso die Kosten für deren Betreuung. Die Krankheitskosten je > 65jährigen sind bei uns ca. dreifach, in den USA ca. 3,5 mal so hoch wie bei den < 65jährigen (23). Die Finanzierbarkeit der Renten- und der Krankenversicherung wird bis zur Jahrhundertwende mehr als durch jede andere Ursache durch die demographische Alterslastquote gefährdet (53). Soweit zu Erwartungen zur ‚Kostensenkung' durch Prävention.

Einige Bemerkungen zur Forschung: Läßt eine verstärkte präventive Forschung rasche, dramatische Ergebnisse erwarten?

Epidemiologische, ätiologische Forschung ist aufwendig und langwierig. Bei vermuteten multikausalen Zusammenhängen bedarf es oft extrem großer Kontrollgruppen, was nicht nur den Aufwand solcher Studien steigert, sondern auch zahlreiche Fehlerquellen birgt. Beobachtete „Risikofaktoren", wie sie etwa die Diskussion über Kreislauffragen heute beherrschen (21), können de facto sehr unterschiedlicher Natur sein: ätiologisch, covariat, surrogat oder tatsächlich beziehungslos.

Die Klärung in experimentellen, randomisierten Großstudien (Interventionsstudien) ist oft unumgänglich. Wegen der skizzierten Schwierigkeiten ist dies etwa für das Cholesterin als Risikofaktor für Arteriosklerose und vorzeitigen „Coronartod" bis heute nicht geleistet worden (43). Nicht nur in der Größe zu beobachtender Gruppen, sondern auch in der notwendigen Zeitdauer der Beobachtung liegen schwer zu überwindende Schwierigkeiten: Lebenslang sich entwickelnde Krankheiten verlangen bei prospektivem Vorgehen extrem lange Beobachtungszeiten. Diese liegen etwa für bestimmte Formen des Brustkrebses bei 25 Jahren (22).

Studien über den Einfluß von Verhaltensweisen und Lebensstilen auf Krankheitsrisiken haben heute mit dem raschen Wechsel von Verhaltensmustern oft schon innerhalb einer Generation zu kämpfen. So ging bei den viel diskutierten und gelobten Anti-Raucher-Kampagnen in Finnland zwar der Gesamtverbrauch von Tabak zurück; eine nähere Betrachtung zeigte jedoch, daß der Verbrauch dennoch in den jüngeren Alterskohorten anstieg. Der beobachtete Gesamtrückgang konnte teilweise auf eine relative Abnahme der jüngeren Bevölkerungsanteile zurückgeführt werden (31). Übrigens mißlang auch weitgehend der Versuch, zu dem Interventionsgebiet Nord-Karelien eine Kontrollregion zu bilden, weil die Kampagnen ganz Finnland im Sinne einer „sozialen Infektion" beeinflußten und überall das Rauchen zurückging. Sozialwissenschaftlich orientierte Gesundheitsforschung hat hier noch deutliche Schwierigkeiten, methodisch überzeugende Konturen zu finden.

Schwierigkeiten meldet aber auch die klassische deskriptive Epidemiologie. So haben etwa Krebsregister auch in Regionen, in denen sie seit längerer Zeit bestehen, nicht jenen Wissenszuwachs gebracht, der ursprünglich erwartet wurde. Wichtige ätiologische Hypothesen der letzten Jahre beruhen oft mehr auf intelligenten, teils zufälligen Einzelbeobachtungen als auf systematischer Auswertung von Routinedaten-Sammlungen (9). Register liefern meist nur notwendige Bezugsgrößen für die Überprüfung wissenschaftlicher Ideen. Ihre Hauptfunktion liegt in einer verbesserten Kontrolle des Gesundheitszustandes einer Region und der Wirksamkeit gesundheitlicher Maßnahmen. Sie ersetzen aber weder die Phantasie der Forscher noch liefern sie ‚automatisch' präventiv nutzbare Kausalerklärungen. Modisch überzogene Erwartungen an ‚Register' sollten demnach eher gedämpft werden.

Die Forschung im Feld der Ursachen- und Interventionsforschung bei multikausalen chronischen Erkrankungen ist aufwendig, langwierig und störanfällig. Organisierter Aufwand kann hier Erfolge nicht kurzfristig erzwingen. Solche Limitierungen betreffen vor allem Fragen der primären Prävention, d. h. Zusammenhänge zwischen Risikoexposition, Risikoelimination und Krankheitsentstehung. Wir werden demnach noch geraume Zeit mit sekundären, tertiären und quartären Ansätzen für präventives Handeln in der Medizin leben müssen. Diese üblicherweise als „kurativ" abgewertete Orientierung wird durch solches Fazit vorläufig in dem Maße bestätigt, wie ein allzu forsches Sprechen von „primärer" Prävention desavouiert wird.

Ansätze für klinische Prävention

Nach diesem kritischen Ausblick auf mögliche neue ist nach bereits jetzt gesicherten Ansätzen für präventive medizinische Maßnahmen, vor allem wieder primärpräventiver Art, zu fragen. Ich greife nur einige — viel diskutierte — Beispiele heraus und verkürze unzulässig, um zu verdeutlichen: Der Streit um das Cholesterin ist bekannt (47). Übersehen wird vielfach die prinzipielle Frage, ob der hier angeschuldigte Risikofaktor ätiologisch oder nur covariat ist. Dennoch verlangen Ärzte diätetische Änderungen unser aller Lebensweise. Oft übersehen wird auch, daß die Gesamtheit aller bekannten Risikofaktoren nur 40% der späteren Infarkte vorhersagen kann. Dies spricht gegen Penetranz und Vollständigkeit der Faktoren. Auch ist eine Individualisierung der Voraussage nicht möglich. Bekannte deutsche Kreislaufforscher haben daraus den Schluß gezogen, daß die Präventivmaßnahmen folglich die *gesamte* Bevölkerung betreffen müssen [Schlierf (47)]. Man sucht also die Grenzen des Wissens gewissermaßen durch eine „Offensiv-Strategie" zu überspielen. Die lange Pathogenese führt überdies zur Forderung, *bereits bei Kindern* zu beginnen, zum Beispiel durch fett- und salzarme Ernährung, letzteres ungeachtet der Tatsache, daß nur 20% der Bevölkerung Prähypertoniker sind. Dies mag dann anders bewertet werden, wenn es vielleicht in Zukunft gelingt, Prähypertoniker durch Besonderheiten des Natriumstoffwechsels in den Erythrozyten zu kennzeichnen. Bis dahin gibt es gute Argumente, der Erkennung und Behandlung der manifesten Hypertonie — allerdings auch der asymptomatischen und grenznahen Fälle — den Vorrang zu geben. Der Nutzen solcher Strategie ist inzwischen hinreichend gesichert.

In jüngster Zeit wurde viel über den Rückgang der kardiovaskulären Gesamtmortalität in den USA diskutiert (30, 45). Je nach Interessensstandpunkt versuchen Anhänger des Jogging, des nationalen „Anti-Hypertension-Education-Programs" oder Ernährungsexperten sich den Erfolg zuzuschreiben, ebenso die Vertreter der kurativen Medizin, die auf deutlich verbesserte Medikation (Beta-Blocker), auf die extrem gestiegenen Raten der Schrittmacheranwendung und auf bedeutende Fortschritte der Koronarchirurgie verweisen. Der Streit ist müßig, denn eine eindeutige Klärung ist nicht möglich. Diktatorische ‚Präventions'-Regeln lassen sich jedenfalls aus dieser Diskussion nicht destillieren: Der Rückgang der Sterbeziffern begann schließlich schon vor dem breiten Einsatz der genannten Maßnahmen.

Beim Krebsproblem sind Umweltfaktoren unstreitig [z. B. (11, 25)]: das höchste Magenkarzinomvorkommen finden wir in Ländern, die vom Fischfang leben. Das trifft vor allem für die drei Hochrisikoländer Japan, Island und Neufundland zu (40). Änderungen des Lebensstils, hier der fischabhängigen gesalzenen Ernährung, veränderten die Häufigkeit des Magenkrebses (Japan), nicht aber die Gesamtzahl aller Krebskranken. Familiäre Häufungen weisen neben der erwähnten Altersabhängigkeit bei vielen Krebsformen deutlich auf genetische Einflüsse hin (1). Überspitzt formuliert: „Es gibt Menschen, die man in eine Badewanne voller Karzinogene setzen könnte und die dennoch kein Karzinom bekommen" [Boyland (5)].

Man kann diese Annahme dennoch mit der Vorstellung verbinden, daß erst in einer bestimmten körperlichen Konstellation, die einerseits durch das Alter, andererseits durch chronische Reizzustände äußerer oder innerer Körperoberflächen herbeigeführt wird, die ubiquitär vorhandene karzinogene Stimulation zur Progression des Krebsgeschehens führt (5, 35). In dem Schritt von der Stimulation zur Progression spielen inhibitorisch wirksame Substanzen und körpereigene Reaktionen eine mögliche und bislang zu wenig beachtete Rolle. Dies ist deswegen von Bedeutung, weil unser zunehmendes Wissen über die Karzinogenese zeigt, daß zahllose Substanzen unter bestimmten Umständen potentiell karzinogen sind und daß ein vollständiger Expositionsschutz in unserer Umwelt daher wenig aussichtsreich ist. Die reichlich geführte Diskussion über Aflatoxine, Pyrolysate, Nitrosamine ist deswegen wenig hilfreich, weil diese Stoffe weitgehend ubiquitär vorhanden sind. Verheißungsvoller scheinen da laufende Studien über die Schutzfunktion bestimmter Stoffe, etwa Vitamine (C, A, D, E) oder anderer „Inhibitoren" zu sein (4, 35, 36, 52, 54).

Die Sekundärprävention der Krebserkrankungen durch Früherkennung wird derzeit teils überschätzt, teils übertrieben kritisiert. Sie ist bei diagnostisch gut zugänglichen Veränderungen mit langsamer Progredienz, guter Kenntnis der prognostischen Bedeutung der entdeckbaren Merkmale und frühen, wenig riskanten Therapiemöglichkeiten erfolgreich. Dies gilt positiv für frühe Veränderungen an der Zervix, am Dickdarm, der Haut und für frühe Brustkrebse insbesondere älterer Frauen (6. Dekade), ebenso für prämaligne oder maligne Schleimhautläsionen des Mund- und Rachenraumes von Rauchern, vorerst jedoch nicht für andere Organe. Erfolgreich heißt in diesem Zusammenhang: die Heilchancen werden deutlich verbessert. Angesichts zum Teil beachtenswerter diagnostischer Fehlerraten (z. B. Brust) sind allzu enthusiastische Versprechungen an die Adresse der Bevölkerung jedoch auch bei den genannten Organen nicht angemessen. Die Frage des Risikos von Zweitkarzinomen bleibt derzeit offen.

Die wirkungsvollsten medizinischen Ansatzpunkte zur primären Prävention bieten derzeit Maßnahmen vor und während der Schwangerschaft sowie unter und nach der Geburt einschließlich der ersten Lebensmonate (2, 29, 42, 48). Dagegen wird der Nutzen von Screenings und Interventionsmaßnahmen jenseits des ersten Lebensjahres heute stark überschätzt. Der sorgfältigen ärztlichen Überwachung von Risikokindern (qua Schwangerschaft oder qua Geburt) kommt im übrigen mehr Bedeutung zu als dem heute vorherrschenden ungezielten Sreening.

Auf eine besondere Grenze der Prävention sei hier ausdrücklich hingewiesen: Die pränatale Diagnostik wirft in ihren Konsequenzen (Abort aus medizinischer Indikation) zunehmend schwerwiegende ethische Fragen auf, die vorgeburtliche Elimination „kranker" Kinder muß ohne Dramatisierung als „fetale Euthanasie" bezeichnet werden. Wir akzeptiern dies heute, geschützt durch das Gesetz, bei schwerwiegenden Störungen; die fortschreitende Diagnostik wird allerdings die pränatale Erkennung auch weniger schwerwiegender Störungen zulassen. Grenzziehungen werden dann sehr offen und ethisch verantwortlich diskutiert werden müssen.

An diesen kritischen Grenzen der Präventivmedizin komme ich zum Fazit meiner drei vorgetragenen Thesen:

1. die Zurückweisung der Behauptung mangelhafter präventiver Ausrichtung der heutigen Medizin,

2. die Zurückweisung der Behauptung vom Versagen der kurativ ausgerichteten Medizin

3. die Überschätzung der gegenwärtigen und kurzfristig erwartbaren Möglichkeiten der Prävention.

Die Definition von Prävention wurde kritisch erfragt, die Meßprobleme vor allem bei chronischer Erkrankung und bei der sachgerechten Bewertung von Sterbeziffern aufgezeigt, die Globalbehauptung von der Kosteneinsparung in Frage gestellt. Ferner wurden die Aussichten dramatischer präventiver Neuansätze bei den „großen" chronischen Erkrankungen anhand der gegenwärtigen Forschungslage kritisch geprüft, vorhandene Ansätze mit ihren Chancen, vor allem aber ihren deutlichen Limitierungen und Risiken aufgezeigt.

Schlußfolgerungen

Fragt man nach den Folgerungen, so läßt sich formulieren: Bescheidenheit, harte Forschungsarbeit sowie die Eroberung methodischen Neulands sind notwendig angesichts der hohen Erwartungen an die Präventivmedizin. Diktatorische Präventiv-Rezepte an die Adresse der Bevölkerung, der Ärzte oder der Gesundheitspolitiker im Bereich der chronischen nicht übertragbaren Krankheiten haben derzeit meist keine ausreichende Grundlage. Der Sicherheitsgrad unseres Wissens bestimmt die mögliche Verbindlichkeit der vorzuschlagenden Maßnahmen: je weniger gewiß die Zusammenhänge sind, um so weniger verbindlich darf, um so offener muß das Angebot sein. Ein zweiter Bestimmungsfaktor ist die Gefährlichkeit: obligatorisch dürfen nur dann Präventivmaßnahmen für den einzelnen oder die Gemeinschaft sein, wenn die zu bekämpfende Krankheit gefährlich, übertragbar (Pocken) oder für die Gemeinschaft äußerst kostspielig (Karies) ist, und die Maßnahmen selbst nur ein geringes (Impfung, Fluoridierung) oder gar kein Risiko (Wasserhygiene) hat. Als ein weiteres Maß kann man akzeptieren, daß Maßnahmen dann um so eher vorgeschlagen werden können, wenn sie selbst unmittelbar einen Beitrag zur Verbesserung der Lebensqualität leisten. Darunter fallen z. B. viele Empfehlungen zu vermehrter Bewegung in der Freizeit durch Sport und Spiele. In diesen Fällen könnten Unsicherheiten hinsichtlich des letztendlich meßbaren präventiven Ertrages eher hingenommen werden.

Was hat nun aber die Medizin derzeit an *gesicherten* Empfehlungen zur primären Prävention unserer „großen Zivilisationskrankheiten" anzubieten? Resümiert man unter den zuvor genannten Prämissen kritisch, dann läuft alles auf eine Empfehlung des „klugen Maßhaltens" hinaus: keine allzu radikale Abweichung vom evolutiv erworbenen Verhalten hinsichtlich „angemessener" *Ernährung, Bewegung, Streß, Schlaf, Arbeit* und natürlich: Schutz vor offensichtlichen und vermeidbaren Schäden aus der Umwelt (34). Die hohe Lebenserwartung amerikanischer Sektenmitglieder mit entsprechendem religiös verordnetem Lebenszuschnitt stützt dieses etwas naiv anmutende Rezept (41): Wer regelmäßig schlief, aß, sich bewegte, nicht rauchte oder trank, lebte länger. Das wußten schon die Ärzte des Altertums und des mittelalterlichen Arabiens.

Im übrigen sollten wir lernen, Krankheit, Alter und Tod als Bestandteil des menschlichen Lebens zu akzeptieren, die nichtheilbaren Kranken nicht abzuschieben, den Tod nicht als „Betriebsunfall" zu verdrängen. Neben allen präventiven Anstrengungen steht unverändert und vorrangig als Aufgabe der Medizin und des Arztes: „gelegentlich zu heilen, häufig zu lindern und immer den Kranken zu dienen" (39).

Literatur

(1) *Albano, W. A., Lynch, H.*: Familial cancer in an oncology clinic. Cancer **47** (1981) 2 113—2 118.
(2) *Albermann, E., Berry, C.*: Prenatal diagnosis and the specialist in community medicine. Commun. Med. 1 (1979) 89—96.
(3) *Benacerraf, B. R.,*: An assessment of the contribution of chest radiography in outpatients with acute chest complaints: A prospective study. Radiology **138** (1981) 293—299.
(4) *Betzler, M.*: Krebs und Ernährung. Münch. med. Wschr. **124** (1982) 21.
(5) *Boyland, E.*: Tumour promotion in cancer prevention. In Grundmann, E. et al. (Eds): Geographical Pathology in Cancer Epidemiology, pp. 125—128. Stuttgart-New York: Gustav Fischer 1982.
(6) *Breslow, L., Enstrom, J. E.*: Persistence of health habits and their relationship to mortality. Prev. Med. 9 (1980) 469—483.
(7) *Chiang, C. L.*: Competing risks and conditional probabilities. Biometrics **26** (1970) 767—776.

(8) o. V.: Counting the dead is not enough. Lancet 1981, II: 131 f.

(9) *Davies, J. N. P.*: Cancer epidemiology in North America. Ref. GBK-Symposium: Krebsepidemiologie — ein Teilgebiet der geographischen Pathologie. Münster 1981.

(10) *Doerr, W., Höpker, W.-W., Hofmann, W., Kayser, K.*: Onkologisches Panorama. Sitzungsberichte Heidelb. Akad. d. Wiss., Math.Nat.Wiss.Klasse 80/4. Berlin-Heidelberg-New York: Springer 1980.

(11) *Doll, R., Peto, R.*: The causes of cancer: Quantitative estimates of avoidable risks of cancer in the United States today. J. nat. Cancer Inst. **66** (1981) 1 191—1 308.

(12) *Eisenblätter, D., Kant, H., Heine, H.*: Zur Entwicklung der Sterblichkeit an Herz-Kreislauf-Krankheit in der DDR. Dtsch. Gesundh.wes. **36** (1981) 2 058—2 066.

(13) *Emerson, R. et al*: Stopping medication in children with Epilepsy. New Engl.J.Med. **304** (1981) 1 125—1 129.

(14) *England, W. L., Roberts, S. R.*: Immunization to Prevent Insulin-Dependent Diabetes Mellitus? Ann. intern.Med. **94** (1981) 395—400.

(15) *Fassl, H.*: Herz-Kreislauferkrankungen aus epidemiologischer Sicht. Ref. Ciba-Symposium zur Prävention von Herz-Kreislaufkrankheiten, München 22. 5. 1981.

(16) *Ferber, Christian v.*: Das sozialtherapeutische Instrumentarium der Gesundheitshilfe. Ortskrankenkasse **60** (1978) 237 ff.

(17) *Fries, J. F.*: Aging, natural death an the compression of morbidity. New Engl. J.Med. **303** (1980) 130—135.

(18) *Gerok, W.*: Grenzbereiche der gegenwärtigen Medizin. Verh. Dt.Ges. f. Inn.Med. 22.—26. 4. 1979. München: Bergmann 1979.

(19) Gesellschaft für sozialen Fortschritt (Hrsg.): Die Rolle der Krankenversicherung in der präventiven Gesundheitspolitik. Bonn: GSF 1979.

(20) Gesellschaft für sozialen Fortschritt (Hrsg.): Gesundheitserziehung in der Bundesrepublik Deutschland. Probleme der Kooperation und Koordination. Bonn: GSF 1979.

(21) *Greiser, E.*: Möglichkeiten und Probleme von faktoriellen Interventionsstudien im Bereich der Herz-Kreislaufkrankheiten. Internist **21** (1980) 430—436.

(22) *Henderson, C., Canellos, S. P.*: Cancer of the Breast (I). New Engl.J.Med. **302** (1980) 17—30.

(23) *Henke, K.-D.*: Erfahrungen mit kostendämpfenden Maßnahmen im amerikanischen Gesundheitswesen (Health Maintenance Organizations (HMO), Second Opinion, Selbstbeteiligung). In G. Brenner u. F. W. Schwartz (Hg.): Finanzierungsprobleme in der Sozialversicherung. Köln: Dtsch. Ärzteverlag 1982.

(24) *Henke, K.-D.*: Überlegungen zur Kosten-Nutzen-Analyse bei ausgewählten gynäkologisch-operativen Eingriffen (Entwurf). Vortrag im Rahmen des Symposiums „Präoperative Risikoabgrenzung in Geburtshilfe und Gynäkologie". Hannover 25.—27. 9. 1981.

(25) *Higginson, J.*: Environmental carcinogens. J.nat.Cancer Inst. **63** (1979) 1 291—1 298.

(26) Hundert Jahre Sozialversicherung. Bundesarbeitsblatt 1981, 11, 5—53.

(27) *Illich, I.*: Die Enteignung der Gesundheit. Reinbek: Rowohlt 1974.

(28) *Imhof, A. E.*: Die gewonnen Jahre. München: Beck 1981.

(29) *Insley, J.*: Prenatal diagnosis of disease. J.Roy.Coll.Phys.Lond. **14** (1980) 100—105.

(30) *Leaverton, P. E. et al*: Geographic Variations in Coronary Heart Disease Mortality Trends: United States. 9th Intern. Scientific Meeting, Intern.Epidem.Ass., Edinburgh 22.—28. 8. 1981 (Abstr.).

(31) *Leppo, K.*: Measurements of changes in lifestyle and assessment of their health consequences. Ref. 9th Intern. Scientific Meeting, Intern.Epidem.Ass., Edinburgh 22.—28. 8. 1981 (Abstr.).

(32) *Manton, K. G.*: (Persönl. Mitteilung).

(33) *Manton, K. G., Patrick, C.H., Stallard, E.*: Population impact of mortality reduction: the effects of elimination of major causes of death on the ‚saved' population. Intern.J.Epid. **9** (1980) 111—120.
(34) *McKeown, Th.*: The role of medicine. London: Nuffield Prov.Hosp.Trust 1976.
(35) *Miller, E. C., Miller, J. A.*: Mechanism of chemical carcinogenesis. Cancer **47** (1981) 1 055—1 064.
(36) *Muñoz, N., Crespi, M., Grassi, A.*: Precancerous lesions of the oesophagus. In E. Grundmann et al. (Eds): Geographical pathology in Cancer Epidemiology, pp. 147—151. Stuttgart-New York: Gustav Fischer 1982.
(37) *Nasseri, K.*: Letter to the editor. Intern.J.Epid. **8** (1979) 389 f.
(38) *Oeser, H., Koeppe, P.*: Lungenkrebs in statistischer Sicht. Öff. Gesundh.wes. **42** (1980) 590—598.
(39) *Oppenheim, M.*: Healers. New Engl.J.Med. **303** (1980) 1 117—1 120.
(40) *Pfeiffer, C. J.*: Update on epidemiology of gastric cancer. In E. Grundmann et al. (Eds): Geographical pathology in Cancer Epidemiology. Stuttgart-New York: Gustav Fischer 1982.
(41) *Phillips, R. L.*: Coronary heart disease mortality among seventh-day-adventists with differing dietary habits: a preliminary report. Amer.J.clin.Nutr. **31** suppl. (1978) 191—198.
(42) *Riegel, K.*: Säuglingssterblichkeit. Münch.med.Wschr. **122** (1980) 16, 573 f.
(43) *Rose, G., Shipley, M.J.*: Occasional survey: plasma lipid and mortality: a source of error. Lancet (1980) I. 523—526.
(44) *Rosenberg, H. M., Klebba, A. J.*: Trends in cardiovascular mortality with a focus on ischemic heart disease: United States 1950—1976. In R. J. Havlik et al (Eds): Proceedings of the Conference on the Decline in Coronary Heart Disease Mortality. DHEW Publ. No. (NHI) 79—1 610, pp. 11—39. Washington, D. C., 1979.
(45) *Sauer, H. I.*: Trends in Death rates for areas of the United States (Abstract). 9th Intern. Scientific Meeting . . . [wie bei (30)].
(46) *Schaefer, H.*: Arzt und Gesundheit. In Troschke, J. v.; Stößel, U. (Hrsg.): Möglichkeiten und Grenzen ärztlicher Gesundheitsberatung. Freiburg: Gesomed 1981.
(47) *Schlierf, G.*: Primäre und sekundäre Prävention kardiovaskulärer Erkrankungen — metabolische Aspekte. Internist **22** (1981) 68—71.
(48) *Schwartz, F. W.*: Diskussion zu „Hypothyreose-Screening". In: Fortschritt und Fortbildung in der Medizin, V. Interdiszipl. Forum der BÄK 14.—17. 1. 1981, Köln: Dtsch. Ärzteverlag 1981.
(49) *Schwartz, F. W.*: Prävention im System der gesetzlichen Krankenversicherung. ZI-Wiss.Reihe; Band 19. Köln: Dtsch. Ärzteverlag 1980.
(50) *Schwartz, F. W.*: Ziele und Strategien präventiver Medizin. Ref. 1. Kölner Kolloquium „Von der Vorsorge zum Versorgungsstaat — Prävention und die Grenzen der Planbarkeit", Altenberg 29.—30. 1. 1981.
(51) Social Welfare Policy Secretariat (Edit.): Population and public welfare policy in Australia (Report by G. C. Myers). Austr. Gov. Publ. Serv. 1980.
(52) *Weisburger, J. H.*: Mechanism of action of diet as a carcinogen. Nutr. Cancer **1** (1979) 74—81.
(53) Bundesminister f. Wirtschaft (Hrsg.): Wirtschaftspolitische Implikationen eines Bevölkerungsrückgangs. Bonn 1980.
(54) *Young, V. R.; Newborne, P. M.*: Vitamins and cancer prevention. Issues and dilemmas. Cancer **47** (1981) 1 226—1 240.
(55) *Zimmermann, G.; Pabst, K.*: System „Gesundheit". Ortskrankenkasse **62** (1980) 890—896.

4.4 Perspektiven und Strategien einer modernen Gesundheitspolitik

H. Schaefer

1. Was ist Gesundheitspolitik?

Politik, so definiert es der Soziologe H. *Schoeck* (41), ist eine besondere Form des sozialen Handelns, das Macht braucht und sucht, um die öffentlichen Angelegenheiten des Gemeinwesens zu steuern und zu gestalten. Der große Brockhaus meint 1933, Politik im theoretischen Sinn sei seit den Griechen die gesamte Lehre vom Staat, im praktischen Sinn das Bestreben, auf die Gestaltung des öffentlichen Lebens einzuwirken. Die Encyclopedia Britannica sagt lieber nichts über Politik, führt nur das Stichwort „political philosophy" auf und wird dann gleich kontrovers. Und das Fischer-Lexikon „Staat und Politik" begnügt sich gar mit dem Begriff „Politikwissenschaft" [*Fraenkel u. Bracher* (14)]. Obgleich eine große Literatur zum Problemkreis der Gesundheitspolitik in letzter Zeit entstanden ist, wird „Politik" als Begriff undefiniert vorausgesetzt. *Bogs* u. a. (4) kritisierten in diesem Zusammenhang nur, daß in den gesundheitspolitischen Leitlinien der Bundesregierung das Wort „Gesundheit" nicht definiert sei.

Tatsächlich hängt von dem, was man unter Gesundheitspolitik verstehen will, vieles ab: Die Politik als Lehre des gesellschaftlichen Wollens und die Theorie ihrer Durchsetzung mißt, je nach dem Verständnis des Wortes „Politik", den gesellschaftlichen Strukturen und ihren Individuen völlig verschiedene Aufgaben und Grenzen des Handelns zu. Wenn wir also für unsere Betrachtung Politik als die Lehre vom gesellschaftlichen Handeln in Hinsicht auf die gemeinsam erstrebte Ordnung gesellschaftlicher Zustände verstehen wollen, so haben wir es mit einer Mehrzahl klar voneinander unterscheidbarer Teile solchen Handelns und Ordnens zu tun. In allen Handlungen sind Ziele und die zur Zielerreichung zugelassenen Mittel zu unterscheiden. Doch kann keine Gesundheitspolitik an der Entscheidung vorbeikommen, welche Personen in einer Gesellschaft und in welcher Hinsicht durch politisches Handeln erreicht, beeinflußt oder gar normiert werden sollen, und welcher allgemeine Rahmen eines gesellschaftlichen Vorverständnisses vorgegeben wird. Es müssen endlich die Prioritäten und Toleranzgrenzen für Eingriffe und ihre Folgen angegeben werden. Allein deren stillschweigende Unterschlagung kann aus verbal gleich scheinenden politischen Grundthesen fast konträre praktische Konzepte hervorzaubern.

Der augenblicklichen gesundheitspolitischen Diskussion wird man sicher bescheinigen dürfen, daß sie von dieser Vielfalt von thematischen Inhalten vorwiegend ein einziges Thema aufgreift: die Kostendämpfung des Gesundheitswesens. Die fast vollständige Erfolglosigkeit der Konzepte der Kostendämpfung ist vermutlich vorwiegend darin begründet, daß die gesundheitspolitische Diskussion die wesentlichen Positionen der Gesundheitspolitik weitgehend ignoriert.

Wie weit das Feld einer recht verstandenen Gesundheitspolitik sein kann, lehrt eine Durchsicht der Literatur, die wir nur in wenigen wichtigen Arbeiten zitieren: *Baier* (1); *Blohmke* (2); Bundesärztekammer (6); Bundesvereinigung dtsch. Ar*beitgeberverb.* (6); *Deneke* (9); *v. Ferber* (11, 12); *Focke u. Wolters* (13); *Häussler* (15); *Henke u. Reinhardt* (16); *Jahn u. Renthe-Fink* (21); *Läpple* (22); *Lampert* (23); *Pflanz* (26); *Schaefer* (31, 32); *Schreiber* (43).

2. Was ist Strategie?

Strategie ist der Inbegriff dessen, was ein Heerführer unternimmt, um zum Siege zu gelangen. Strateia — das Heer: welches Heer? Welcher Heerführer? Welche Ziele? Was heißt Sieg auf diesem humanen Schlachtfeld, auf dem letzlich nur der Tod zu besiegen ist? Es ist seltsam, daß auch über Strategien in der Medizin nicht viel nachgedacht worden ist. Das Wort ist freilich in aller Munde, in verwaschenem Sinn gebraucht. Im Begriff steckt das Wort „Handeln" ($\check{\alpha}\gamma\omega$), und die Theorie des Handelns fließe, so hat man noch vor kurzem gemeint, gleichsam von selbst aus dem Erkennen. Aber Handeln und Erkennen sind auf eine seltsame Weise verzahnt. Die Handlung, die unter Benutzung von Erkennen geformt wird, hat Konsequenzen, Erfolge oder Mißerfolge, die das Handeln infrage stellen.

Die Theorien des Handelns sind notwendigerweise eingegrenzt auf das, was man am Handeln wissenschaftlich bestimmen kann. Der Katalog dieser Bestimmungsstücke ist ziemlich kurz: Man kann
— die historischen Gründe unseres Handelns, Tradition und Selbstverständnis, untersuchen;
— die Psychologie der Handelnden untersuchen, also ihre Antriebe durch Emotionen, Wunschbilder, Vorurteile;
— die Methoden einer Zielverwirklichung angeben;
— Alternativen der Handlungsmöglichkeiten technisch ausarbeiten;
— die Folgen des Nicht-Handelns zu bestimmen versuchen;
— die Konsequenzen durchspielen, welche unsere Handlungen haben, z. B. in Hinsicht auf Wünschbarkeit, Wirksamkeit, Effizienz.

3. Die großen Probleme der Gesundheitspolitik

Die Einflußnahme auf die öffentlichen Belange des Gesundheitswesens als Ziel der Gesundheitspolitik, reflektiert in Hinsicht auf diese spärlichen Möglichkeiten einer wissenschaftlichen Grundlegung entsprechender Handlungsanweisungen — diese Einflußnahme stellt uns eine Reihe grundsätzlicher Probleme, die wie folgt aussehen:

a) Gesundheit soll durch politische Maßnahmen manipuliert werden. Was das heißt, bleibt völlig unklar. Soll der Staat durch Gesetze sicherstellen, daß jedem

Bürger ein Maximum an Gesundheit garantiert wird? Dies wäre ein völlig utopisches Ziel, denn Gesundheit ist in erster Linie das Resultat persönlichen Verhaltens und persönlicher (genetischer) Veranlagung. Hier mit politischen Mitteln einzugreifen, müßte also bedeuten, auf das menschliche Verhalten Zwänge auszuüben. Solche Zwänge sind bekanntlich Gegenstand der Gesundheitserziehung. Aber die Begründbarkeit jeden Zwanges in dieser Hinsicht ist so fragwürdig, daß keine Politik hier eine Chance findet, sich vor den Grundrechten des Bürgers durchzusetzen [*Schaefer* (34)].

b) Gesundheit wird jedoch — in Verkennung der soeben festgestellten Tatsachen — von Bürgern zum Objekt politischer Forderungen gemacht. Das „Recht auf Gesundheit" wird sogar zum international anerkannten Teil eines grundsätzlichen Bürgerrechts, das bis zum Jahr 2000, nach dem Willen der WHO, für alle realisiert werden soll [WHO (52)]. Ein solches Recht widerspricht aber jedwedem vernünftigen Grundsatz einer Rechtsordnung, die nur solche Rechte des Bürgers akzeptieren kann, die nicht oder nur zu einem Teil von seinen eigenen Handlungen abhängen. „Rechte" sind Forderungen an Leistungen *durch Dritte*. Gesundheit kann durch Leistungen Dritter aber nur in zweierlei Hinsicht und nur zu einem Teil gewährt werden: durch die Beseitigung von Gesundheitsgefahren, die von allgemeinen Zuständen ausgehen, und durch die Bereitstellung von Heil- und Schutzmaßnahmen, welche die Gesellschaft allein bereitstellen (finanzieren) kann. Öffentliche Hygiene und Sozialversicherung sind die beiden politischen Antworten auf diese Forderungen, erstere uraltes Besitztum fast aller staatlichen Ordnungen, letztere ein typisches Produkt der Neuzeit, dessen Insuffizienz von Jahr zu Jahr deutlicher wird.

c) Die Bereitstellung von Heil- und Schutzmaßnahmen ist zwar eine durchwegs als berechtigt anerkannte gesundheitspolitische Forderung, die aber weder selbstverständlich noch auch grenzenlos durchführbar ist. Ihre Machbarkeit stößt an die Grenze zweier harter Tatsachen: daß diese Bereitstellung Kosten verursacht, die vom Gesundheitszustand der Bürger und damit von ihrem — in Freiheit gewählten — Verhalten abhängen; daß diese Bereitstellung eine Leistung (Herstellung oder Bewahrung von „Gesundheit") betrifft, die, wie Bogs (4) beklagt, nicht definiert ist. Wie ist es mit Erbkrankheiten? Gibt es eine Grenze der Finanzierbarkeit „teurer" Krankheiten? Was ist überhaupt „Krankheit", deren Vorliegen die Leistungspflicht auslöst? Gehören z. B. Eingriffe in Schwangerschaften oder Schönheitsoperationen zum Katalog gesundheitspolitisch zu gewährender Leistungen? Die „Fragwürdigkeit" *möglicher* Leistungen als politisches Ziel des Handelns ergibt bereits einen sehr umfangreichen Katalog kontroverser Handlungsziele.

d) Wenn Gesundheit vom individuellen Verhalten abhängt, ist dann eine zwangsweise Modifikation des Verhaltens statthaft?

e) Wenn Maßnahmen zur Gesundung auch solche der Selbsthilfe sein können, wie weit reicht dann in concreto der Anspruch der Individuen an die Gesellschaft? Gibt es „Ausschließungsgründe", wie sie z. B. die private Krankenversicherung bekanntlich praktiziert? Gibt es einen Regreß gegen den Kranken im Fall selbstverschuldeter Krankheit, z. B. durch Rauchen?

f) Ist die Gesundheitspolitik darauf gerichtet, jedes Phänomen, das vom Individuum als Krankheit betrachtet werden könnte, zum Gegenstand öffentlicher Leistungen zu machen, z. B. Störungen des Wohlbefindens, die noch vor 50 Jahren niemand als „Krankheit" anerkannt hätte? Gibt es definierbare Grenzen der Gesundheit zur Krankheit hin, deren Überschreitung allein Maßnahmen auslöst, die das Resultat einer bestimmten Gesundheitspolitik sind? Die Definition der „Gesundheit" durch die WHO gibt hier reichlich Anlaß zur Kritik [*Schaefer* (33)].

g) Jede politische Maßnahme wird in einem Bezugsrahmen beurteilt, der in der Regel sehr allgemein, sehr grundsätzlich und in seiner Begründung nicht weiter hinterfragbar ist. Es ist bezeichnend für unsere deutsche politische Situation, daß dieser Rahmen z. B. von SPD und CDU/CSU völlig identisch angenommen wird: Freiheit, Gerechtigkeit, Solidarität sind die drei Grundwerte, welche von beiden Parteien akzeptiert werden, wenngleich mit wechselnder Betonung ihrer Priorität [*Wittkämper* (49) S. 35]. Freiheit würde in diesem Zusammenhang bedeuten, daß der Gesundheitspolitiker dem Individuum jede Freiheit des Verhaltens beläßt, ohne die daraus fließenden ökonomischen Konsequenzen zu beachten, obgleich Konsequenzen schwerwiegender Art vorliegen. Gerechtigkeit ist ein Begriff, der alles und nichts besagen kann, hier aber in der Regel das besagt, daß gleiche Leistungen zu ungleichen individuellen Lasten (Beiträgen) von der Gesellschaft erbracht werden, weil der Arme in geringerem Umfang unter Krankheit finanziell belastet werden soll als der Reiche. Das Solidarprinzip meint dann, daß ungeachtet dieser Ungleichheit dennoch alle für einen einstehen sollen. Keiner soll mehr erleiden als der andere. Aber gerade dieses Solidarprinzip ist bekanntlich nur bei den ökonomischen Folgen der Krankheit anwendbar, nicht aber bei den körperlichen oder seelischen. Es würde sich eigentlich — konsequentes Solidarverhalten vorausgesetzt — anbieten, die Leiden des Schwerkranken durch beschaffbare Vorteile zu kompensieren, z. B. in Form eines „Schmerzensgeldes". Solidarität ist, wie man sieht, selbst ein überaus problematischer Begriff einer Gesundheitspolitik und im Grunde zur Praxis einer Umverteilung der Kosten für Krankheit entartet, die alles andere als „gerecht" ist. Das Paradoxe an dieser Situation liegt nämlich darin, daß diese Umverteilung noch einmal eine Umstrukturierung dadurch erfährt, daß der Gedankenlose, Bedenkenlose oder gar Gewissenlose Vorteile für sich auf Kosten anderer in Anspruch nehmen kann und, soweit unsere Information reicht, auch nimmt.

4. Die strategischen Grundbegriffe

Die Gesundheitspolitik stößt, wie wir sehen, auf zahlreiche Probleme, die nur in begrenztem Maße durchdacht sind. Es ist also verständlich, daß die Forderungen an den Bürger, welche der Gesundheitspolitiker stellen muß, und die Begrenzung der Rechte, die er ihm zumutet, mit Begriffen begründet werden, welche an die soeben erörterten Fundamentalwerte anknüpfen. In unserer derzeitigen Gesellschaft haben sich Freiheit, Gerechtigkeit und Solidarität in der Tat als politische Schlagwörter hoher Durchsetzungsfähigkeit und damit als strategische Leitideen erwiesen, vielleicht nicht zuletzt deshalb, weil diese Begriffe so schillernd sind, daß jeder dieser Begriffe einen weiten Bereich von allgemeinen Wunschvorstellungen abdeckt. Gerade derartige Begriffe aber eignen sich vorzüglich als strategische Waffen im Kampf der Interessenten.

a) Freiheit

Freiheit als strategischer Begriff ist die Wunschvokabel schlechthin der „westlich" orientierten bürgerlichen Gesellschaft geworden. Das ist deshalb so besonders bemerkenswert, weil das, was in unserer Gesellschaft unter Freiheit verstanden werden soll, noch weniger klar definiert ist als die beiden anderen Fundamentalbegriffe Gerechtigkeit und Solidarität. Es wird bei der Betrachtung dieser drei Begriffe, insbesondere aber des Freiheitsbegriffs, deutlich, daß diese übergeordneten politischen Fundamentalbegriffe weit mehr der Erzeugung einer emotionalen Grundstimmung dienen, welche Einigkeit derer vortäuscht, die sie benutzen, als daß sie ein durchreflektiertes Handlungsprogramm kennzeichnen.

Insbesondere der Begriff Freiheit hat natürlich seine große Geschichte, als Schlachtruf gegen eine als unerträglich empfundene Herrschaft des Absolutismus aus dem Geist der französischen Revolution geboren. Aber er gehört längst zu jenen „politischen Leitworten", deren Wandlung in Inhalt und Gebrauch Carl J. *Burckhardt* [(7) S. 428] in „Gestalten und Mächte" eindringlich geschildert hat, von denen er z. B. meint, ihre Umwandlung aus „einst vorbildlichen Wörtern in konventionelle Überreste pseudo-ideologischer Verbrämung" vollziehe sich unaufhaltsam. In der Tat wäre dem griechischen Menschen die heutige Diskussion völlig absurd erschienen. Er kannte „Freie" und „Sklaven", gestand beiden die gleiche Menschenwürde zu, wie uns *Strasburger* eindringlich lehrt [(46) S. 41 f.], aber doch so, daß Freiheit die politische Entscheidungsfreiheit im letzten tiefsten Sinn, nicht aber die Beliebigkeit eines merkantilen Handelns bedeutete. Man muß wohl die Unfreiheit solchen Sklaventums unmittelbar erlebt haben, um die Befreiung von ihm als Rettung schlechthin zu erfahren, so wie es uns Älteren 1945 widerfuhr, damit uns in der politischen Freiheit die „Freiheit als rationales Entscheidenkönnen" zu entdecken möglich wird [*W. Schulz* (44) S. 651].

Angesichts der simplen Tatsache, daß keine Freiheit ohne kongruente Pflicht denkbar ist, nimmt sich die Diskussion um „freies Arzttum", „freie Arztwahl" nicht sonderlich grundsätzlich aus, so als ob ein höherer Beamter, der nicht einem „freien" Beruf dient, bereits einer Mischung von Sklaverei und Verantwortungslosigkeit verfallen sei. Wir müssen uns irgendwann dazu durchringen, die

Freiheit im Arzttum *grundsätzlich* zu sehen, als die Notwendigkeit, alle Möglichkeiten des persönlichen Gewinns in Hinsicht auf eine allgemeine gültige Wünschbarkeit zu durchdenken. Der Jurist *Böckenförde* (3) hat uns unlängst gezeigt, daß die Relativierung des Staates durch unser Grundgesetz, als einer Einrichtung, die nur um des Menschen willen da ist, unser aller soziales Grundverständnis verändert habe. Es ist so, „daß den Menschen in und aus der öffentlichen Lebensordnung keine Vorgabe an Verbindlichkeit und Orientierung erwächst, zu der sie sich dann in Freiheit verhalten können." Wenn wir es etwas überspitzt formulieren (was *Böckenförde* nicht tut), so sündigen wir in zunehmendem Ausmaß ohne schlechtes Gewissen.

Diese Korrektur unseres Verhaltens in Hinsicht auf eine allgemeine und notwendige Sittlichkeit fehlt überall. Sie kann nicht nur in „freier Praxis", sondern auch im Status des Beamten praktiziert werden, und die Ärzte werden sich vor dem Eindruck hüten müssen, als bestehe ihr Begriff der Freiheit nur aus ökonomisch konzipierten Ansprüchen. Was aber die fundamentale Rolle der strategischen Grundbegriffe anlangt, so ist es doch wohl so, daß die Defekte unseres Gesundheitswesens nicht so sehr von dem Begriff „Freiheit" als von dem Begriff „Ehrlichkeit" abhängen. Es ist typisch für die gesundheitspolitische Diskussion unserer Zeit, daß in ihr von „Ehrlichkeit" so gut wie nirgends die Rede ist, vielleicht weil das Prinzip „Ehrlichkeit" von allen Gesellschaftspartnern gleichmäßig verletzt wird.

Der politische Dissident Peter *Nellen* (25) drückte es anders aus, ohne anderes zu meinen: Er fordert „die Disziplin des nüchternen, realistischen Sehens und Urteilens". Wir wenden diese Form des Sehens vorwiegend auf Fragen ökonomisch-kommerzieller Art an. „Gesundheitsökonomik" wird der Schrei des Tages [*Herder-Dorneich* (19)]. Die wesentliche Problematik aber liegt darin, daß wir uns alle über die fundamentalen Fehler des Gesundheitssystems betrügen, und am heftigsten und unbelehrbarsten betrügen wir uns selbst.

b) Gerechtigkeit

Es soll dabei gar nicht bestritten werden, daß das ökonomische Problem im System der Gesundheitspolitik wahrhaft groteske Formen annimmt. Dann, wie ich schon 1968 warnend sagte [*Schaefer* (29)], bleibt uns, wenn die Kosten der sozialen Sicherung weiterhin in Prozent des Bruttosozialproduktes so stark steigen wie bisher, schon in wenigen Jahrzehnten praktisch nichts mehr zum Leben übrig. Dieses ökonomische Problem ist nun insbesondere mit Vorstellungen über das soziale Grundverständnis von „Sicherheit" verknüpft, die zu dem globalen Thema einer „sozialen Gerechtigkeit" gehören.

Es verwundert denjenigen, der die Kampfesszene von ferne betrachtet, doch sehr, mit welcher Naivität die Argumente in Sachen Gerechtigkeit vorgebracht werden. Das ist freilich dem Phänomen nach verständlich, denn kein einschlägiger Text über Gerechtigkeit von einigem Gewicht geht von etwas anderem aus als von der menschlichen Eigenschaft der Gerechtigkeit, so schon in der Nikomachischen Ethik des *Aristoteles* definiert ist. Gerechtigkeit ist eine Tugend, die uns überzeugend in den Handlungen gerechter Menschen gegenübertritt, wovon uns z. B. die berühmten Salomonischen Urteile überzeugen könnten, und *H. Schmitz* (40) geht in seiner besonders lesenswerten Analyse der Gerechtig-. keit ganz von den subjektiven Kriterien derselben aus, „beruft sich nur auf Gefühle und vermeidet die Vorspiegelung rationaler Kriterien" [(40), III/3, S. 103], vermeidet vor allem die klassischen Leerformeln des antiken Denkens, daß „jedem das Seine" gehöre. Gerechtigkeit hat es mit der Billigung durch Menschen zu tun, ist also schwerlich im Konfliktfall objektiv begründbar, fordert aber dennoch in ihrer subjektiven Mächtigkeit eine allgemeine Geltung, was schon die Griechen erkannt haben. [Hierzu *A. Seiffert* (45) S. 178]. Es mag schwer verständlich scheinen, daß der Rechtsphilosoph Gerechtigkeit als den Urgrund des Rechts sieht, ihr also den Wert des Absoluten zumißt [*Radbruch* (27) S. 124], was freilich bei genauer Betrachtung nichts anderes sagt als das, was *Schmitz* (40) immer wieder vorbringt (z. B. l. c. 20 ff.), daß das Recht auf einer Gefühlsbasis aufbaue, die eine enorme Mächtigkeit besitzt, sich daraus freilich in festgeschriebenen Normen (Gesetzen) konkretisiert. So wird denn verständlich, was gerade in unseren Tagen geschieht, daß neue Wellen einer sozialen Emotionalität hervorbrechen und alte Normen als überholt, damit sogar als „ungerecht", erscheinen lassen. Gerechtigkeit bedeute Gleichheit, sagt *Radbruch* [(27) S. 125], doch was hinter Gerechtigkeit an vulkanartigen Eruptionen sichtbar werden kann, das sind die Fragen derer, die sich besiegt, beherrscht, übervorteilt fühlen. „Gibt es überhaupt ein Recht unabhängig von den Machthabern und von der Willkür der Menschen?" So fragt der Rechtsphilosoph *E. Fechner* [(10) S. 10] und legt den machtpolitischen und sozialen Hintergrund dieser Metaphysik der Gerechtigkeit offen. Der Geist Nietzsches begegnet uns in dieser modernen Rechtsphilosophie, wie er in der „Genealogie der Moral" entwickelt worden ist.

Es sollte also niemanden verwundern, daß das Prinzip „Gerechtigkeit" in einer gesundheitspolitischen Diskussion nichts hergibt, daß man alles mit ihm begründen kann und daß „Leerformeln" die Argumentation beherrschen, ganz wie zu Zeiten der alten Griechen [*H. Schmitz* (40) S. 103].

Nun ist freilich ein Argument weit davon entfernt, eine Leerformel zu sein: das Ökonomische oder, genauer gesagt, die Frage der Kostenlawine, die wohl gerade deshalb mit ihren finanzpolitischen Begleiterscheinungen die Szene beherrscht. Denn selbst die Diskussion um die Frage des besten Zieles einer Gesundheitspolitik, die Kritik um die Vorherrschaft der kurativen vor der präventiven Medizin, ist vorwiegend ökonomisch getönt. Prävention erschein als mögliche Strategie der Kostenreduktion. Daß unter diesem höchst einseitigen Aspekt dann das ganze Prinzip der Früherkenung fragwürdig werden kann, wird gerade derzeit (1983) wieder heftig diskutiert. Selbst Bundesminister greifen in die Diskussion ein, um den (sicher richtigen) humanitären Aspekt gegen den rein ökonomischen zu betonen.

Dennoch muß im allgemeinen gefordert werden, daß in der Gesundheitspolitik mindestens die Grundsätze einer Kosten-Nutzen-Analyse angewandt werden, wie sie uns *Cochrane* (8) gelehrt hat. Die Reflektierung dieses Prinzips allein ist wohl kaum inhuman, doch tritt freilich die Schwierigkeit auf, die humanen Werte ins Ökonomische zu übersetzen. Nicht nur, daß ein Menschenleben „unbezahlbar" ist, weil es in seiner Einzigartigkeit durch nichts ersetzbar ist. Es gibt andere „Werte", mit denen sich z. B. das Prinzip „Gerechtigkeit" befaßt, die in ihrer emotionalen Tönung ökonomisch schwerlich eindeutig einzuordnen sind.

Der Deutsche Gewerkschaftsbund betont z. B. mit großer Hartnäckigkeit, daß dem Prinzip „Gerechtigkeit" nur durch eine Egalisierung aller Rechte, aller Anspruchserfüllungen Genüge getan werde, daß aber dieses Prinzip dadurch ständig verletzt werde, daß der Wohlhabendere vor einer Schädigung seiner Gesundheit wesentlich geschützter sei als der Arme. Diese Ungleichheit sieht aber auch er vorwiegend in monetären Problemen. So wird gefordert [*Wittkämper* (49) S. 43]:

— eine Aufhebung der Versicherungspflichtgrenze für Angestellte,
— ein Finanzausgleich innerhalb und zwischen verschiedenen Kassenarten,
— Vereinheitlichung des Mitgliedschafts-, Beitrags-, Leistungs-, und Vertragsrechts der verschiedenen Kassenarten,
— Zusammenlegung kleinerer Kassen zu größeren Einheiten.

Diese Forderungen beruhen auf zwei Fundamentalpostulaten: die Zweiteilung der Arbeitnehmer in Arbeiter und Angestellte aufzuheben und die damit im Versichertenkollektiv schon hergestellte „Einheit" durch die Versicherungs-Kassen gleicher Struktur Schritt für Schritt in eine „Einheitsversicherung" überzuführen. „Einheit" in der Praxis der sozialen Sicherung ist ein Ausdruck der Aufhebung aller Klassen, wobei es sich natürlich um Klassen mit abgestuften Rechten handelt.

Es kann nun in der Tat schwerlich geleugnet werden, daß unser Gesundheitssystem Reste alter Formen eines Klassen- und sogar Ständestaates aufweist. Die Entstehung der Angestelltenversicherung ist zu einem Teil ein Rest solcher Standesprärogative. Die Entstehungsgeschichte der Renten-Versicherung der Angestellten zeigt deutlich klassenbezogene Argumente, und die auf ihr aufbauende Reichsversicherungsordnung (RVO), die 1911 erlassen wurde, fand dementsprechend die einhellige Ablehnung der Sozialdemokratie [vgl. *Tennstedt* (47) S. 395 ff.]. Man sollte also die Klassenstruktur der bestehenden sozialen Sicherung nicht anzweifeln.

Nun bedeutet diese Klassenstruktur zweierlei: Dem gesellschaftspolitischen Grundgefühl der Menschen mag eine solche Teilung in Arbeiter und Angestellte an sich entsprechen oder widersprechen; sie mag im Sinne unserer einleitenden Bemerkungen gerecht oder ungerecht erscheinen. Soweit dieses Grundgefühl sich auf ein Klassenbewußtsein bezieht, bezieht es sich auf gesellschaftspolitische Grundtatbestände, die in der gegenwärtigen Gesellschaft überall

Stück für Stück eliminiert werden. Gesundheitspolitik hätte zu diesem politischen Grundphänomen Stellung zu nehmen, was sie nicht tut. Zweitens aber bedeutet die Klassenstruktur die *Möglichkeit* ungleicher Versorgung, und unter dem Schlagwort der „Disproportionalität" wird eine solche Möglichkeit als Tatsache ausdrücklich von linken Politikern festgestellt [*Scharf* (39); zur Lit. vgl. *Wittkämper* (49—51)].

Diese Disproportionalität ist aber erstens mit guten Gründen zu bezweifeln, da in der augenblicklichen Konkurrenzsituation der Ärzte diese eher zu gefällig als zu ungefällig sind. Verweigerungen an Leistungen pflegen im übrigen sehr rasch vor Gericht gebracht zu werden. Doch scheint mir, daß es eine andere Disproportionalität gibt, von der man deshalb nicht mehr spricht, weil sie ins Rechts- und Ordnungsbewußtsein unserer Bürger als undiskutierbar eingegangen ist: die Ungleichheit der Beitragssätze einerseits, die meßbar große Unterversorgung der Nicht-Versicherten mit einem Einkommen, das gerade über der Pflichtversicherungsgrenze liegt, andererseits. Das Prinzip der Egalität erstreckt sich bekanntlich nur auf die prozentuale Beteiligung des Einkommens an den Kosten und nur auf Versicherte der Sozialversicherung. Diese Disproportionalität ist bekanntlich in ihren Extremen durch die sog. Beitragsbemessungsgrenze gemildert worden: Über einen absoluten Maximalbetrag hinaus gibt es keine Umverteilung der Kosten.

Nun wäre gesundheitspolitisch diese Form der Umverteilung mit dem Grundsatz der Gerechtigkeit gut begründet. Es entspräche sogar dem christlichen Grundverständnis, daß der Reiche für die Not der Armen aufkommt. Eben dieses ist aber nicht mehr der Fall. Die soziale Sicherung ist längst über alle Not hinaus ein System der Anspruchsberechtigung und -befriedigung geworden. Da diese Ansprüche immer höher werden, ihre Erfüllung entgegen dem Prinzip der Not aus Gefälligkeit auch immer häufiger gewährt wird, sind wir längst in eine neue gesundheitspolitische Phase eingetreten, in der die geltende Umverteilung eine Frage der sozialen Macht, der Ansprüche, im Zweifel auch der sozialen Diffamierung geworden ist, ganz so, wie es Nietzsche und Fechner gesehen haben.

c) Solidarität

Nun mag man gesellschaftspolitisch so argumentieren, daß die einseitig verstandene Egalität ein notwendiger Ausfluß des Solidarprinzips sei. Fraglos war dieses Argument in den Anfängen der Sozialversicherung korrekt. Ungültig wird es dadurch, daß nicht nur die Solidarität der Armen, die gegen die Reichen stehen, nicht mehr stimmt: Es beutet fast jedermann seinen Versicherten-Kumpan aus, in freilich weiten Grenzen. Man muß aber weit wandern, ehe man einen Versicherten trifft, der niemals einen Akt egozentrischen Gebrauchs gesetzlicher Möglichkeiten beging, eine Handlung also, die in der gesundheitlichen Not des Handelnden nicht begründet war. Das „moral hazard" ist ein weithin praktiziertes Verhalten.

Dieser Solidaritätsverlust wird jedoch übertroffen durch das Verhalten derer, die auf der anderen Seite der Rollen-Barriere stehen. Solidarität besteht ja nicht zuletzt im gleichen Angebot, ohne Rücksicht auf dessen Ausnutzung. Es gibt aber ein Gesetz der Solidarität dieses Angebots, das darin liegt, die Kosten für den uns finanziell ausgelieferten Partner nicht ohne Grund in die Höhe zu treiben. Eben dies aber geschieht in offenbar weitem Umfang auch seitens der Leistungsanbieter und -erbringer. Die Dinge liegen, etwas überspitzt formuliert, wie folgt:

Kaum daß ein neues diagnostisches oder therapeutisches Verfahren entwickelt worden ist, drängt der Markt der Anbieter zunächst auf die kassenrechtliche Anerkennung als eines in der Kassenpraxis zugelassenen Verfahrens. Es drängt diese Gemeinschaft der Verfahrens-Anbieter, in Solidarität mit der Ärzteschaft, zu breiter Anwendung, deren Unsachlichkeit sich zwar ahnen, aber schwerlich beweisen läßt. Ein lehrreiches Beispiel gibt die sog. magnetische Nuklear-Resonanz-Tomographie, deren diagnostischer Nutzen zwar außer Frage steht, die aber vermutlich nur in fachlich wohl ausgebildete Hände gehört, dennoch trotz eines Anschaffungspreises von einigen Millionen DM sich bereits im Besitz mancher Ärzte befindet, die mit diesem Verfahren also sicher auch Diagnosen erstellen müssen, die sich entweder erübrigen oder billiger erstellen ließen. In einem auf Profitmaximierung angelegten System lassen sich selbst erhebliche Mißstände dieser Art legal kaum bekämpfen. Sie zu beseitigen, wäre Aufgabe einer Ethik, einer Form der Solidarität, die zu praktizieren sich vermutlich keine Einzelperson mehr finanziell leisten kann.

Auch das Prinzip des Egalitarismus gehört also ins Reich der Sozialutopien. Die Menschen sind so ungleich, daß gleiches Recht nur unter Vorsichtsmaßnahmen gelten kann. Diese Vorsichtsmaßnahmen sind (soziologisch gesprochen) die Sanktionen, welche die Gesellschaft gegen jene ergreift, welche das Prinzip sozialer Solidarität grob verletzen. Solche Sanktionen (z. B. Strafen) müssen aber „justitiabel" sein, d. h. Strafe und Vergehen müssen korrespondieren, das Vergehen also mindestens feststellbar und in der Regel auch in seiner Größe meßbar sein. Es liegt im Wesen der Krankheit, daß eben diese Meßbarkeit nicht existiert. In der Tat kommen weder Regreß-Verfahren noch gar Strafverfahren in der Sozialversicherung häufiger vor.

Das Prinzip der Disproportionalität existiert freilich, wenngleich in einem sehr merkwürdigen, doppelbödigen Sinn. Es ist zunächst nicht zu bestreiten, daß Armut bei einigen Krankheiten eine Gesundheitsgefährdung aufweist. Hierzu gibt es exakte Meßdaten [Lit. bei *Schaefer u. Blohmke* (37), S. 92 ff; ferner *Winkelstein*]. Es ist ebenfalls nicht zu bestreiten, daß die Ursachen der meisten Krankheiten, die nicht vorwiegend genetisch bedingt sind, in soziopsychologischen und verhaltensbedingten Umständen zu suchen sind. Das ist das Resultat des Prinzips der „Hierarchie der Risikofaktoren" [*Schaefer* (30)]. Auch hierin ist eine schichtspezifische Morbidität bedingt. Es ist endlich nicht zu bezweifeln, daß es arbeitsbezogene Krankheiten gibt, wenngleich ihre Zahl noch unbestimmt und sicher kleiner ist, als es die derzeitige Propaganda angibt [*Rutenfranz* (28)]. Wir werden gleich darauf eingehen. Auch dies spricht für eine deutliche Disproportionalität der Gesundheitschancen, die im übrigen auch aus den Daten der vorzeitigen Berentung und aus den berufsbezogenen Mortalitäten deutlich ist [Lit. bei *Schaefer u. Blohmke* (38)].

Dieser Form einer Disproportionalität steht aber sicher eine umgekehrt wirksame Form gegenüber, daß nämlich der Versicherte Gesundheitsleistungen der Anbieterseite weit mehr in Anspruch nimmt als der Nichtversicherte, und die Krankentage sind deutlich bei den unteren Schichten gegenüber den oberen vermehrt, obgleich die oberen Schichten weitaus höhere Beiträge brachten. Wiewelt sich beide Disproportionalitäten wechselseitig kompensieren, ist nicht einmal abzuschätzen.

Der Egalitarismus als Prinzip ist also mehr ein politisches Schlagwort als ein echtes gesundheitspolitisches Ziel, denn niemand denkt daran, die hier angeschnittenen Probleme von Ungleichheit auch nur ernsthaft zu diskutieren. Kein Datum ist unbezweifelbar, da die höheren Krankenstände unterer Schichten sehr wohl als Ausdruck höherer Gefährdung durch den Beruf interpretiert werden können und der Grundsatz der sozialen Gerechtigkeit, wie oben gezeigt wurde, keineswegs problemlos auf das Detail anzuwenden ist. „Soziale Gerechtigkeit", die von allen anerkannt wird, ist ebenso eine Utopie wie Gerechtigkeit anderswo auch.

5. Kontrollen

Herder-Dorneich (17) hat darauf hingewiesen, daß im System der Krankenversicherung an die Stelle des Begriffs der Hilfsbedürftigkeit allmählich der Begriff der „Schutzwürdigkeit" getreten ist (1965, S. 48). Er hat ferner festgestellt, daß viele der im Sozialversicherungsrecht verwendeten Begriffe, wie „Bedürfnisse", „notwendige Beiträge", „angemessene Honorare", „gerechte Vergütungen" objektiv nicht bestimmbar sind [*Herder-Dorneich* (18), S. 521]. Die Handhabung dieses Teils des Sozialrechts ist der Beliebigkeit weithin unterworfen. Wenn also Sozialpolitik Ordnung hervorbringen soll, so bedarf es mannigfacher Kontrollinstrumente, die alle, wie es im Wesen jeder Kontrolle liegen muß, die Freiheit in der (beliebigen) Anwendung gesetzlicher Vorschriften einengen.

Es sind zwei Gruppen von kontrollbedürftigen Phänomenen besonders hervorzuheben: die im System geltend gemachten individuellen Interessen, die den Interessen anderer Partner des Systems nicht selten (wenn nicht gar meist) zuwiderzulaufen pflegen. Dem „moral hazard" der Versicherten entspricht die Durchsetzung merkantiler Interessen der Apparate-Hersteller und der finanziellen Interessen der Ärzte. Alle Interessenten-Gruppen belasten die Ökonomie des Systems bis zum Versagen, und zwar durch rechtlich absolut zulässige Manipulationen. Die Ärzte weichen auf steigende Laborleistungen aus, wenn es wirtschaftlich schlechter geht. Zwar hat man gemeint, eine Kontrolle der Arzteinkommen vermittle Einsichten in „Fehlallokationen" von Gesundheitsgütern

[*Männer* (24)]. Doch zeigt eine solche Kontrolle zu eingeschränkte gesellschaftliche Kraftflüsse auf, um Entscheidungen zu begründen, so wertvoll sie als Detektor ist. Der Apparate-Hersteller überredet Arzt und Patient, zu deren angeblich gemeinsamem Nutzen, zur Anschaffung von Novitäten. Hierüber wurde schon berichtet.

Die Gesellschaftspolitik muß hier aus mehreren Gründen steuernd eingreifen: kostendämpfend, indikationsschärfend und vor Schäden schützend.

Es sind drei Gruppen von Steuerungsmöglichkeiten, die sich hier anbieten:

— Kontrollen der Anwendung und Abrechnung von Gesundheitsleistungen;
— Erzeugung einer höheren Gewissenhaftigkeit in der Befolgung von ethischen Prinzipien, welche steuernd eingreifen;
— Zwänge, die von einer „bürgerlichen Sozialisierung" wie in England oder Schweden bis zu einer totalitär vorgehenden Einheitsversicherung reichen, so wie sie *Scholmer* (42) vorschwebt. Die hier genannte „Einheitsversicherung" kann dabei von fast mit unserem System noch kompatiblen Formen bis zu diktatorischen Strukturen reichen.

Es ist leicht vorauszusehen, daß Kontrollen wachsen werden, obgleich sie extreme praktische Schwierigkeiten bieten und noch nie sonderlich effektiv waren, wie die Erfahrungen in der Anfangszeit des vertrauensärztlichen Dienstes gezeigt haben. Die leicht vorhersehbare Ineffizienz der Kontrollen wird sich sicherlich nicht durch ein wachsendes Ethos verbessern lassen, wie auch die gründliche Erörterung bei *Wittkämper* (50) vermuten läßt. Alle ethosproduzierenden Kräfte sinken [*Schaefer* (35)]. Es ist also mit Händen zu greifen, daß alle Weichen auf eine schrittweise Sozialisierung des Gesundheitssystems gestellt sind, wenn es nicht gelingt, grundsätzlich neue Wege zu gehen, in denen die derzeit wirkenden Rückkoppelungskräfte, welche den Mißbrauch fördern, nicht mehr wirksam sind. Diese Wege sind aber nur in einer Gesellschaftspolitik zu finden, welche das ursprüngliche Prinzip unserer sozialen Sicherung wiederherstellt, die Sicherung nur vor Not, nicht aber die Gewährung von Ansprüchen. Die Versicherten, welche die Zeche bezahlen müssen, werden zu spät merken, wohin sie der bequeme Weg der Anspruchsgewährung führt. Politik ist nicht selten ein Weg in die Katastrophe gewesen, und eine Katastrophe bahnt sich in den heute weitverbreiteten Konzepten ideologischer Gesundheitspolitik erneut an.

6. Irrtum im Ziel

Aus unseren bisherigen Darlegungen geht vor allem eines hervor: daß die derzeit praktizierte Gesundheitspolitik wenig fundamental und schon gar nicht radikal argumentiert und vermutlich keines der dringend zur Lösung anstehenden Probleme lösen wird. Wie hilflos argumentiert wird, zeigt die Praxis einer Diskussion der grundsätzlichen Ziele des Gesundheitswesens, die zu erreichen die

Gesundheitspolitik helfen sollte. Diese Ziele lassen sich leicht katalogisieren, ohne daß dabei eine Priorität geltend gemacht wird:

(1) Heilung von körperlicher und seelischer Krankheit;
(2) möglichst frühzeitige Erkennung von Krankheit;
(3) Besserung der sozialen und seelischen Situation, soweit sie eine Ätiologie von Krankheit darstellt;
(4) möglichst vollständige Beseitigung von somatischen, psychischen und sozialen Risikofaktoren;
(5) Gesundheitsinformation und Hilfe zur Gesundheit in Selbsthilfegruppen;
(6) individuelle Information über Ärzte oder Institutionen;
(7) Gesundheitserziehung durch Eingriffe in Verhaltensmotivation.

Von diesen 7 Zielen wurde nur das erste von der bisherigen Medizin anvisiert, und zwar gleich, ob es sich um Schulmedizin oder Außenseiter-Medizin handelt. Allenfalls die Kneipp-Bewegung war noch dazu präventiv orientiert, im Sinne einer Gesundheitserziehung.

Dem gesamten Gesundheitssystem wird seit geraumer Zeit vorgeworfen, in dieser Zielrichtung höchst einseitig orientiert zu sein. Wie wir schon sagten, wird die Forderung nach Prävention, die alle 6 der der kurativen Medizin nachfolgenden Ziele umfaßt, vorwiegend ökonomisch begründet. Es ist leicht nachweisbar, daß diese Begründung irrt [Schaefer (34)]. Es muß also gefragt werden, ob andere Begründungen für diese Zielausweitung vorliegen. Es gibt in der Tat neben dem politischen Ziel einer Hebung der allgemeinen Volksgesundheit aus Gründen, die in der Erhaltung des Gemeinwohls liegen, nur noch den Bezug auf das persönliche Wohlergehen, das von Krankheit unbehelligt bleiben möge. Dieser strikt hedonistische Gesichtspunkt ist die offenbare Triebfeder dort, wo die staatliche Vorsorge den Bürger vor Schaden schützen soll: Ziel 3 und z. T. auch Ziel 4 unseres Katalogs. Hier werden die uralten hygienischen Forderungen der öffentlichen Gesundheitsdienste vorgebracht, über die schwerlich debattiert werden kann, es sei denn, der abzuwendende Schaden gehe schon von der normalen staatsbürgerlichen Existenz aus, z. B. von der Arbeit, die das Individuum zu leisten aus Gründen der Selbsterhaltung gezwungen wird. Die Theorie der arbeitsbezogenen Erkrankungen wird entwickelt, eine Theorie, welche fast umstürzende Konsequenzen für das Gesundheitssystem mit sich bringt und unter den gesundheitspolitischen Forderungen der Gegenwart sicher an oberster Stelle steht, was die Brisanz der Forderung anlangt [Rutenfranz (28); Schaefer (36)].

Alle anderen Ziele einer Gesundheitspolitik als Vollbringerin der Aufgaben des Gesundheitssystems sind aber auf das individuelle Wohl in einem absolut individuellen Sinn gerichtet: Sie sollen das Individuum in den Stand setzen, Gesundheitsgefahren zu bannen, welche nur aus der individuellen Auseinandersetzung der Einzelperson mit ihrer jeweils individuell bestimmten sozialen Umwelt stammen. Die Methoden variieren von individueller Information (Ziel 6) über eine allgemeine Information, auch mit Hilfe von Gruppen ebenfalls leidender Menschen, die ein gemeinsames Schicksal individuell besser bewältigen (Ziel 5), bis zur „Erziehung" der Menschen, d. h. bis zum Eingreifen in ihre freie Entschließung (Ziel 7). In diesen Zielen der Gesundheitspolitik ist zweierlei zu beachten. Sie sollten erstens dem Grundsatz der Ehrlichkeit folgen, den nicht zu beachten wir oben schon der Gesundheitspolitik vorgeworfen haben. Sie sollten zweitens bedenken, daß das, was bekämpft werden soll, nämlich risikoträchtiges Verhalten, selbst eine Quelle der Existenzbereicherung ist, denn viele Risikofaktoren sind Folge einer „Sucht".

Das Glück des Menschen ist unteilbar. Dort, wo es von außen, ohne oder gar gegen ihn, Einbußen erleidet, wird ein moderner Staat es zu erhalten trachten, und nur die Lasten, die dadurch dem Individuum aufgebürdet werden, müßten in einer Kosten-Nutzen-Analyse akzeptabel gemacht werden. Derzeit sind freilich diese Kosten nicht hoch und werden kaum kontrovers sein. Erst wenn sich die Gesundheitsideologen anschicken, perfekt zu werden, kommt Orwells Warnung („1984") zum Zuge.

Wenn aber ein Gesundheitspolitiker meinen sollte, das Glück der Gesundheit unter allen Umständen durch die erweiterten Ziele unseres Katalogs garantieren zu müssen, so wird er sich bald ins Unrecht gesetzt sehen. So verlockend eine präventive Gesundheitspolitik ist, so sehr bleibt sie doch ineffektiv, solange sie nicht diktatorisch verfährt. An den Zielen der Gesundheitspolitik wird man also teils die Weisheit ihrer Verfechter, teils ihre ideologische Verhaftung ablesen können, freilich auch ihre Intelligenz, mit der sie imstande sind, die Gültigkeit unbequemer Sachverhalte einzusehen.

Literatur

(1) *Baier, H.*: Medizin im Sozialstaat. Stuttgart: Enke 1978.
(2) *Blohmke, M.* (Hrsg.): Gesundheitspolitik und sozialmedizinische Forschung. Stuttgart: Gentner 1972.
(3) *Böckenförde, E.-W.*: Veränderungen des Verständnisses vom Menschen in und durch die Rechtsordnung/Rechtswissenschaft. In: Quid est homo? Arbeitshilfen Nr. 32. Bonn: Sekretariat der Deutschen Bischofskonferenz 1983.
(4) *Bogs, H., Herder-Dorneich, Ph., Scheuch, E. K., Wittkämper, G. W.*: Gesundheitspolitik zwischen Staat und Selbstverwaltung. (Zur Ordnungspolitik des Gesundheitswesens). Köln: Deutscher Ärzte-Verlag 1982.
(5) Bundesärztekammer / Deutscher Ärztetag: Gesundheits- und sozialpolitische Vorstellungen der deutschen Ärzteschaft. Köln-Lövenich: Deutscher Ärzte-Verlag 1980.
(6) Bundesvereinigung der deutschen Arbeitgeberverbände: Gesundheitssicherung in Freiheit und Verantwortung. Köln: Eigenverlag 1973.
(7) *Burckhardt, C. J.*: Gestalten und Mächte. Zürich: Manesse, Conzett u. Huber 1961 (Speziell S. 428).

(8) *Cochrane, A. L.*: Effectiveness and Efficiency. Random Reflections on Health Services. London: Nuffield Provincial Hospital Trust 1972.

(9) *Deneke, H.*: Gesundheitspolitik. Stuttgart: Vorwerk 1975.

(10) *Fechner, E.*: Rechtsphilosophie. (Soziologie und Metaphysik des Rechts), 2. Aufl. Tübingen: Mohr 1962.

(11) *Ferber, C. von*: Gesundheit und Gesellschaft. Haben wir eine Gesundheitspolitik? Stuttgart, Berlin, Köln, Mainz: Kohlhammer 1971.

(12) *Ferber, C. von*: Gesundheitspolitik in der Bundesrepublik. Gegenwartskunde, Sonderheft 1983, S. 113—125.

(13) *Focke, K., Wolters, H.-G.*: Standortbestimmung sozialdemokratischer Gesundheitspolitik. Neue Gesellschaft **20** (1973) 827 ff.

(14) *Fraenkel, E., Bracher, K. D.*: Staat und Politik. Fischer Lexikon Bd. 2, Frankfurt: S. Fischer 1957.

(15) *Häussler, G.*: Gesundheitspolitik — Reform durch Zwang oder Einsicht? Köln: Deutscher Instituts-Verlag 1976.

(16) *Henke, K. D., Reinhardt, U.* (Hrsg.): Steuerung im Gesundheitswesen. Beiträge zur Gesundheitsökonomie, Bd. 4. (Robert-Bosch-Stiftung). Gerlingen: Bleicher 1983.

(17) *Herder-Dorneich, Ph.*: Analyse der gesetzlichen Krankenversicherung. Drei Untersuchungen. Berlin: Erich Schmidt 1965.

(18) *Herder-Dorneich, Ph.*: Die Krankenversicherung. In Blohmke, M., v. Ferber, Ch., Kisker, K. P., Schaefer, H. (Hrsg.): Handbuch der Sozialmedizin, Bd. 2, S. 515—537. Stuttgart: Enke 1976.

(19) *Herder-Dorneich, Ph.*: Gesundheitsökonomik. Systemsteuerung und Ordnungspolitik im Gesundheitswesen. Stuttgart: Enke 1980.

(20) *Herder-Dorneich, Ph., Sieben, G., Thiemeyer, Th.* (Hrsg.): Wege zur Gesundheitsökonomie, Bd. 1 (Robert-Bosch-Stiftung). Gerlingen: Bleicher 1981.

(21) *Jahn, E., Renthe-Fink, B. v.*: Gesundheitspolitik in der industriellen Gesellschaft. Gesundheitspolitik **5** (1963) 301—303.

(22) *Läpple, F.*: Profit durch Krankheit? Bonn-Bad Godesberg: Verlag Neue Gesellschaft 1980.

(23) *Lampert, H.*: Sozialpolitik. Berlin-Heidelberg-New York: Springer 1980.

(24) *Männer, L.*: Höhe und Divergenz der Artzeinkommen als Kontrollgrößen für Fehlallokation in der kassenärztlichen Behandlung bei Einzelleistungshonorierung. In Henke, K. D., Reinhardt, U. (Hrsg.): Steuerung im Gesundheitswesen. Beiträge zur Gesundheitsökonomie, Bd. 4. Gerlingen: Bleicher 1983.

(25) *Nellen, P.*: Der Preis der Freiheit. Nürnberg: Glock u. Lutz 1958.

(26) *Pflanz, M.*: Soziologische und sozialpsychologische Aspekte der Gesundheitspolitik — Soziologie und gesundheitliche Volksberatung. Innenmin. Bad.-Württ. Archiv für Verwaltungssoziologie (Beiträge Gemeins. Amtsblatt) Nr. 2 vom 22. 6. 1967.

(27) *Radbruch, G.*: Rechtsphilosophie. Stuttgart: Koehler 1956.　　　•

(28) *Rutenfranz, J.*: Arbeitsbedingte Erkrankungen — Überlegungen aus arbeitsmedizinischer Sicht. Arbeitsmed., Sozialmed., Präventivmed. **18** (1983) 257—267.

(29) *Schaefer, H.*: Krankheiten als gesellschaftliches Problem. Krankenversicherung **20** (1968) 274—280.

(30) *Schaefer, H.*: Die Hierarchie der Risikofaktoren. Medizin-Mensch-Gesellschaft **1** (1976) 141—146.

(31) *Schaefer, H.*: Strategien einer modernen Gesundheitspolitik. In Katholische Ärztearbeit Deutschlands (Hrsg.): Gesundsein und Lebenssinn. Regensburg: Pustet 1979.

(32) *Schaefer, H.*: Perspektiven und Strategien einer Gesundheitspolitik. In Jacob, W., Schipperges, H. (Hrsg.): Kann man Gesundsein lernen? S. 191—200. Stuttgart: Gentner 1981.
(33) *Schaefer, H.*: Der Gesundheitsbegriff der WHO. Fortschr. Med. **100** (1982) 1 736.
(34) *Schaefer, H.*: Gesundheitsrisiko — Möglichkeiten und Grenzen der Vermeidung. Öffentl. Gesundh.-Wes. **45** (1983) 11—20.
(35) *Schaefer, H.*: Medizinische Ethik. Heidelberg: Fischer 1983.
(36) *Schaefer, H.*: Arbeitsbezogene Erkrankungen. (Im Druck).
(37) *Schaefer, H., Blohmke, M.*: Herzkrank durch psychosozialen Streß. Heidelberg: Hüthig 1977.
(38) *Schaefer, H., Blohmke, M.*: Sozialmedizin. 2. Aufl., Stuttgart: Thieme 1978.
(39) *Scharf, B.*: Die Ungleichheit der Gesundheitschancen im Sozialstaat. WSI-Mitt. **31** (1978) 252—261.
(40) *Schmitz, H.*: System der Philosophie. Der Raum. 3. Teil, III/3. Bonn: Bouvier 1973.
(41) *Schoeck, H.*: Soziologisches Wörterbuch. Freiburg: Herder 1969.
(42) *Scholmer, J.*: Patient und Profitmedizin. Opladen: Westdtsch. Verlag 1973.
(43) *Schreiber, W.*: Soziale Ordnungspolitik heute und morgen. Stuttgart-Berlin-Köln-Mainz: Kohlhammer 1968.
(44) *Schulz, W.*: Philosophie in der veränderten Welt. Pfullingen: Neske 1972.
(45) *Seiffert, A.*: Ethik. Philosophisch-sozialpsychologische Untersuchung. Herford: Mittler 1979.
(46) *Strasburger, H.*: Zum antiken Gesellschaftsideal. Abhandl. Heidelberger Akad. Wiss., Philos.-hist. Kl. 1976. Heidelberg: Winter 1976.
(47) *Tennstedt, F.*: Sozialgeschichte der Sozialversicherung. In Blohmke, M., v. Ferber, Ch., Kisker, K. P., Schaefer, H. (Hrsg.): Handbuch der Sozialmedizin, Bd. 3, S. 385—490. Stuttgart: Enke 1976.
(48) *Winkelstein, W., jr.*: Contemporary perspectives on prevention. Bull. N.Y. Acad.Med. **51** (1975) 27—38.
(49) *Wittkämper, G. W.*: Kritik an gesundheitspolitischen Grundorientierungen. In Bogs, H., Herder-Dorneich, Ph., Scheuch, E. K., Wittkämper, G. W. (Hrsg.): Gesundheitspolitik zwischen Staat und Selbstverwaltung, S. 31—60. Köln: Deutscher Ärzte-Verlag 1982.
(50) *Wittkämper, G. W.*: Entwicklung und Kritik der gesundheitspolitischen Programme. In Bogs, H., Herder-Dorneich, Ph., Scheuch, E. K., Wittkämper, G. W. (Hrsg.): Gesundheitspolitik zwischen Staat und Selbstverwaltung, S. 237—320. Köln: Deutscher Ärzte-Verlag 1982.
(51) *Wittkämper, G. W.*: Die Weiterentwicklung des Gesundheitswesens unter einem sozialethisch begründeten Theorieansatz. In Bogs, H., Herder-Dorneich, Ph., Scheuch, E. K., Wittkämper, G. W. (Hrsg.): Gesundheitspolitik zwischen Staat und Selbstverwaltung, S. 521—548. Köln: Deutscher Ärzte-Verlag 1982.
(52) World Health Organization: Global Strategy for Health for All by the Year 2000. Geneva: WHO 1981.

5 Synopsis und Ausblick

1.

Wir sind bei unserem Interdisziplinären Kolloquium über „Gesundheitspolitik" in
großen Zügen der Entwicklung des modernen Gesundheitswesens gefolgt, haben dann einige gesundheitspolitische Modelle exemplarisch vorgestellt, um
uns abschließend der Gesundheitspolitik im Umbruch zuzuwenden. Bevor wir
zur Diskussion der Ergebnisse unseres Kolloquiums kommen, sollten wir noch
einmal erinnern dürfen an eines der ältesten Dokumente in der Geschichte der
Medizin!

Seit Jahrhunderten haben Ärzte aller Völker und aller Kulturepochen den „Eid
des Hippokrates" geschworen bei Apollon, dem Arzt, bei Asklepios, dem Heil-
gott, wie auch bei seinen beiden heilenden Töchtern: bei Hygieia und Panakeia,
die damit zu Leitbildern wurden für die Heilkunde im Ganzen, eine wahrhaft in-
tegrale Medizin, gegliedert in die beiden klassischen Gebiete: die Gesundheitslehre und die Krankenbehandlung. Wir haben heute, am Ausgang des 20. Jahrhunderts, weitgehend vergessen, daß die Heilkunst in erster Linie auf „Hygieia"
eingeschworen war, daß sie vorsorgende und umhütende Hygiene ist, und daß
sie danach erst der „Panakeia" bedarf, des Arzneimittelschatzes wie auch all
der übrigen Eingriffe, die wir als Therapie bezeichnen.

Nicht von ungefähr haben die Alten das Tun des praktizierenden Arztes Therapie genannt, was von „therapeuo" kommt, „ich diene" einem, der mich ruft und
um den ich mich sorgen soll. Die alte „techne therapeutike" war in erster Linie
Pflege und Fürsorge, ein fachkundiger Dienst. Der Ort solcher Dienste war der
„oikos", das geordnete Hauswesen, und seine Funktion die „oikonomia", die
Haushaltung oder Wirtschaft, die weit bis ins 18. Jahrhundert hinein als ein medizinischer Terminus technicus verstanden wird. Aus dem Prinzip solcher Ökonomie baute sich das Spital als Hôtel-Dieu auf, das Gasthaus zum lieben Gott,
eine Herberge derer im Elend, ein Refugium und Asylum. Erst im 19. Jahrhundert wird die christliche Liebestätigkeit ersetzt durch die bürgerliche Wohl-
fahrtspflege. An die Stelle der Caritas tritt die Wohlfahrtspolitik. Aus den Kran-
kenherbergen werden Krankenanstalten, die heute übergehen in Medical Cen-
ters mit ihrem immer totaler werdenden medizinischen Service.

Seit der Aufklärung rückten die Aufgabenbereiche der öffentlichen Gesundheitspflege mehr und mehr in den Vordergrund. Über die Natur wollte die aufgeklärte Medizin die „Erziehung des Universums" in die Wege leiten, einer Welt,
die aus ihrem natürlichen Kern heraus immer moralischer werden sollte. So will
es die „Ökonomie im weitesten Sinne", wie Novalis seine „Lebens-Ordnungs-
Lehre" nannte, die sich aus der „Lebens-Natur-Lehre" über die „Lebens-Kunst-
Lehre" entwickeln sollte. Die Medizin wird nach diesem aufgeklärten Gesund-
heitsprogramm schließlich zur „Elementarwissenschaft eines jeden gebildeten
Menschen".

Dem Trend der Aufklärung gegenüber zeigte sich die moderne Gesundheitspolitik — wie wir gesehen haben — vordringlich auf Krankheiten fixiert, so wie sie
in den Lehrbüchern des 19. Jahrhunderts katalogisiert wurden, in erster Linie

also auf die Infektionskrankheiten und Volksseuchen; das „Gesundheitswesen" hat sich bisher nur — trotz aller gegenteiligen Versicherungen — auf das „Krankheitswesen" beschränkt. Erst allmählich kommen die gesellschaftlichen Störfelder und sozialen Konflikte in den Horizont der Politiker, werden Strategien entworfen zur Humanisierung der Arbeitswelt und einer Kultivierung der Freizeitfelder, zur Beherrschung der Drogenszene oder auch des psychosozialen Streß, werden breitangelegte Vorsorgemaßnahmen ergriffen und systematischer Gesundheitsschutz, mehr noch: eine Gesundheitsbildung ins Auge gefaßt.

Suchen wir nach Argumenten für den Wandel unseres Gesundheitswesens, so haben wir zunächst den wachsenden Einfluß einer technisch veränderten Umwelt zu berücksichtigen. Von grundsätzlicher Bedeutung auch hinsichtlich der daraus zu ziehenden praktischen und politischen Konsequenzen ist die Einsicht, daß die Medizin als angewandte Naturwissenschaft zu keiner zureichenden Lehre von der Verursachung der Krankheiten hat kommen können. Es ist nicht mehr damit getan, vor den gröbsten Schäden zu bewahren oder die technische und soziale Umwelt rein äußerlich zu sanieren. Das alles wäre nur eine oberflächliche Verhütungspolitik und ein Kurieren an den Symptomen. Wir sollten vielmehr in der Lage sein, positive Leitbilder und zukunftsweisende Leitlinien zu entwickeln, was aber bedeutet, daß wir Anforderungen zu stellen haben an jeden einzelnen. Hier wird es kaum darum gehen, daß ein Arzt auf Grund seiner Autorität „klare Befehle" erteilt, die dann der Patient „befolgt". Hier geht es darum, daß der Arzt seinem Patienten ermöglicht, eigene Entscheidungen zu treffen. Der Arzt sollte hier — wie Viktor von Weizsäcker das formuliert hat — weniger ein „Bewirker" als ein „Ermöglicher" sein: „Er steht nicht über der Entscheidung, sondern mit dem Kranken in der Entscheidung." Darüber hinaus wird gerade von modernen Naturforschern eingesehen, daß neue technische Möglichkeiten und Fertigkeiten auch neue Regeln der Ethik erfordern.

In seinem „Vorposten der Gesundheitspflege" hatte der Sankt-Galler Arzt Jakob Laurenz Sonderegger bereits um die Jahrhundertwende eine „vorbauende Medizin" im System einer öffentlichen Gesundheitspflege gefordert. Er geht von der Voraussetzung aus, daß wir Menschen nun einmal füreinander solidarisch haftbar sind — und dies morgen sicherlich noch mehr als gestern. „Was wir am einen verschulden, dafür straft uns der andere. Was wir an Schulen versäumen, an Ordnung in Familien und Gemeinden vernachlässigen, das bezahlen wir als Armensteuer, an die Strafrechtspflege und ans Zuchthaus, und was wir an dem Kranken heute ersparen, das holt der Krüppel siebenfach wieder." Hier liegen die eigentlichen Aufgaben einer „vorbauenden Medizin", die vor allem dem werdenden Arzt bewußt werden sollten: „Wenn du nicht ein Anwalt der Hilflosen und der Kranken, ein Erzieher zur Gesundheit deines Volkes bist, wer soll es denn sein!"

Das Beste an aller Praxis sei daher diese vorbauende Gesundheitspflege. „Alle Welt spricht davon, und sehr wenige machen ernst damit. Man will deine Hilfe in Krankheiten und bezahlt diese; aber den Rat, wie man gesund bleibe, honoriert niemand. " Daher die Maxime für jeden Arzt, jeden Lehrer, jeden Menschenfreund: „Lehre die Menschen haushälterisch sein mit dem eigenen Leben und barmherzig mit dem Leben anderer!"

In einem solchen solidarischen Beziehungsgefüge, das der Ökonomie wieder den alten Sinn einer Haushaltung, Lebensführung und Bewirtschaftung verleihen würde, liegen aber auch die latenten Spannungen, die uns auf dem Wege von der Ökonomie zur Ökologie begleiten werden und die sehr konkret auszutragen sind.

Wir haben die Welt, die uns angeht, letzlich selber geschaffen, und wir sollten uns dieser Mitwelt gegenüber solidarisch erweisen und für alle Umwelt verantwortlich erklären. Dies gilt selbstverständlich auch für die Instanzen, die leitenden Gremien, die Staaten. Das hatte Novalis bereits am Ende des 18. Jahrhunderts in seinen Fragmenten notiert: „Die Staaten müssen endlich gewahr werden, daß die Erreichung aller ihrer Zwecke bloß durch Gesamtmaßregeln möglich sind." Bei Gesamtmaßnahmen dieser Dimension hatte Novalis aber auch schon seine Warnung beigefügt, die lautet: „Wenn die Menschen einen Schritt vorwärts tun wollen zur Beherrschung der äußern Natur durch die Kunst der Organisation und der Technik, dann müssen sie vorher drei Schritte der ethischen Vertiefung nach innen getan haben."

2.

Aus den hier vorgelegten historischen wie vor allem auch aus den zeitkritischen Analysen ergab sich, daß unsere Gesundheitspolitik sich in einem Umbruch befindet, wobei es uns darauf ankam, zu zeigen, wie sehr Gesundheitspolitik mit allen Bereichen der Gesundheitssysteme verzahnt und verkettet ist. Die Ärzte werden sich dabei vielfältigen Funktionen (vom Biotechniker bis zum Gesundheitserzieher) unterziehen müssen; sie werden in Zukunft vermutlich nur noch ein Glied im breiten Spektrum der Gesundheitsberufe sein. Vom Patienten wird erwartet, daß er — weitgehend aktiviert — immer selbständiger wird, zumal er in zahlreichen Fällen — bei chronischen Krankheiten, bei seelischen Störungen, bei langfristigen Behinderungen, bei endgültiger Invalidisierung wie auch im Alter — immer mehr sein eigener Spezialist wird werden müssen.

Die Öffentlichkeit erhält immer stärker den Eindruck, als ob als Träger der sanitären Versorgungssysteme nicht mehr die Ärzte allein fungieren, sondern eher ein therapeutisches Kollektiv, das mit den ärztlichen Diensten auch die Pflegedienste, die Medizinische Technik, die Sozialdienste koordiniert. Eine therapeutische Gemeinschaft scheint im Kommen, in welcher der Arzt nur noch ein — wenn auch entscheidendes — Glied in der Versorgungskette bildet.

Eng damit verbunden ist der sich vollziehende Panoramawandel der Krankheiten, der uns nicht nur den Rückgang der Infektionskrankheiten erkennen läßt, sondern auch ein Manifestwerden von angeborenen Leiden, die Zunahme der Altersgebrechlichkeit, eine stärkere Beachtung der psychischen Störungen sowie der „Umwelt-Krankheiten" (Diabetes, Ulkus, Unfälle etc.). Als Konsequenzen ergeben sich daraus: eine wesentlich systematischere Versorgung der Chronisch-Kranken, eine umfassendere Betreuung Psychisch-Kranker und geistig Behinderter, eine intensivere Befassung mit den Alterskrankheiten, aber auch eine Hygiene des Jugendalters und eine Prophylaxe aller Lebenskrisen. Die kurative Medizin konzentriert und verkürzt sich dabei notwendigerweise auf Notfall-, Katastrophen- und Intensivmedizin, und sie intendiert eine gänzlich anders geartete therapeutische Rangfolge.

Damit sind unversehens die Krankheitsvorsorge und Gesundheitsbildung wiederum — wie in der älteren Heilkunde — zu einem strategischen Konzept geworden, dessen Reichweite und Schlagkraft sich noch nicht übersehen läßt. Das Vordringen der sogenannten primären Prävention zur Ausschaltung von Risikofaktoren resultiert als die Folge von drei Tatsachen: 1. der steigenden Zahl der Kranken, 2. der verbesserten Präventionsmöglichkeiten durch vertiefte Einsicht in die Entstehung der Krankheiten und 3. der Bedeutung des menschlichen Verhaltens für Zahl und Schwere der Risikofaktoren.

Einen weiteren Trend prospektiver Sozialpolitik haben wir in der zu erwartenden Ära zunehmender Selbsthilfe zu sehen, die vielleicht zu einer einschneiden Entlastung der wirtschaftlichen Basis unseres Versorgungs- und Versicherungssystems führen könnte.

Nach einem Memorandum der Bundesvereinigung der Deutschen Arbeitgeberverbände mit dem Titel „Gesundheitssicherung in Freiheit und Verantwortung" ließen sich Verbesserungen — ohne Veränderung des Systems — durch eine verbesserte Organisation, Kooperation und Rationalisierung der einzelnen Bereiche erzielen. Voraussetzung dazu wäre ein optimales partnerschaftliches Zusammenwirken zwischen Ärzten, Apothekern, Krankenhäusern, Gesundheitsdiensten, Arzneimittelherstellern und Krankenkassen.

Das moderne Krankenkassenwesen konnte inzwischen mit Hilfe der elektronischen Datenverarbeitung (EDV) weitgehend rationalisiert werden, ohne daß dies freilich einen wesentlichen Einfluß auf die Kosten genommen hätte. Durch die intensivierte Datenerhebung sind darüber hinaus die Krankenkassen zu einem sozialpolitischen Informationssystem aufgebaut worden, dessen rechtliche und politische Konsequenzen noch nicht übersehen werden können.

Wir haben inzwischen zwar ein Arbeitssicherheitsgesetz, aber wir kümmern uns nur um negatives Verhalten und um Ausfallserscheinungen. Primäre Prävention, als ein positiver Gesundheitsschutz — am Arbeitsplatz, im Wehrdienst, in der Erwachsenenbildung, in den Medien — wurde bisher kaum in Angriff genommen.

Daß eine mehr präventiv als kurativ eingestellte Medizin zu einem gesundheitspolitischen Faktor ersten Ranges werden könnte, sollte nicht übersehen werden. Unter dem Titel „Präventive Medizin — ein Herrschaftsmittel des Sozialstaates" hat der Konstanzer Soziologe Horst Baier aber auch aufmerksam gemacht auf die Folgen einer solchen Medizin der Zukunft. Ganz gewiß — so Baier — werde die Idee einer präventiven Medizin die Gesundheitspolitik der nächsten Jahrzehnte bestimmen. Auch er sieht die Medizin der Zukunft im Vorfeld der Krankheit, worauf vor allem die „primäre Prävention" hinweist. Neben diesem rein medizinischen Zweck der Hebung und Sicherung der Volksgesundheit treten nun aber — und von Jahr zu Jahr stärker — auch andere, nicht-medizinische Ziele in den Vordergrund: die wirtschaftliche Bedeutung der Krankheit etwa und damit das Problem der Kostenersparnis, z. B. durch Selbstbeteiligung.

Verfolgt wird damit ein eher gesellschaftlicher Zweck, wie umgekehrt auch die Gesundheitsvorsorge als unabdingbar erscheint für einen Sozialstaat. Das Kosten-Nutzen-Denken der Träger des Gesundheitswesens dominiert ebenso wie das Anspruchsdenken des leidenden Sozialpartners. Ein „Recht auf Gesundheit" schleicht sich ein, das möglichst rasch auch staatlich sanktioniert sein will. Die Sozialverwaltung ihrerseits entwickelt wiederum ganz spezifische Instrumentarien sozialer Kontrollen, stabilisiert ihre Herrschaft durch kollektive Daseinsvorsorge, und so ist der gesundheitspolitische Circulus vitiosus perfekt!

Wenn man den alternativen Programmen glauben will, dann hätte ein Arzt in Zukunft weniger Krankheiten zu behandeln als Gesundheit zu fördern. Voraussetzung dazu wäre allerdings z. B. eine fundamentale Änderung der Gebührenordnung, die weniger den Einsatz der Apparate und Rezepte und mehr die persönlich erbrachten Leistungen eines Arztes zu honorieren hätte. Der „Arzt für Allgemeinmedizin" würde sich dabei mehr und mehr in Richtung auf den „Familienarzt" hin bewegen.

In dieser Richtung wären vor allem auch die Aufgaben des Öffentlichen Gesundheitsdienstes zu profilieren mit seinen immer noch klassischen Sektoren: Gesundheitsschutz mit Seuchenhygiene, Umwelthygiene, Lebensmittelhygiene, Hygiene öffentlicher Einrichtungen; Sozialhygiene für gefährdete Bevölkerungsgruppen; Überwachung der Gesundheitseinrichtungen und Gesundheitsberufe, der Gesundheitsverhältnisse der Bevölkerung, Informationssammlung und -aufbereitung, Planung und Koordinierung der Gesundheitspflege.

Seit dem Jahre 1955 hat man sich in diesem Sinne immer wieder von neuem um eine gesundheitspolitische Gesamtkonzeption der Aufgaben des öffentlichen Gesundheitsdienstes bemüht. Damals hieß es schon in einer Entschließung des Bundestages, „daß das Anliegen des Arztes sich mit der Heilung nicht erschöpft". Vielmehr sei mit der Verhütung der Krankheit auch die „Festigung und Verbesserung des Gesundheitszustandes" notwendig und untrennbar verbunden. Die Gesundheitsvorsorge wurde damit zu einem Teil der Sozialreform und zur wichtigsten Aufgabe der Sozialpolitik (*Manger-Koenig*, 1975).

Die Ausführung dieser großangelegten Konzeption erstarrte dann allerdings bald schon im Kompetenzenstreit der Länder und in der parteipolitischen Dissonanz. Erst in den 70er Jahren bemühte man sich wieder um eine neue und generelle Standortbestimmung des Öffentlichen Gesundheitsdienstes. Die technischen Entwicklungen der Medizin, die wachsenden Gefährdungen durch die Umwelt, der Wandel der sozialen Ansprüche und die praktischen Erfahrungen sind es diesmal, die nach einer Anpassung an die gesellschaftlichen Veränderungen und nach einer verbesserten Kooperation der medizinischen Subsysteme (ambulante und stationäre Versorgung sowie öffentliche Gesundheitsdienste) rufen. Neue gesetzliche Grundlagen wären notwendig, um der Dynamik im Aufbau der sozialen Leistungen gerecht zu werden. Erst in unseren Tagen kam es zu einem „Entwurf eines Gesetzes über das Gesundheitswesen", allerdings wiederum nur bezogen auf einzelne Länder und deren administrative Aufgabenbereiche.

Hier sind wohl auch die bleibenden Aufgaben des Gesundheitsamtes zu sehen als eines „Wächters über die Gesundheit der Bevölkerung", als das „Gesundheitsgewissen der Allgemeinheit". Das Gesundheitsamt „muß die gesamte Szenerie von Gesundheit und Krankheit überblicken". Es vertritt die Belange aller gefährdeten Gruppen und begleitet die kritischen Phasen von der Geburt bis zum Tode. „Es hat die Bedürfnisse und Lebensbedingungen der Bevölkerung stetig zu analysieren und Prioritäten für entsprechende Maßnahmen der Gesundheitspflege vorzuschlagen" (*Manger-Koenig*, 1975).

Für eine bessere Verzahnung der verschiedenen Bereiche der Krankenversorgung sind bereits zahlreiche Vorschläge gemacht worden, von denen nur einige hier erwähnt werden sollen: Als ein verflechtendes Element zwischen der stationären und ambulanten Krankenversorgung wurde das „Medizinisch-Technische Zentrum" (MTZ) vorgeschlagen. Als Einrichtung „zwischen" den Krankenhäusern und den Arztpraxen soll das MTZ von den Krankenhausträgern, den Krankenkassen und den Ärzten gemeinsam getragen werden. Das Medizinisch-Technische Zentrum übernimmt in seinem Einzugsgebiet die Aufgaben der diagnostischen Technik, soweit diese durch Anwendung von Großgeräten rationell geleistet werden können.

Ein weiterer Modell-Vorschlag zur besseren Verzahnung zwischen ambulanter und stationärer Krankenversorgung hatte bessere Realisierungs-Chancen: die Praxisklinik. Sie stellt eine ambulant-stationäre Gruppenpraxis der Allgemein- und Fachmedizin dar mit einer begrenzten Anzahl an Betten für stationäre Kranke. Die bisher bekannten Praxiskliniken sind so angelegt, daß Allgemein-Mediziner und Ärzte eine ähnliche Vereinbarung mit dem Krankenhaus haben wie Belegärzte — mit dem wesentlichen Unterschied, daß sich ihre Praxisräume in den Krankenhäusern befinden. Der große Vorteil für den Patienten bei den Praxiskliniken besteht darin, daß er nicht den Arzt zu wechseln braucht, wenn sich ein stationärer Aufenthalt im Krankenhaus als notwendig erweist.

Wie aus dem Entwurf einer „Verwaltungsvereinbarung über den Aufbau eines einheitlichen Sozialmedizinischen Dienstes für die Versicherten der Kranken- und Rentenversicherung" (4. 10. 1978) hervorgeht, steht immer noch auch das

Modell eines Sozialmedizinischen Dienstes (SMD) zur Debatte, das von einer Arbeitsgemeinschaft für Gemeinschaftsaufgaben der Krankenversicherung betrieben wurde und eine „Bundesarbeitsgemeinschaft für den Sozialmedizinischen Dienst" erstrebt.

Das Panorama der intergrierten Gesundheitsdienste scheint somit von zwei Schwerpunkten gezeichnet: 1) dem Bedarf nach immer differenzierteren medizinischen Diensten und 2) den stetig anwachsenden Kosten für die sanitäre Versorgung. Hinzu kommen weitere schwerwiegende Faktoren wie die steigenden Anforderungen der Medizin an die Technik, die Überalterung der Bevölkerung und eine dementsprechende Zunahme an chronischen Krankheiten, die Ausbreitung von Streß-Leiden und von psychischen Störungen.

Zu klären wäre von einer gesundheitswissenschaftlich orientierten Grundlagenforschung nicht zuletzt die Begrifflichkeit von „Norm" oder „Normalität", womit wir bereits unmittelbar in die Räume jener „Medizinischen Ethik" verwiesen sind, wie sie zur Zeit auf der ganzen Welt von Rechtsmedizinern, Moraltheologen und Philosophen lebhaft diskutiert wird.

Es ist vor allem die WHO, die sich berufen fühlt, hier als „Katalysator und Koordinator der Forschung" zu fungieren. Es sind aber auch die regionalen Aktivitäten, die mehr und mehr an Bedeutung gewinnen. So hat das Land Baden-Württemberg im Januar 1982 einen Landesbeirat für Gesundheitsbildung konstituiert, der alle Aktivitäten zu koordinieren versucht, wozu wiederum die Bildung eines Informationszentrums die Voraussetzung wäre.

Die traditionellen Bereiche ärztlicher Versorgung freilich erstrecken sich immer noch auf Prävention, Kuration und Rehabilitation. Auf allen drei Sektoren wird erhebliche und zunehmend begründete Kritik angemeldet.

Die Alternative sehen wir freilich keineswegs in einem Umbruch der medizinischen Grundlagenforschung oder einer Umwälzung im System der Gesundheitssicherung, sondern eher in einer kontinuierlichen Umorientierung der Medizin von ihrer derzeitigen Verfassung als einer ausschließlichen *Krankheitslehre und Heiltechnik* zu einer die gesamte Lebensordnung umgreifenden *Gesundheitslehre*. Ihr Ziel ist weniger die optimale Versorgung der Kranken und Hilfsbedürftigen als vielmehr die Begründung und Erhaltung der Gesundheit und damit einer Lebenskultur.

3.

Nach diesem Versuch einer Synopsis wollen wir abschließend noch einen kleinen Ausblick wagen! Die Medizin hat sich seit mehr als hundert Jahren als ein auf dem naturwissenschaftlichen Modelldenken beruhendes System der Krankenversorgung verstanden und mehr und mehr auf eine Gesundheitstheorie und auf Gesundheitsbildung verzichtet. Demgegenüber war die ältere Heilkunde vorrangig an einer Lehre von der Gesundheit — der Erhaltung und Wiederherstellung von Gesundsein — orientiert, um erst in zweiter Linie heiltechnische Maßnahmen zur Krankenversorgung in die Wege zu leiten.

Wir werden in den kommenden Jahren — so hat es den Anschein — in der Lage sein, mit Methoden der modernen Epidemiologie die Lebensgewohnheiten größerer Bevölkerungsgruppen zu analysieren, ihre Arbeitsbedingungen und ihre Freizeitgestaltung, ihr Sexualverhalten und ihre sonstigen zwischenmenschlichen Beziehungen, kurzum: Wir werden über die soziokulturellen Faktoren, die für einen gesunden Lebensstil so bedeutungsvoll sind, erstmals objektivere Angaben erhalten. Noch gibt es keine Gesellschaftswissenschaft des kranken oder gesunden Menschen. Aber die Frage nach dem sozialen und geistigen Hintergrund unserer Existenz, die Frage nach „Umwelt und Gesundheit", ist gestellt. Untersuchungen auf breiter Basis laufen an; erste Ergebnisse werden kritisch ausgewertet; alternative Modelle stehen zur Diskussion.

Eine Alternative zur modernen Medizin als einer ausschließlichen Heiltechnik wäre in erster Linie darin zu sehen, daß der Mensch zu einer Umstellung der persönlichen Lebensführung motiviert wird und zur Kultivierung seines Alltags und seiner Gemeinschaft findet. Es wird bei einem so anspruchsvollen Programm zunächst einmal alles darauf angekommen, diesen wesentlich erweiterten und am Lebensganzen orientierten Gesundheitsbegriff nun auch in den sozialen Systemen zu verankern. Das aber hat nicht nur persönliche Entscheidungen zugunsten einer Lebensqualität und Umweltqualität zur Folge, sondern in deren Folge auch wieder eine neuartige Setzung von Prioritäten in den Gesundheitsstrategien und der Gesundheitspolitik.

Unser Gesundheitswesen wird sich nicht wandeln ohne politische Entscheidungen, wobei wir den Begriff „Politik" auf seinen Ursprung zurückführen sollten, auf jene „politeia", die immer das Ganze eines Gemeinwesens im Auge hat. Gerade in der heutigen Welt ist der einzelne verloren, wenn ihm nicht die „politeia" als Ganzes hilft, zu einer Übereinstimmung über die Ziele und Zwecke zu kommen. Was hier helfen könnte, wäre ein politisches Umdenken, das aber wiederum vom einzelnen ausgehen muß.

Nach Artikel 2 des Grundgesetzes hat jeder Bürger in unserem Lande das Recht auf Leben und körperliche Unversehrtheit. Jeder hat damit aber auch die Pflicht zu gesundheitsgemäßer Lebensführung, wobei die medizinische Versorgung zu einer nahezu ausschließlich öffentlichen Angelegenheit geworden ist. Medizinische Versorgung und Gesundheitsschutz werden von einem System der Sozialversicherung getragen, an dem nahezu alle Bürger unseres Landes beteiligt sind. Die politisch so umstrittene „Selbstbeteiligung" ist demnach längst Realität geworden. Sie gilt nicht nur für das Krankgewordensein, sondern auch für das Gesundsein und das Gesundbleiben.

Die Medizin des Jahres 2000 wird — das darf vorausgesetzt werden — ein Supersystem bilden, wofür allein schon die äußeren Argumente sprechen: 1. Die

Medizin wird der beherrschende ökonomische Faktor der Zukunft bleiben: Schon jetzt werden 30% aller Ausgaben für Krankheit und deren Folgekosten erbracht. 2. Die Medizin wird der psychologisch beherrschende Faktor der Zukunft sein: Gesundheit wird auch der kommenden Generation noch — so fragwürdig das ist — als das höchste Gut gelten. 3. Die Medizin wird zum politisch dominierenden Faktor der Zukunft werden. Hier werden Prioritäten für die Lebensform gefunden und für den Lebensstil gesetzt werden müssen.

Die modernen Wissenschaften — die Naturwissenschaften ebenso wie die Geistes- und Sozialwissenschaften — sind freilich bisher dem Komplex einer positiven Heilkunde nicht gerecht geworden, und sie haben die älteren Erfahrungen der Medizin zugunsten der fortschrittlichen Heiltechnik weitgehend vergessen und verdrängt. Erst in jüngster Zeit rückt dieses Feld wieder in den Horizont des privaten wie öffentlichen Interesses.

Als dominierende gesundheitspolitische Handlungsmaxime tritt für den Zeitraum zwischen 1980 und 1990 immer deutlicher die Gesundheitsvorsorge und Gesundheitserziehung in den Vordergrund, vorrangig noch vor Früherkennung und Prävention, und um eine ganze Dimension vorgelagert der klassischen Krankheitsbehandlung und Rehabilitation. In ein solches Vorsorgeprogramm um die Gesunderhaltung beginnen sich Umweltschutz und Lebensmittelüberwachung ebenso selbstverständlich einzulagern wie eine Arbeits- und Freizeitkultivierung samt der seelischen und sozialen Lebensführung bis hin zur Sexualhygiene und Psychohygiene. Im Horizont der Zukunft stünde gerade damit wieder jenes System einer Gesundheitssicherung, das — wie in den klassischen Konzeptionen der älteren Heilkunde — auf ein Gleichgewicht zielt zwischen Gesunderhaltung (Hygiene) und Krankheitsbewältigung (Medizin), wobei die Heilkunst sich nicht nur zu erstrecken hätte auf bloße Wiederherstellung und Instandsetzung, sondern auf Heilung im weitesten Sinne des Wortes.

Die Bedeutung der das Individuum bildenden klassischen Hygiene und Diätetik auch für die sozialen Großräume ist sicherlich noch nicht in das Gesichtsfeld des Wissenschaftshistorikers, geschweige des Gesundheitspolitikers getreten. Es ist kein Zufall, daß erst in unseren Tagen die auf uns zukommenden Krisenfelder, die noch das dritte Jahrtausend maßgeblich beeinflussen werden, abermals auf dieses Sechs-Punkte-Programm ausgerichtet sind, nämlich: 1. die Beherrschung der Lufträume, des Wasserhaushaltes, der Energievorräte und des Energietransportes, der Umwelt also im weitesten Sinne; 2. die Versorgung einer Weltbevölkerung mit Nahrung und die Verhütung von Freßsucht, Trunksucht und Drogensucht; 3. die Humanisierung der Arbeitswelt und die Ordnung einer in Produktion wie Konsum ausgewogenen Freizeitgesellschaft; 4. die Kultivierung der Wachzeiten wie der Nachtruhe, damit auch einer Rhythmisierung des Tagesablaufes und einer Bekämpfung der Lärmstörungen; 5. die Regulierung des innersekretorischen Stoffverkehrs, darin eingeschlossen die Theorie und Praxis einer Sexualhygiene; 6. die Beherrschung des Affekthaushaltes und damit der Einbau der „Psychohygiene" in eine anthropologisch zu begründende allgemeine Gesundheitsbildung.

Damit sind für eine wissenschaftspolitisch unterbaute Gesundheitsplanung bereits eindeutige Prioritäten gesetz: Nach einer Wissenschaft von den Krankheitsprozessen sollen die Bedingungen gesunden Lebens zum Gegenstand der Grundlagenforschung werden.

▶ Damit würde der bisher viel zu passive Patient eintreten in die Rolle eines mündigen Partners, der sich für seine Gesundheit und die seiner Mitmenschen verantwortlich erweist.

▶ Als Mittelpunkt medizinischer Maßnahmen würden dann die Bedingungen der privaten Lebenswelt wie auch der Umwelt und Arbeitswelt wieder ihre Geltung erlangen.

▶ Dem Arzt der Zukunft würden damit wiederum jene ältesten ärztlichen Aufgabenbereiche zugesprochen werden, die sich neben der Krankenbehandlung auch auf die Bereiche der Gesundheitsbildung, der Lebensführung und der Gesellschaftsplanung erstrecken.

Für eine effektive Gesundheitsplanung und eine realistisch denkende Gesundheitspolitik dürfte es dabei von ausschlaggebender Bedeutung sein, daß alle Problemkreise nicht isoliert nebeneinander oder konkurrierend zueinander, sondern als ein in sich geschlossenes Programm betrachtet werden, das — in Theorie wie Praxis — das Konzept einer Medizin als Gesundheits-Wissenschaft vorzutragen in der Lage wäre: einer Heilkunde und Heilkultur, die sich nicht nur mit den Krankheiten befaßte, sondern auch mit der Gesundheit des Menschen, mit einer Gesundheits-Politik!

6 Bibliographie zum Thema „Gesundheitspolitik"

Zusammengestellt von G. Wagner und U. Wolber

1. Allgemeines

1.01 *Beauchamp, D. E.*: Public health and individual liberty. Ann. Rev. pub. Hlth 1 (1980) 121—136.

1.02 *Beske, F.*: Gesundheitswesen, Gesundheitspolitik und Wissenschaft. Öff. Gesundh.-Wes. 36 (1974) 717—727.

1.03 *Beske, F.*: Unser Gesundheitswesen am Scheideweg. Pharma Dialog Nr. 51. Frankfurt: Bundesverb. Pharm. Ind. e. V. 1977.

1.04 *Bogs, H., Herder-Dorneich, P., Scheuch, E. K., Wittkämper, G. W.*: Gesundheitspolitik zwischen Staat und Selbstverwaltung. Zur Ordnungspolitik des Gesundheitswesens. Köln-Lövenich: Dtsch. Ärzte-Verlag 1982.

1.05 *Brück, G. W.*: Allgemeine Sozialpolitik. Grundlagen, Zusammenhänge, Leistungen. Köln: Bund-Verlag 1976.

1.06 *Deneke, V.*: Ortsbestimmung der Gesundheitspolitik. Z. Sozialreform 22 (1976) 140—151.

1.07 *Engelhardt, K., Wirth, A., Kindermann, L.*: Kranke im Krankenhaus. Grenzen und Ergänzungsbedürftigkeit naturwissenschaftlich-technischer Medizin. Stuttgart: Enke 1973.

1.08 *Ferber, C. von*: Sozialpolitik in der Wohlstandsgesellschaft. Was stimmt nicht mit der deutschen Sozialpolitik? (Zeitfragen, Bd. 3). Hamburg: Wegner 1967.

1.09 *Ferber, C. von*: Gesundheit und Gesellschaft. Haben wir eine Gesundheitspolitik? Stuttgart-Berlin-Köln-Mainz: Kohlhammer 1971.

1.10 *Ferber, C. von, Ferber, L. von*: Der kranke Mensch in der Gesellschaft. Reinbek: Rowohlt 1978.

1.11 *Fischer, A.*: Gesundheitspolitik und Gesundheitsgesetzgebung. (Sammlung Göschen, Bd. 749). Berlin-Leipzig: Göschen 1914.

1.12 *Fröhler, R., Müller, R.D.*: Die Leistungen der Sozialversicherung. Bd. 5. Essen: 1976.

1.13 *Gercke, L.-D.*: Trendentwicklungen bestimmter Krankheitsgruppen und ihre gesundheitspolitisch-epidemiologische Bedeutung. Dargestellt anhand von Statistiken des Verbandes Deutscher Rentenversicherungsträger. Stuttgart: Hippokrates 1978.

1.14 *Hamm, W.*: Ordnungspolitische Auswirkungen des KVKG auf die Pharma-Industrie. Pharma Dialog Nr. 58. Frankfurt: Bundesverb. Pharm. Ind. e. V. 1978.

1.15 *Helberger, C.*: Ziele und Ergebnisse der Gesundheitspolitik. In Zapf, W. (Hrsg.): Lebensbedingungen in der Bundesrepublik Deutschland, S. 678—741. Frankfurt-New York: Campus 1977.

1.16 *Helberger, C.*: Soziale Indikatoren für das Gesundheitswesen in der BRD. Ansätze, Probleme, Ergebnisse. Allg. statist. Arch. 60 (1979) 29—63.

1.17 *Herder-Dorneich, P.*: Anthropologie des pluralistischen Zeitalters. In Brörman, H., Herder-Dorneich, P. (Hrsg.): Soziale Verantwortung. Festschrift für Götz Briefs zum 80. Geburtstag, S. 35—60. Berlin: Duncker und Humblot 1968.

1.18 *Hufnagl, H.*: Der öffentliche Gesundheitsdienst in unserer Zeit. Öff. Gesundh.-Wes. 29 (1967) 364—370.

1.19 *Kern, L. (Hrsg.)*: Probleme der postindustriellen Gesellschaft. Köln: Kiepenheuer u. Witsch 1976.

1.20 *Kocher, G.*: Politique de la santé — économie de la santé — Médecine et santé. Une bibliographie française recente (173 ouvrages). Soz. Präventivmed. 26 (1981) 98—99.

1.21 *Lampert, H.* (Hrsg.): Aktuelle Probleme der Gesundheitspolitik in der BRD. Berlin: Duncker und Humblot 1975.

1.22 *McKeown, T.*: Medicine in Modern Society. London: Allen & Unwin 1965.

1.23 *McKeown, T.*: Die Bedeutung der Medizin. Traum, Trugbild oder Nemesis? Frankfurt: Suhrkamp 1982.

1.24 *Nord, D.*: Die Arzneimittelversorgung in der Bundesrepublik und der DDR. Pharma Dialog Nr. 59. Frankfurt: Bundesverb. Pharm. Ind. e. V. 1979.

1.25 *Rublee, D. A.*: Practical considerations in the execution of federal health policies. Bull. N.Y. Acad. Med. 59 (1983) 318—322.

1.26 *Schipperges, H.*: Der Arzt des öffentlichen Gesundheitsdienstes in der pluralistischen Gesellschaft. Öff. Gesundh.-Wes. 33 (1971) 1—18.

1.27 *Taylor, C. E.*: Implications for the delivery of health care. Soc. Sci. Med. 13B (1979) 77—84.

1.28 *Winter, K.*: Das Gesundheitswesen in der Deutschen Demokratischen Republik. Bilanz nach 30 Jahren. 2. Aufl. Berlin: Verlag Volk und Gesundheit 1980.

2. Gesundheitsbegriff, Gesundheitserziehung

2.01 *Abderhalden, E.*: Das Recht auf Gesundheit und die Pflicht, sie zu erhalten. Die Grundbedingungen für das Wohlergehen von Person, Volk, Staat und der gesamten Nationen. Leipzig: Hirzel 1921.

2.02 *Abel, D. von*: Erziehung zu einem gesundheitsbewußten Verhalten. Dtsch. Arzt 29 (1979) H. 4, 14—24.

2.03 *Abelin, T.*: Selbstverantwortung für die Gesundheit? Eine Überprüfung gewisser Voraussetzungen aufgrund der Resultate eines öffentlichen Gesundheitsfragespiels. (Sandoz-Institut-Publikation, Nr. 1). Genf: Sandoz-Institut 1976.

2.04 *Affemann, R.*: Erziehung zur Gesundheit. München: Kösel 1978.

2.05 *Affemann, R.*: Durch Gesundheitserziehung zur Gesundheitsbildung. Dtsch. Ärztebl. 76 (1979) 2 099—2 102.

2.06 *Altmann, P. L., Katz, D. D.* (Eds): Human Health and Disease. (Biological Handbooks, Vol. 2). Bethesda, MD: Fed. Amer. Soc. Exper. Biol. 1977.

2.07 *Badura, B.*: Volksmedizin und Gesundheitsvorsorge. WSI-Mitteilungen 10 (1978) 542—548.

2.08 *Balog, J. E.*: The concept of health and the role of health education. J. School Hlth 51 (1981) 461—464.

2.09 *Balog. J. E.*: The concepts of health and disease: a relativistic perspective. Hlth Values 6 (1982) 7—13.

2.10 *Baranowski, T.*: Toward the definition of concepts of health and disease, wellness and illness. Hlth Values 5 (1981) 246—256.

2.11 *Baric, L.*: Wissenschaftliche Methoden und theoretische Modelle als Grundlage der Gesundheitserziehung. Öff. Gesundh.-Wes. 37 (1975) 546—553.

2.12 *Beske, F., Wilhelmy, H.-H.*: Humanität und Ökonomie — ein Gegensatzpaar? Dtsch. Ärztebl. 76 (1979) 651—654.

2.13 *Biener, K.*: Wirksamkeit der Gesundheitserziehung. (Medizinische und pädagogische Jugendkunde, Bd. 8). Basel-München-New York: Karger 1970.

2.14 *Blobel, R., Tölle, R.* (Hrsg.): Gesund sein, gesund bleiben. Ärzte und Wissenschaftler informieren über präventive Medizin. München-Zürich: Piper 1975.

2.15 Deutsche Zentrale für Volksgesundheitspflege e. V. (Hrsg.): Gesundheit in Selbstverantwortung. Kongreßbericht. (Schriftenreihe DZV, Bd. 33). Frankfurt: Dtsch. Zentr. Volksges.pfl. 1980.

2.16 *Erde, E. L.*: Philosophical considerations regarding defining ,health', ,disease' etc. and their bearing on medical practice. Ethics Sci. Med. 6 (1979) 31—48.

2.17 *Franke, M.*: Erzogene Gesundheit. Pädagogische Aspekte der Sozialhygiene. Stuttgart: Fischer 1967.

2.18 *Franke, M.*: Erwartungen an die Gesundheitserziehung. Öff. Gesundh.-Wes. 40 (1978) 167—172.

2.19 *Götz, E.*: Über die Relativität der Begriffe gesund und krank. Med. Mschr. 31 (1977) 361—362.

2.20 *Hartmann, F.*: Gesundheitserziehung — eine neue Dimension der Medizin? Dtsch. Ärztebl. 75 (1978) 81—89.

2.21 *Illich, I.*: Die Nemesis der Medizin. Von den Grenzen des Gesundheitswesens. Überarb. u. erw. Endfassung von ,Die Enteignung der Gesundheit'. Reinbek: Rowohlt 1977.

2.22 *Jacob, W.*: Der Arzt und das Thema Gesundheit. Dtsch. Ärztebl. 76 (1979) 2 197—2 201.

2.23 *Jacob, W., Schipperges, H.* (Hrsg.): Kann man Gesundsein lernen? Kolloquium zu Grundfragen der Gesundheitsbildung. (Schriftenreihe des Instituts für Gesundheitsbildung, Bd. 1). Stuttgart: Gentner 1981.

2.24 *Jungmann, G.*: Medizin heute? Eine kritische Betrachtung des Begriffs- und Bedeutungswandels. Dtsch. Ärztebl. 73 (1976) 1 317—1 319.

2.25 *Karsdorf, G.* (Hrsg.): Gesundheitserziehung. 2. Aufl. Berlin: Volk und Wissen 1976.

2.26 *Meinecke, G.*: Gesundheitserziehung, ihre psychologischen Voraussetzungen und ihre zeitgemäße Organisation. (Schriftenreihe aus dem Gebiet des öffentl. Gesundheitswesens, H. 4). Stuttgart: Thieme 1957.

2.27 *Neilson, E. A.*: Reflections on health promotion through health education; historical perspectives: options for the future. Hlth Values 4 (1980) 161—167.

2.28 *Noack, H.* (Ed.): Medical Education and Primary Health Care. London: Croom Helm 1980.

2.29 *Pirrie, G. D., Dalzell-Ward, A. J.* (Eds): A Textbook of Health Education. London: Tavistock Publ. 1962.

2.30 *Schaefer, H., Schipperges, H.*: Gesundheitserziehung. In: Funkkolleg Umwelt und Gesundheit. Aspekte einer sozialen Medizin. Studienbegleitbrief 8, S. 11—42, 75. Weinheim-Basel: Beltz 1979.

2.31 *Schipperges, H.*: Die Bedeutung der Gesundheit für das Leben. Dtsch. Ärztebl. 76 (1979) 2011—2016.

2.32 *Schipperges, H.*: Zur Lage der Gesundheitserziehung. Erste Ergebnisse einer Umfrage — Plädoyer für eine Enquête. Dtsch. Ärztebl. 76 (1979) 238—242.

2.33 *Schipperges, H.*: Gesundheit im Wandel. Bildung Gesundh. 9 (1979) 5—23.

2.34 Schweizerische Stiftung Pro Juventute und Schweizerische Gesellschaft für Präventivmedizin (Hrsg.): Erziehung zur Gesundheit. Ein Handbuch für die Schule, für Lehrerseminarien und Behörden. 2. Aufl. Zürich: Orell-Füssli 1972.

2.35 *Smith, J. A.*: The idea of health: a philosophical inquiry. Adv. Nurs. Sci. 3 (1981) 43—50.

2.36 *Svensson, P. G.*: The concept of health — some comments from a social science perspective. Scand. J. soc. Med. Suppl. 18 (1980) 25—55.

2.37 *Thissen, R.*: Die Entwicklung der Terminologie auf dem Gebiet der Sozialhygiene und Sozialmedizin im deutschen Sprachgebiet bis 1930. Köln-Opladen: Westdtsch. Verlag 1969.

2.38 *Tjaden, K. H.*: Soziales System und sozialer Wandel. Untersuchungen zur Geschichte und Bedeutung zweier Begriffe. Stuttgart: Enke 1969.

3. Historische Aspekte

3.01 *Alcott, W. A.*: Lectures of Life and Health; or, the Laws and Means of Physical Culture. Boston: Phillips, Sampson & Co. 1853.

3.02 *Arnold, M.*: Die Evolution des Gesundheitswesens. Dtsch. Ärztebl. 76 (1979) 1169—1179.

3.03 *Bertele, G. A.*: Versuch einer Lebenserhaltungskunde. Landshut: Thomann 1804.

3.04 *Blohmke, M., Schipperges, H., Wagner, G.*: (Hrsg.): Medizinische Ökologie. Aspekte und Perspektiven. Heidelberg: Hüthig 1979.

3.05 *Brown, M. C.*: The health care crisis in historical perspective. Canad. J. publ. Hlth 70 (1979) 300—306.

3.06 *Cipolla, C. M.*: Public Health and Medical Profession in the Renaissance. Cambridge: Cambridge Univ. Press 1976.

3.07 *Deneke, V.*: Das Gesundheitswesen der ersten Hälfte des 19. Jahrhunderts im Spiegel der Amts- und Intelligenzpresse. (Düsseldorfer Arbeiten zur Geschichte der Medizin, Beiheft 9). Düsseldorf: Triltsch 1983.

3.08 *Faust, B. C.*: Gesundheits-Katechismus zum Gebrauche in den Schulen und beym häuslichen Unterricht. Bückeburg: Althaus 1794.

3.09 *Fischer, A.*: Geschichte des deutschen Gesundheitswesens. Berlin: Herbig 1933.

3.10 *Fox, D. M.*: From reform to relativism: a history of economists and health care. Milbank mem. Fd Quart. 57 (1979) 297—336.

3.11 *Hirsch, A.*: Über die historische Entwicklung der öffentlichen Gesundheitspflege. Berlin: Hirschwald 1889.

3.12 *Hüppe, F.*: Zur Geschichte der Sozialhygiene. In Gottstein, A., Schlossmann, A., Teleky, L. (Hrsg.): Handbuch der sozialen Hygiene, Bd. 1, S. 1—70. Berlin: Springer 1925.

3.13 *Hufeland, C. W.*: Die Kunst, das menschliche Leben zu verlängern. Berlin: Reimer 1796.

3.14 *Jahn, C.*: Norma diaetetica. Dresden: Gerlach 1757.

3.15 *Juncker, J. C. W.*: Grundsätze der Volksarzneykunde. Halle: Waisenhaus Buchhandl. 1787.

3.16 *Kastner, F.*: Entwicklungstendenzen der gesetzlichen Krankenversicherung. Ortskrankenkasse 50 (1968) 337—346.

3.17 *Kilian, K. J.*: Genius der Gesundheit und des Lebens. Leipzig: Weigel 1801.

3.18 *King, L. S.* (Ed.): Mainstreams of Medicine. Essays on the Social and Intellectual Context of Medical Practice. Austin: Univ. of Texas Press 1971.

3.19 *Leonard, F. E.*: A Guide to History of Physical Education. Philadelphia: Lea and Febiger 1923.

3.20 *Lesky, E.* (Hrsg.): Sozialmedizin. Entwicklung und Selbstverständnis. Darmstadt: Wissenschaftliche Buchgesellschaft 1977.

3.21 *Lippincott, R. C., Begun, J. W.*: Competition in the health sector: a historical perspective. J. Hlth Polit. Policy Law 7 (1982) 460—487.

3.22 *Mackenzie, J.*: Die Geschichte der Gesundheit und die Kunst, dieselbe zu erhalten. Altenburg: Richter 1762.

3.23 *Mai, F. A.*: Medicinische Fastenpredigten, oder Vorlesungen über Körper- und Seelendiäthetik. 2 Theile. Mannheim: Schwan 1793/94.

3.24 *Manger-Koenig, L. von*: Der öffentliche Gesundheitsdienst zwischen gestern und morgen. Öff. Gesundh.-Wes. 37 (1975) 433—448.

3.25 *Nasse, F.*: Von der Stellung der Ärzte im Staate. Leipzig: Cnobloch 1823.

3.26 *Neumann, S.*: Die öffentliche Gesundheitspflege und das Eigenthum. Berlin: Riess 1847.

3.27 *Osterhausen, J. K.*: Über die medicinische Aufklärung. Zürich: Gessner 1798.

3.28 *Pürckhauer, F.*: Das Gesundheitsamt im Wandel der Zeit. Öff. Gesundh.-Wes. 16 (1954) 279—296.

3.29 *Redeker, F.*: Magister in Physica. Wo kommen wir her? Wo stehen wir? Wohin geht der Weg? Stuttgart: Thieme 1950.

3.30 *Reich, E.*: System der Hygieine. 2 Bände. Leipzig: Fleischer 1870/71.

3.31 *Reich, E.*: Politik der Bevölkerung und Gesellschaft. In Reich, E.: Gesammelte Werke. 1. Abt., Bd. 1. Leipzig: Tiefenbach 1896.

3.32 *Ringen, K.*: Edwin Chadwick, the market ideology, and sanitary reform: on the nature of the 19th century public health movement. Int. J. Hlth Serv. 9 (1979) 107—120.

3.33 *Rosen, G.*: A History of Public Health. New York: MD Publ. 1958.

3.34 *Rosen, G.*: Medical care for urban workers and the poor: two 19th century programs. Amer. J. publ. Hlth 65 (1975) 299—303.

3.35 *Rothschuh, K. E.*: Konzepte der Medizin in Vergangenheit und Gegenwart. Stuttgart: Hippokrates 1978.

3.36 *Scherf, J. C. F.*: (Hrsg.): Beyträge zum Archiv der medizinischen Polizei und der Volksarzneikunde. Leipzig: Weygand 1790.

3.37 *Schipperges, H.*: Die öffentliche Aufgabe des Arztes in medizinihistorischer Sicht. Mensch Med. 5 (1964) 9—15.

3.38 *Schipperges, H.*: Utopien der Medizin. Geschichte und Kritik der ärztlichen Ideologie des 19. Jahrhunderts. Salzburg: Müller 1968.

3.39 *Schipperges, H.*: Entwicklung moderner Medizin. Probleme, Prognosen, Tendenzen. 2. Aufl. (Schriftenreihe der Bezirksärztekammer Nordwürttemberg, Nr. 10). Stuttgart: Gentner 1968.

3.40 *Schipperges, H.*: Geschichte und Gliederung der Gesundheitserziehung. In Blohmke, M., v. Ferber, C., Kisker, K. P., Schaefer, H. (Hrsg.): Handbuch der Sozialmedizin, Bd. 2, S. 550—567. Stuttgart: Enke 1977.

3.41 *Schipperges, H.*: Gesundheit und Geschichte des Gesundheitswesens. Ärztebl. Baden-Württ. 32 (1977) 82—94.

3.42 *Schipperges, H.* : Wege zu neuer Heilkunst. Traditionen, Perspektiven, Programme. Heidelberg: Haug 1978.

3.43 *Schipperges, H.*: Der Arzt von morgen. Von der Heiltechnik zur Heilkunde. Berlin: Severin und Siedler 1982.

3.44 *Schipperges, H.*: Vom Physikus zum Arzt für Gesundheit. Verwurzelung, Entwicklung und Chancen des öffentlichen Gesundheitsdienstes. Öff. Gesundh.-Wes. 45 (1983) 290—298.

3.45 *Seidler, E.*: Lebensplan und Gesundheitsführung. Franz Anton Mai und die medizinische Aufklärung in Mannheim. Mannheim: Boehringer 1975.

3.46 *Siegrist, J., Hendel-Kramer, A.* (Hrsg.): Wege zum Arzt. (Medizin und Sozialwissenschaften, Bd. 4). München-Wien-Baltimore: Urban & Schwarzenberg 1979.

3.47 *Sonderegger, J. L.*: Vorposten der Gesundheitspflege. 5. Aufl. Berlin: Springer 1901.

3.48 *Stürzbecher, M.*: Vom Physikus zum Amtsarzt. Öff. Gesundh.-Wes. 35 (1973) 119—123.

3.49 *Tannen, L.*: Health planning as a regulatory strategy: a discussion of its history and current uses. Int. J. Hlth Serv. 10 (1980) 115—132.

3.50 *Teleky, L.*: Die Entwicklung der Gesundheitsfürsorge. Berlin-Göttingen-Heidelberg: Springer 1950.

3.51 *Tissot, S. A.*: Anleitung für das Landvolk in Absicht auf seine Gesundheit. 3. Aufl. Zürich: Füssli 1768.

3.52 *Virchow, R.* (Hrsg.): Die medicinische Reform. Eine Wochenschrift. (Nachdruck). Hildesheim-New York: Olms 1975.

4. Soziale Aspekte

4.01 *Abholz, H.-H.* (Hrsg.): Krankheit und soziale Lage. Frankfurt-New York: Campus-Verlag 1976.

4.02 *Achinger, H.*: Sozialpolitik als Gesellschaftspolitik. 2. Aufl. (Schriften des Deutschen Vereins für Öffentliche und Private Fürsorge, Schrift 249). Köln-Berlin: Grote 1971.

4.03 *Arendt, W.*: Weiterentwicklung der sozialen Krankenversicherung. Ortskrankenkasse 54 (1972) 916—919.

4.04 *Auerbach, W.*: Zusammenhänge, Illusion und Wirklichkeit der sozialen Sicherheit. Frankfurt: Europäische Verlagsanstalt 1968.

4.05 *Bethusy-Huc, V. von*: Das Sozialleistungssystem der Bundesrepublik Deutschland. 2. Aufl. Tübingen: Mohr 1976.

4.06 *Blohmke, M.* (Hrsg.): Gesundheitspolitik und sozialmedizinische Forschung. (Schriftenreihe Arbeitsmedizin, Sozialmedizin, Arbeitshygiene, Bd. 45). Stuttgart: Gentner 1972.

4.07 *Blohmke, M.*: Medizin im Wandel. (Schriftenreihe Arbeitsmedizin, Sozialmedizin, Präventivmedizin, Bd. 60). Stuttgart: Gentner 1975.

4.08 *Bogs, H.*: Die Sozialversicherung im Staate der Gegenwart. Berlin: Duncker und Humblot 1973.

4.09 *Braun, H.*: Soziale Sicherung. System und Funktion. Stuttgart-Berlin-Köln-Mainz: Kohlhammer 1972.

4.10 *Deppe, H.-U.* (Hrsg.): Vernachlässigte Gesundheit. Zum Verhältnis von Gesundheit, Staat, Gesellschaft in der Bundesrepublik Deutschland. Köln: Kiepenheuer u. Witsch 1980.

4.11 *Dötsch, W.*: Sozial- und Gesundheitspolitik im Wandel. In Zacher, H. F. (Hrsg.): Soziale Sicherung durch soziales Recht (Festschrift für Horst Peters), S. 21—45. Stuttgart: Kohlhammer 1975.

4.12 *Enke, H.*: Die sozialmedizinische Forschung in der BRD und ihre gesundheitspolitischen Möglichkeiten. In Blohmke, M. (Hrsg.): Gesundheitspolitik und sozialmedizinische

Forschung, S. 23—33. (Schriftenreihe Arbeitsmedizin, Sozialmedizin, Arbeitshygiene, Bd. 45). Stuttgart: Gentner 1972.

4.13 *Ferber, C. von*: Medizin und Sozialstruktur. Medizinsoziologie als Element gesellschaftlicher Theorie? In Albrecht, G. (Hrsg.): Soziologie. Sprache, Bezug zur Praxis, Verhältnis zu anderen Wissenschaften, S. 601—612. Opladen: Westdtsch. Verlag 1973.

4.14 *Gibbard, A.*: The prospective pareto principle and equity of access to health care. Milbank mem. Fd Quart. 60 (1982) 399—428.

4.15 *Gray, A. M.*: Inequalities in health. The Black Report: a summary and comment. Int. J. Hlth Serv. 12 (1982) 349—380.

4.16 *Hager, B.*: Zur Rehabilitationsfunktion und dem gesundheitspolitischen Stellenwert des Sozialdienstes im Krankenhaus in der Bundesrepublik. Öff. Gesundh.-Wes. 43 (1981) 276—279.

4.17 *Hauß, F., Kühn, H., Rosenbrock, R.*: Betrieblicher Arbeitsschutz als gesundheitspolitische Strategie. Berlin: Internat. Inst. für vergleichende Gesellschaftsforschung 1980.

4.18 *Helberger, C.*: Soziale Indikatoren für das Gesundheitswesen der BRD. Allg. statist. Arch. 60 (1960) 29—63.

4.19 *Jahn, H.-J.*: Medizinischer Fortschritt und sozialer Wandel. In Reimann, H., Müller, E. W. (Hrsg.): Entwicklung und Fortschritt, S. 363—374. Tübingen: Mohr 1969.

4.20 *Kadt, E. de*: Ideology: social policy, health and services: a field of complex interactions. Soc. Sci. Med. 16 (1982) 741—752.

4.21 *Kaufman, A.*: Social policy and long-term care of the aged. Soc. Work 25 (1980) 133—137.

4.22 *Kaufmann, F.-X.*: Sicherheit als soziologisches und sozialpolitisches Problem. Stuttgart: Enke 1970.

4.23 *Kellner, W.*: Soziale Situation und Krankheit. Eine medizinsoziologische Untersuchung. (Abhandlungen zu Grenzgebieten von Medizin u. Sozialwissenschaften, Bd. 1). München: Rathgeber 1975.

4.24 *Lübbe, H.*: Orientierungskrise — Sozialer Wandel als intellektuelle und politische Herausforderung. IBM Nachr. 28 (1978) 329—338.

4.25 *Mechanic, D.*: Patient behavior, the provision of medical care, and medical-social policy. Man Med. 5 (1980) 13—23.

4.26 *Mosse, M., Tugendreich, G.* (Hrsg.): Krankheit und soziale Lage. München: Lehmann 1913.

4.27 *Niehoff, J. U.*: Gesundheitspolitische Aspekte bei der Beurteilung des Gesundheitszustandes einer Bevölkerung. Z. ärztl. Fortbild. (Jena) 74 (1980) 423—428.

4.28 *Pflanz, M.*: Sozialer Wandel und Krankheit. Stuttgart: Enke 1962.

4.29 *Preller, L.*: Praxis und Probleme der Sozialpolitik. 2 Bände. Tübingen: Mohr; Zürich: Polygraphischer Verlag 1970.

4.30 *Roberts, M. J.*: Balancing social policy and market demand. Issues Hlth Care 3 (1982) 27—33.

4.31 *Roemer, M. I., Roemer, J. E.*: The social consequences of free trade in health care: a public health response to orthodox economics. Int. J. Hlth Serv. 12 (1982) 111—129.

4.32 *Rohde, J. J.*: Gesundheitspolitik, Arzt und Sozialwissenschaft. Berl. Ärztebl. 77 (1964) 508—513.

4.33 *Schaefer, H.* (Hrsg.): Funkkolleg Umwelt und Gesundheit. Aspekte einer sozialen Medizin. 2 Bände. Frankfurt: Fischer-Taschenbuch-Verlag 1982.

4.34 *Schaefer, H., Blohmke, M.*: Sozialmedizin. Einführung in die Ergebnisse und Probleme der Medizin-Soziologie und Sozialmedizin. 2. Aufl. Stuttgart: Thieme 1978.

4.35 *Schewe, D.*: Die soziale Sicherung in der Bundesrepublik Deutschland. Pharma Dialog Nr. 47. Frankfurt: Bundesverb. Pharm. Ind. e. V. 1976.

4.36 *Schicke, R. K.*: Soziale Sicherung und Gesundheitswesen. Stuttgart-Berlin-Köln-Mainz: Kohlhammer 1978.

4.37 *Silomon, H.* (Hrsg.): Sozialmedizin. Eine Einführung für Sozialversicherungsfachleute. St. Augustin: Asgard-Verlag Hippe 1978.

4.38 *Voigt, D.*: Gesundheitsverhalten. Zur Soziologie gesundheitsbezogenen Verhaltens. Stuttgart-Berlin-Köln-Mainz: Kohlhammer 1978.

4.39 *Widmaier, H. P.*: Sozialpolitik im Wohlfahrtsstaat. Zur Theorie politischer Güter. Reinbek: Rowohlt 1976.

4.40 *Zapf, W.* (Hrsg.): Lebensbedingungen in der Bundesrepublik. Sozialer Wandel und Wohlfahrtsentwicklung. Frankfurt-New York: Campus-Verlag 1977.

5. Ökonomische Aspekte

5.01 *Adenauer, G., Balthasar, R.*: Arzneimittelökonomik — Strukturgeschichte eines Marktes. Med., Mensch, Ges. 2 (1977) 2—8.

5.02 *Alter, U.*: Kosten-Nutzen-Analyse im Gesundheitswesen. Batelle Inform. 17 (1973) 1—6.

5.03 *Andreae, C.-A.*: Grundprobleme der Gesundheitsökonomie. Ärztebl. Baden-Württ. 35 (1980) 3—11.

5.04 *Andreae, C.-A.*: Anmerkungen zum Stellenwert ökonomischer Überlegungen im Gesundheitswesen. Dargestellt am Beispiel der Nutzen-Kosten-Analyse. Wiesbaden: Steiner 1981.

5.05 *Balthasar, R.*: Ökonomische Aspekte zur Kostenexplosion im Gesundheitswesen. Metamed 1 (1977) 43—54.

5.06 *Becker, K.*: Die Kosten der Gesundheit. Eine Analyse der Kostenentwicklung von 1965—1977. Köln-Lövenich: Dtsch. Ärzte-Verlag 1979.

5.07 *Beske, F., Boschke, W. L., Ruschmann, H. H.*: Effizienzanalyse der medikamentösen Hypotonietherapie. Kiel: Institut für Gesundheits-System-Forschung 1983.

5.08 *Blohmke, M.* (Hrsg.): Kosten des Gesundheitswesens. Sozialökologie und Sozialmedizin. (Schriftenreihe Arbeitsmedizin, Sozialmedizin, Präventivmedizin, Bd. 56). Stuttgart: Gentner 1975.

5.09 *Blohmke, M., Schipperges, H., Wagner, G.* (Hrsg.): Medizinische Ökologie. Aspekte und Perspektiven. Heidelberg: Hüthig 1979.

5.10 *Boschke, W. L.*: Sozialökonomische Aspekte der Hypotonie. Kiel: Institut für Gesundheits-System-Forschung 1981.

5.11 *Brüngger, H.*: Die Nutzen-Kosten-Analyse als Instrument der Planung im Gesundheitswesen. (Basler sozialökonomische Studien, Bd. 3). Zürich: Schulthess 1974.

5.12 *Chester, T. E., Eichhorn, S.*: The challenge of rising health care costs and the response of the developed nations. A comparative evaluation of policies, performance and problems. Acta Hosp. 23 (1983) 5—16.

5.13 *Cochrane, A. L.*: Effectiveness and Efficiency. Random Reflections on Health Services. London: Nuffield Provincial Hospitals Trust 1972.

5.14 *Cohodes, D. R.*: Problems in measuring the cost of illness. Eval. Hlth Prof. 5 (1982) 381—392.

5.15 *Courtwright, D. T.*: Public health and public wealth: social costs as a basis for restrictive policies. Milbank mem. Fd Quart. 58 (1980) 268—282.

5.16 *Deneke, V.*: Steuerungsmechanismen für die Kostenentwicklung im Gesundheitswesen. Dtsch. Ärztebl. 72 (1975) 2951—2953.

5.17 *Eichhorn, S.*: Gesundheitsökonomie. Ein Beitrag zur Begrenzung der Kostenexplosion. Ärztl. Praxis 28 (1976) 2433—2434.

5.18 *Forster, E.*: Die Krankenversicherungseinrichtungen und die Kosten im Gesundheitswesen. Z. ges. Vers.-Wiss. 3 (1976) 227—364.

5.19 *Ginzberg, E.*: The political economy of health. Bull. N.Y. Acad. Med. 41 (1965) 1015—1036.

5.20 *Gitter, W.*: Zur Weiterentwicklung der Sozialversicherung. In Zacher, H. F. (Hrsg.): Soziale Sicherung durch soziales Recht (Festschrift für Horst Peters), S. 59—81. Stuttgart: Kohlhammer 1975.

5.21 *Henke, K.-D., Reinhardt, U.* (Hrsg.): Steuerung im Gesundheitswesen. (Beitr. zur Gesundheitsökonomie, Bd. 4). Gerlingen: Bleicher 1983.

5.22 *Herder-Dorneich, P.*: Sozialökonomischer Grundriss der gesetzlichen Krankenversicherung. Köln: Kohlhammer 1966.

5.23 *Herder-Dorneich, P.*: Gesundheitsökonomik. Systemsteuerung und Ordnungspolitik im Gesundheitswesen. Stuttgart: Enke 1980.

5.24 *Herder-Dorneich, P.*: Gesetzliche Krankenversicherung heute. Erfahrungen aus der Kostenexplosion und Steuerungsaufgaben in den 80er Jahren. Köln: Deutscher Instituts-Verlag 1983.

5.25 *Jahn, E.*: Zur Kostenentwicklung in der medizinischen Versorgung. Pharma Dialog Nr. 49. Frankfurt: Bundesverb. Pharm. Ind. e. V. 1977.

5.26 *Klarman, H. E.*: The Economics of Health. New York: Columbia Univ. Press 1965.

5.27 *Klausing, M.*: Effizienz und Effektivität im Gesundheitswesen. Karlsruhe: Wahl 1981.

5.28 *Kleczkowski, B. M., Mach, E. P., Thomas, R. G.*: Some reflections on containing the rising cost of medical care under social security. Soc. Sci. Med. 13 (1979) 21—32.

5.29 *Mach, E. P., Abel-Smith, B.*: Planning the Finances of the Health Sector. A Manual for Developing Countries. Geneva: World Health Organization 1983.

5.30 *McCarthy, N. J.*: Benefit-cost and cost-effectiveness analysis: Theory and application. Develop. biol. Stand. 43 (1979) 403—417.

5.31 *McClure, W.*: Implementing a competitive medical care system through public policy. J. Hlth Polit. Policy Law 7 (1982) 2—44.

5.32 *Metze, J.*: Gesundheitspolitik. Ökonomische Instrumente zur Steuerung von Angebot und Nachfrage im Gesundheitswesen. Stuttgart-Berlin-Köln-Mainz: Kohlhammer 1982.

5.33 *Müller, H.-W.*: Neuordnung des Gesundheitswesens — eine volkswirtschaftliche Notwendigkeit. Krankenversicherung 25 (1973) 249—254.

5.34 *Recktenwald, H. C.*: Effizienz und innere Sicherheit. Kyklos 20 (1967) 607—641.

5.35 *Salowsky, H., Seffen, A.*: System- und Kostenvergleich der Gesundheitssicherung in sechs europäischen Industriestaaten. (Schriftenreihe des Zentralinstituts für die kassenärztliche Versorgung in der Bundesrepublik Deutschland, Bd. 5). Köln-Lövenich: Deutscher Ärzte-Verlag 1976.

5.36 *Schicke, R. K.*: Ökonomie des Gesundheitswesens. (Grundriß der Sozialwissenschaft, Bd. 29). Göttingen: Vandenhoeck und Ruprecht 1981.

5.37 *Schipperges, H., Wagner, G.* (Hrsg.): Effektivität und Effizienz in der Medizin. (Schriftenreihe der Bezirksärztekammer Nordwürttemberg, Nr. 27). Stuttgart: Gentner 1981.

5.38 *Schmidt, R.*: Materialien zu Kosten und Finanzierung des Gesundheitswesens. (Reihe Strukturanalyse des Gesundheitswesens in Schleswig-Holstein, Bd. 8). Kiel: Institut für Gesundheits-System-Forschung 1978.

5.39 *Seyfarth, L.*: Zur Ökonomik des Gesundheitssicherungssystems und seiner präventiven Steuerung. Frankfurt-Bern: Lang 1981.

5.40 *Stoddart, G. L.*: Economic evaluation methods and health policy. Eval. Hlth Prof. 5 (1982) 393—414.

5.41 *Stone, D. A.*: Health care cost containment in West Germany. J. Hlth Polit. Policy Law 4 (1979) 176—199.

5.42 *Summers, J. W.*: Money, health, and the health care industry. Hosp. Hlth Serv. Adm. 26 (1981) 7—24.

5.43 *Thome, R., Spencer, W. A., Wagner, G.*: Kosten-Nutzen-Analyse. In Koller, S., Wagner, G. (Hrsg.): Handbuch der medizinischen Dokumentation und Datenverarbeitung, S. 941—952. Stuttgart-New York: Schattauer 1975.

5.44 *Thompson, M. S.*: Health versus money. Value judgments in the perspective of decision analysis. Med. Decis. Making 3 (1983) 285—297.

5.45 *Thompson, W. L.*: Critical care tomorrow: economics and challenges. Crit. Care Med. 10 (1982) 561—568.

5.46 *Tschopp, P.*: Le programme national de recherche sur l'économie et l'efficacité du système de santé en Suisse: objectif scientifique et portée pratique. Soz. Präventivmed. 26 (1981) 6—11.

5.47 *Unger, W. J.*: Taming the cost of health care. Found News 23, No. 6 (1982) 16—23.

5.48 Verband der Ärzte Deutschlands, Hartmannbund e. V. (Hrsg.): Weißbuch zur Studie des Wirtschaftswissenschaftlichen Instituts der Gewerkschaften GmbH ‚Die Gesundheitssicherung in der Bundesrepublik Deutschland'. Köln: Bund-Verlag 1972.

5.49 *Weiner, S. M.*: On public values and private regulation: some reflections on cost containment strategies. Milbank mem. Fd Quart. 59 (1981) 269—296.

5.50 *Weinstein, M. C.*: Economic assessments of medical practices and technologies. Med. Decis. Making 1 (1981) 309—330.

5.51 *Weissenböck, H.*: Studien zur ökonomischen Effizienz von Gesundheitssystemen. (Schriftenreihe aus dem Gebiete des öffentlichen Gesundheitswesens, H. 36). Stuttgart: Thieme 1974.

5.52 Weltgesundheitsorganisation, Regionalbüro für Europa: Eindämmung der Kosten für die Gesundheitsversorgung in Systemen der sozialen Sicherung. Kopenhagen: WHO 1983.

6. Planung und Systemforschung

6.01 *Abel-Smith, B.*: An International Study of Health Expenditure and its Relevance for Health Planning. (WHO, Public Health Papers No. 32). Geneva: World Health Organization 1967.

6.02 *Beske, F.*: Die Bedeutung der Gesundheitssystem-Forschung für die Weiterentwicklung des Gesundheitswesens. Öff. Gesundh.-Wes. 43 (1981) 125—127.

6.03 *Beske, F., Wilhelmy, H.-J.*: Ziele und Aufgaben der Gesundheitssystemforschung. Dtsch. Ärztebl. 73 (1976) 2729—2734.

6.04 *Beske, F., Zalewski, T.*: Gesetzliche Krankenversicherung. Analysen, Probleme, Lösungsansätze. Kiel: Institut für Gesundheits-System-Forschung 1981.

6.05 *Beumer, A.*: Möglichkeiten der Rationalisierung im Gesundheitsamt. Öff. Gesundh.-Wes. 35 (1973) 399—404.

6.06 *Brasfield, J. M.*: Health planning reform: a proposal for the eighties. J. Hlth Polit. Policy Law 6 (1982) 718—738.

6.07 *Brown, L. D.*: Learning to live within limits. J. Hlth Polit. Policy Law 8 (1983) 411—417.

6.08 *Brüggemann, I.* (Hrsg.): Bedarf und Planung im Gesundheitswesen. Eine internationale Aufsatzsammlung. (Wissenschaftliche Reihe des Zentralinstituts für die Kassenärztliche Versorgung in der Bundesrepublik Deutschland, Bd. 11). Köln-Lövenich: Deutscher Ärzte-Verlag 1978.

6.09 Bundesministerium für Forschung und Technologie (Hrsg.): Forschung und Technologie im Dienste der Gesundheit. Diskussionsentwurf eines längerfristigen Rahmenprogramms. Bonn: BMFT 1976.

6.10 Bundesminister für Arbeit und Sozialordnung, Deutsches Krankenhausinstitut Düsseldorf (Hrsg.): Effektivitätsmessung und Qualitätsbeurteilung im Gesundheitswesen. (Der Bundesminister für Arbeit und Sozialordnung, Forschungsbericht Nr. 51: Gesundheitsforschung). Bonn: Bundesminister für Arbeit und Sozialordnung 1981.

6.11 *Camphausen, B.*: Auswirkungen demographischer Prozesse auf die Berufe und die Kosten im Gesundheitswesen. (Medizinische Informatik und Statistik, Bd. 44). Berlin-Heidelberg-New York: Springer 1983.

6.12 *Cohen, A. B., Cohodes, D. R.*: Certificate of need and low capital-cost medical technology. Milbank mem. Fd Quart. 60 (1982) 307—328.

6.13 *Colt, A. M.*: Elements of comprehensive health planning. Amer. J. publ. Hlth 60 (1970) 1 194—1 204.

6.14 *Deppe, H.-U.* (Hrsg.): Gesundheitssysteme und Gesundheitspolitik in Westeuropa. Frankfurt: Campus-Verlag 1983.

6.15 *Deschamps, J. P., Merckx, V., Senault, R.*: Services de santé et détermination des besoins de santé. Rev. Prat. 32 (1982) 2 245—2 250.

6.16 *Eckhardt, W., Nathan, M. K.* (Hrsg.): Planung im Gesundheitswesen, Dilemma und Notwendigkeit. Ein Symposion des Quickborner Teams. Quickborn: Schnelle 1970.

6.17 *Eimeren, W. van*: Gesundheitsindex und Beurteilung von medizinischen Maßnahmen. Regensburg: 1977.

6.18 *Eimeren, W. van* (Hrsg.): Perspektiven der Gesundheitssystemforschung. (Medizinische Informatik und Statistik, Bd. 10). Berlin-Heidelberg-New York: Springer 1978.

6.19 *Friedemann, H.*: Zur Entwicklung der disziplinären Verantwortlichkeit für die Organisation des Gesundheitswesens in einigen internationalen Gesundheitssystemen. Z. ges. Hyg. 26 (1980) 283—290.

6.20 *Gaus, C. R., Bolay, D.*: Health Services Research: the need for a constituency. Hlth Serv. Res. 16 (1981) 277—283.

6.21 *Häfner, H.*: Planung und Organisation von Diensten für die seelische Gesundheit. Öff. Gesundh.-Wes. 45 (1983) 87—94.

6.22 *Hamilton, R.*: Perspectives on health planning. A state view. J. Leg. Med. (Chicago) 3 (1982) 535—555.

6.23 *Henke, K. D.*: Gesundheitsplanung im Sinne makroökonomischer Ressourcenplanung. Öff. Gesundh.-Wes. 45 (1983) 349—361.

6.24 *Herder-Dorneich, P.*: Systemsteuerung und Ordnungspolitik im Gesundheitswesen. Soz. Präventivmed. 26 (1981) 67—70.

6.25 *Holland, W. W.*: The organisation und funding of research into public health. J. publ. Hlth Policy 2 (1981) 354—360.

6.26 Institut für Höhere Studien und Wissenschaftl. Forschung Wien (Hrsg.): Systemanalyse des Gesundheitswesens in Österreich. Eine Studie über Entstehung und Bewältigung von Krankheit im entwickelten Kapitalismus. 2 Bände. 2. Aufl. Wien: Montan-Verlag 1978.

6.27 *Jahn, E.* (Hrsg.): Die Gesundheitssicherung in der Bundesrepublik Deutschland. 2. Aufl. (WWI-Studie zur Wirtschafts- und Sozialforschung, Nr. 20). Bund-Verlag 1972.

6.28 *Jeute, K.*: Systementwicklung im Gesundheitswesen im Dienste einer optimalen Patientenversorgung. Dtsch. Ärztebl. 70 (1973) 2591—2597.

6.29 *Jonas, H.*: Technology and responsibility. Reflections on the new task of ethics. Soc. Res. 40 (11972) 31—54.

6.30 *Joseph, S. C.*: Outlinie of national primary health care system development: a framework for donor involvement. Soc. Sci. Med. 14 (1980) 177—180.

6.31 *Kabisch, D.*: Development of a national system of physical training to decrease risk factors of diseases in GDR. Ann. clin. Res. 14, Suppl. 34 (1982) 42—47.

6.32 *Klages, H.*: Planungspolitik. Probleme und Perspektiven der unfasenden Zukunftsgestaltung. Stuttgart-Berlin-Köln-Mainz: Kohlhammer 1971.

6.33 *Klegon, D. A., Gregory, D. D., Kingstrom, P. O.*: Planning for ambulatory care delivery systems: a market segment approach. Hith Care Mngmt Rev. 7 (1982) 35—45.

6.34 *Krauch, H.*Prioritäten für die Forschungspolitik. (Hanser-Umweltforschung, Bd. 3). München: Hanser 1970.

6.35 *Krysmanski, R., Schäfers, B.* (Hrsg.): Planung und Interessen im Gesundheitswesen. (Beiträge zur Raumplanung, Bd. 11). Düsseldorf: Bertelsmann Universitätsverlag 1972.

6.36 *Molina-Guzman, G.*: Third World experiences in health planning. Int. J. Hlth Serv. 9 (1979) 139—150.

6.37 *Münnich, F. E.*: Steuerungsmöglichkeiten in der gesetzlichen Krankenversicherung. (Schriftenreihe der Hans-Neuffer-Stiftung, Bd. 4). Köln-Lövenich: Dtsch. Ärzte-Verlag 1983.

6.38 *Nesswetha, W.* (Hrsg.): Gesundheitswesen in Bewegung. (Schriftenreihe der Deutschen Zentrale für Volksgesundheitspflege e. V., Bd. 24). Frankfurt: Dtsch. Zentr. Volksges. pfl. 1973.

6.39 *Nord, D.*: Steuerung im Gesundheitssystem. Frankfurt: Medizinisch Pharmazeut. Studienges. 1979.

6.40 *Page, B.*: Bibliographie zur Modellbildung in der Gesundheitssystemforschung. In Page, B.: Methoden der Modellbildung in der Gesundheitsforschung, S. 345—366. (Med. Inform. u. Statistik, Bd. 37.) Berlin-Heidelberg-New York: Springer 1982

6.41 *Parker, B. R.*: Statistical and aother data-analytic techniques for the evaluation research: an identification, classification, and description of methods and resources. J. Hlth Polit. Policy Law 4 (1979) 273—333.

6.42 *Pritzel, K.*: Gesundheitswesen und Gesundheitspolitik der Deutschen Demokratischen Republik. (Berichte des Osteuropa-Instituts an der Freien Universität Berlin: Medizinische Folge, H. 119). Berlin: Osteuropa-Institut 1978.

6.43 *Rüschmann, H.-H.*: Vergleichende Analyse verschiedener Ansätze zu einer sozioökonomischen Modellierung von Gesundheitssystemen. (Der Bundesminister für Arbeit und Sozialordnung, Forschungsbericht nr. 79: Gesundheitsforschung). Bonn: Rehabilitationsverlag 1982.

6.44 *Sachsse, H.* (Hrsg.): Möglichkeiten und Maßstäbe für die Planung der Forschung. München-Wien: Oldenbourg 1974.

6.45 *Sanmann, H.* (Hrsg.): Leitbilder und Zielsysteme der Sozialpolitik. Berlin: Duncker & Humblot 1973.

6.46 *Schipperges, H., Schlemmer, J.*: Gesundheitsbildung. Analysen, Programme, Tendenzen. (Schriftenreihe des Instituts für Gesundheitsbildung e. V., Bd. 3). Stuttgart: Gentner 1981.

6.47 *Schulenburg, J. M.*: Report from Germany: current conditions and controversies in the health care system. J. Hlth Polit. Policy Law 8 (1983) 320—351.

6.48 *Schwefel, D., Brüggemann, I., Zöllner, H.*: Bedarfsplanung im Gesundheitswesen. Ein Überblick über Probleme und internationale Ansätze. In Brüggemann, I., Schwefel, D., Zöllner, H. (Hrsg.): Bedarf und Planung im Gesundheitswesen, S. 11—22. (Wissenschaftliche Reihe des Zentralinstituts für die Kassenärztliche Versorgung in der Bundesrepublik Deutschland, Bd. 11). Köln-Lövenich: Dtsch. Ärzte-Verlag 1978.

6.49 *Seelos, H.-J.*: Prinzipien des Projektmanagements im Gesundheitswesen. (Med. Inform. u. Statistik, Bd. 35). Berlin-Heidelberg-New York: Springer 1982.

6.50 *Sigmond, R. M.*: Health planning. Milbank mem. Fd Quart. 46 (1968) 91—117.

6.51 *Stephan, J.C.*: La méthode des scénarios en planification sanitaire. Cah. Sociol. Démogr. méd. 23 (1983) 139—148.

6.52 *Swertz, P.*: Perspektiven der Gesundheits-Systemforschung. Dtsch. Ärztebl. 75 (1978) 1 332—1 334.

6.53 *Tannen, L.*: Health planning as a regulatory strategy: a discussion of its history and current uses. Int. J. Hlth Serv. 10 (1980) 115—132.

6.54 *Unschuld, P. U.*: The issue of structured coexistence of scientific and alternative medical systems: a comparsion of East and West German legislation. Soc. Sci. med. 14B (1980) 15—24.

6.55 *Vogel, H. R.* (Hrsg.): Bedarf und Bedarfsplanung im Gesundheitswesen. Bericht über ein Symposium der Internationalen Gesellschaft für Gesundheitsökonomie, Mainz. Stuttgart: Fischer 1983.

6.56 *Volkholz, V.* (Hrsg.): Analyse des Gesundheitssystems. Krankheitsstruktur, ärztlicher Arbeitsprozeß und Sozialstaat. Frankfurt: Athenäum-Fischer-Taschenbuch-Verlag 1974.

6.57 *Wilson, P. A.*: Health planning: structure, processes, and social work involvement. Soc. Work Hlth Care 7 (1981) 87—97.

7. Prävention, Vorsorge

7.01 *Abholz, H.-H.* (Hrsg.): Risikofaktorenmedizin. Konzept und Kontroverse. Berlin-New York: de Gruyter 1982.

7.02 *Bachmann, W.*: Warum kommen gesundheitspolitische Programme und Grundsätze bei der Bevölkerung nicht besser an? Med. Welt 32 (1981) 1 382—1 385.

7.03 *Bloom, B. L.*: Prevention of mental disorders: recent advances in theory and practice. Community ment. Hlth J. 15 (1979) 179—191.

7.04 *Böhlau, V.* (Hrsg.): Altern und Gesundheit. 14. Bad Sodener Geriatrisches Gespräch. Stuttgart-New York: Schattauer 1982.

7.05 *Brandt, E. N.*: Prevention policy and practice in the 1980s. Amer. Psychol. 37 (1982) 1 038—1 042.

7.06 *Brandt, E. N.*: Prevention as policy. Publ. Hlth Rep. 97 (1982) 399—401.

7.07 *Braunschweig, B., Günther, E., Kammholz, J., Krasemann, E. O.*: Primärprävention des Drogenmißbrauchs. Weitere Ergebnisse von Aktionen der Gesundheitsbehörde Hamburg. Öff. Gesundh.-Wes. 43 (1981) 471—474.

7.08 *Brumback, C. L.*: The politics of smoking prevention: a report from the field. J. publ. Hlth Policy 2 (1981) 36—41.

7.09 *Buser, K.*: Vorsorgeverhalten im Rahmen der gesundheitlichen Versorgungsstruktur. Fortschr. Med. 98 (1980) 1 315—1 316, 1 325.

7.10 Deutscher Gewerkschaftsbund (Hrsg.): Gesundheitspolitisches Programm des Deutschen Gewerkschaftsbundes. Düsseldorf: DGB 1972.

7.11 *De Wild, D. W.*: Toward a clarification of primary prevention. Community ment. Hlth J. 16 (1980) 306—316.

7.12 *Eichner, H.* (Bearb.): Gesundheitsvorsorge und Krankheitsfrüherkennung. 2 T. (WIdO-Materialien, Nr. 4). Bonn: Wissenschaftliches Institut der Ortskrankenkassen 1978.

7.13 *Epstein, F. H., Holland, W. W.*: Prevention of chronic diseases in the community: one-disease versus multiple-disease strategies. Int. J. Epidemiol. 12 (1983) 135—137.

7.14 *Fülgraff, G.*(Hrsg.): Bewertung von Risiken für die Gesundheit. Wissenschaftl. Symposium. Stuttgart-New York: Fischer 1977.

7.15 *Garfield, S. R.*: The delivery of medical care. Sci. Amer. 222 (1970) 15—23.

7.16 *Göckenjan, G.*: Politik und Verwaltung präventiver Gesundheitssicherung. Soz. Welt 31 (1980) 156—175.

7.17 *Hartung, K.*: Gesundheitserziehung zur Vorbeugung von Behinderungen. Krankenpflege 33 (1979) 380—382.

7.18 *Hauss, F.* (Hrsg.): Arbeitsmedizin und präventive Gesundheitspolitik. Frankfurt-New York: Campus-Verlag 1982.

7.19 *Herder-Dorneich, P., Schuller, A.* (Hrsg.): Vorsorge zwischen Versorgungsstaat und Selbstbestimmung. 1. Kölner Kolloquium. (Ordnungspolitik im Gesundheitswesen, Bd. 1). Stuttgart-Berlin-Köln-Mainz: Kohlhammer 1982.

7.20 *Hofemann, K.*: Präventive Sozialpolitik. Ideologie und Realität. WSI-Mitteilungen 32 (1979) 554—564.

7.21 *Hüllemann, K.-D.* (Hrsg.): Präventivmedizin. Stufendiagnostik, Therapieleitlinien und Beratung. Stuttgart-New York: Thieme 1982.

7.22 *Kaprio, L. A.*: Primäre Gesundheitsversorgung als Gemeinschaftsaufgabe. Kranken-pflege (Frankf.) 36 (1982) 274—276.

7.23 *Karsdorf, G., Renker, K.*: Prophylaxe. 2. Aufl. Berlin: Verlag Volk und Gesundheit 1981.

7.24 *Klages, H.*: Prävention als Sozialutopie. In herder-Dorneich, P., Schuller, A. (Hrsg.): Vorsorge zwischen Versorgungsstaat und Selbstbestimmung. 1. Kölner Kolloquium, S. 26—42. Stuttgart-Berlin-Köln-Mainz: Kohlhammer 1982.

7.25 *Kötschau, K.*: Vorsorge oder Fürsorge? Aspekte einer Gesundheitslehre. Stuttgart: Hippokrates 1954.

7.26 *Kohlenberger, H.* (Hrsg.): Umweltvorsorge und Gesundheitspolitik. (Bouvier disputanda, Bd. 9). Bonn: Bouvier 1973.

7.27 *Kollath, W.*: Grundlagen, Methoden und Ziele der Hygiene. Leipzig: Hirzel 1937.

7.28 *Lohmann, H.*: Krankheit oder Entfremdung? Psychische Probleme in der Überflußgesellschaft. Stuttgart: Thieme 1978.

7.29 *Neuhaus, A.*: Präventivmedizin — eine Aufgabe im Spannungsfeld von Wissenschaft und Politik. Münch. med. Wschr. 123 (1981) 1 165—1 166.

7.30 *Nüssel, E., Lamm, G.* (Hrsg.): Prävention im Gemeinderahmen. Europäische Erfahrung in der Herz-Kreislauf-Vorsorge. München-Bern-Wien: Zuckschwerdt 1983.

7.31 *Quecke, K.*: Streiflichter zur Geschichte der Gesundheitsbildung und Gesundheitserziehung. Die Brücke, Zeitschrift d. Barmer Ersatzkasse 1956, 217—222, 246—250, 276—281.

7.32 *Rawson, G.*: Results and cautionary implications of a randomized controlled trial of screening for risk indices and intervention. Publ. Hlth 96 (1981) 26—33.

7.33 *Room, R.*: The case for a problem prevention approach to alcohol, drug, and mental problems. Publ. Hlth Rep. 96 (1981) 26—33.

7.34 *Schaefer, H.*: Gesellschaft und Gesundheit. In Fülgraff, G. (Hrsg.): Bewertung von Risiken für die Gesundheit, S. 12—16. Stuttgart-New York: Fischer 1977.

7.35 *Schär, M.*: Leitfaden der Sozial- und Präventivmedizin. Bern-Stuttgart: Huber 1968.

7.36 *Schipperges, H.*: Medizin und Umwelt. Analysen, Modelle, Strategien. Heidelberg: Hüthig 1978.

7.37 *Schröder, E.*: Kompendium der Gesundheitsfürsorge. Einführung in die Lehre ihrer Prinzipien, Funktionen und Institutionen. Stuttgart, Thieme 1959.

7.38 *Schwartz, F. W.*: Prävention im System der gesetzlichen Krankenversicherung. Thesen und Empfehlungen. Köln-Lövenich: Dtsch. Ärzte-Verlag 1980.

7.39 *Schwartz, F. W.*: Grenzen der Präventivmedizin. Niedersächs. Ärztebl. 36 (1982) 679—685.

7.40 *Shaw, J. H.* (Ed.): Progress in Health Education 1939—1972. J. School Hlth 42 (1972) No. 5.

7.41 *Taylor, R. C.*: The politics of prevention. Soc. Policy 13 (1982) 32—41.

7.42 *Troschke, J. von, Stössel, U.* (Hrsg.): Möglichkeiten und Grenzen ärztlicher Gesundheitsberatung. Freiburg: Gesomed 1981.

7.43 *Tulchinsky, T. H.*: New concepts in primary care: prevention as policy. Israel J. med. Sci. 19 (1983) 723—726.

7.44 *Tutzke, D.*: Entwicklungstrends in der Geschichte des vorbeugenden Gesundheitsschutzes. Z. ges. Hyg. 17 (1971) 410—415.

7.45 *Wagenfeld, M. O.*: Primary prevention and public mental health policy. J. publ. Hlth Policy 4 (1983) 168—180.

7.46 *Williams, B. J.*: Efficacy of a checklist to promote a preventive medicine approach. J. Tenn. med. Ass. 74 (1981) 489—491.

8. Laienmedizin

8.01 *Back, K. W., Taylor, R. C.*: Self-help groups: Tool or symbol? J. appl. Behav. Sci. 12 (1976) 295—309.

8.02 *Badelt, C.*: Selbsthilfegruppen als Phänomen der Neuen Politischen Ökonomie. Wirtschaftspol. Bl. 1979, H. 2, 60—70.

8.03 *Badelt, C.*: Sozioökonomie der Selbstorganisation: Beispiele zur Bürgerselbsthilfe und ihre wirtschaftliche Bedeutung. Frankfurt-New York: Campus-Verlag 1980.

8.04 *Badura, B., Ferber, C. von* (Hrsg.): Selbsthilfe und Selbstorganisation im Gesundheitswesen. Die Bedeutung nicht-professioneller Sozialsysteme für Krankheitsbewältigung, Gesundheitsvorsorge und die Kostenentwicklung im Gesundheitswesen. München-Wien: Oldenbourg 1981.

8.05 *Cousins, N.*: Laymen and medical technology. Ann. Rev. publ. Hlth 2 (1981) 93—99.

8.06 *Dörner, K.*: Wege zur Selbsthilfe bei psychisch Kranken. Theor. Prax. soz. Arbeit 28 (1977) 123—129.

8.07 Deutsche Zentrale für Volksgesundheitspflege (Hrsg.): Gesundheit in Selbstverantwortung. (Schriftenreihe DZV, Bd. 33). Frankfurt: Dtsch. Zentr. Volksges.pfl. 1980.

8.08 *Dijk, P. van*: Naar een gezonde gezondheidszorg. Gezondheidswinkels. Deventer: Ank-Hermes 1978.

8.09 *Engelhardt, W. W.*: Selbsthilfe. In Schober, T., Honecker, M., Dahlhaus, H. (Hrsg.): Evangelisches Soziallexikon. 7. Aufl. Stuttgart-Berlin: Kreuz-Verlag 1980.

8.10 *Ferber, C. von*: Volks- und Laienmedizin als Alternative zur wissenschaftlichen Medizin: Zur Partizipation im Gesundheitswesen. Soz. Sicherh. 24 (1976) 203—209.

8.11 *Ferber, C. von, Badura, B.* (Hrsg.): Laienpotential, Patientenaktivierung und Gesundheitsselbsthilfe. München-Wien: Oldenbourg 1983.

8.12 *Gartner, A., Riessman, F.* (Eds): Self-Help and Health: A Report. New York: 1976.

8.13 *Gartner, A. Riessman, F.*: Self-Help in the Human Services. San Francisco: 1977.

8.14 *Gartner, A., Riessman, F.*: Help: A Working Guide to Self-Help Groups. New York: 1980.

8.15 *Gleichmann, U., Mannebach, H., Halhuber, C.*: Die aktuelle Situation in den ambulanten Koronargruppen der Bundesrepublik Deutschland. Ergebnisse einer bundesweiten Umfrage. Z. Kardiol. 72 (1983) 418—425.

8.16 *Greitemeyer, M.*: Quellen medizinischen Laienwissens. Z. Allg.-Med. 58 (1982) 1 920—1 923.

8.17 *Groß, W.*: Wege zur Selbsthilfe. Wie Laien mit Problemen umgehen, die sie früher Fachleuten überließen. Sensus 1979, 12—16.

8.18 *Halhuber, M. J.*: Infarkt-Selbsthilfegruppen — ohne Ärzte. Ärztl. Prax. 69 (1977) 2 865.

8.19 *Halhuber, M. J.*: Mehr Hilfe zur Selbsthilfe. Nur der informierte Patient ist mündig. Med. Mensch Gesellsch. 5 (1980) 182—183.

8.20 *Herder-Dorneich, P.*: Selbstmedikation aus sozialökonomischer Sicht. In Blohmke, M., Keil, U. (Hrsg.): Gesundheit, Krankheit, Arbeitsunfähigkeit, S 149—158. (Schriftenreihe Arbeitsmedizin, Sozialmedizin, Präventivmedizin, Nr. 64). Stuttgart: Gentner 1977.

8.21 *Herder-Dorneich, P.*: Zur Ökonomie der Selbstmedikation. Köln: Dtsch. Instituts-Verlag 1977.

8.22 *Herder-Dorneich, P., Schuller, A.* (Hrsg.): Spontanität oder Ordnung. Laienmedizin gegen professionelle Systeme. 2. Kölner Kolloquium. (Ordnungspolitik im Gesundheitswesen, Bd. 2). Stuttgart-Berlin-Köln-Mainz: Kohlhammer 1982.

8.23 *Itzwerth, R., Winkelvoss, H.*: Selbsthilfegruppen im Gesundheitswesen. Eine Übersicht über den Stand der Gesundheitsselbsthilfegruppen. Forum Med. Gesundh.-Politik 14 (1980) 34—43.

8.24 Katholische Ärztearbeit Deutschlands (Hrsg.): Hilfe zur Selbsthilfe. Köln: Bachem 1983.

8.25 *Kickbusch, I.*: Laiensystem und Krankheit. Konzepte und Befunde aus den USA und GB. Med. Mensch Gesellsch. 4 (1979) 2—8.

8.26 *Kickbusch, I., Trojan, A.* (Hrsg.): Gemeinsam sind wir stärker. Selbsthilfegruppen und Gesundheit. Frankfurt: Fischer-Taschenbuch-Verlag 1981.

8.27 *Moeller, M. L.*: Selbsthilfegruppen in der Psychotherapie. Prax. Psychother. 20 (1975) 181—193.

8.28 *Moeller, M. L.*: Wodurch wirken Selbsthilfegruppen? Zu einigen Therapieprinzipien der Gruppenselbstbehandlung. Gruppendynamik 5 (1977) 337—357.

8.29 *Moeller, M. L.*: Zur Bildung von Selbsthilfegruppen. Ein Erfahrungsbericht für Teilnehmer und Experten. Psychiatr. Prax. 4 (1977) 197—212.

8.30 *Moeller, M. L.*: Selbsthilfegruppen. Selbstbehandlung und Selbsterkenntnis in eigenverantwortlichen Kleingruppen. Reinbek: Rowohlt 1978.

8.31 *Moeller, M. L.*: Anders helfen. Selbsthilfegruppen und Fachleute arbeiten zusammen. Stuttgart: Klett-Cotta 1981.

8.32 *Moeller, M. L.*: Selbsthilfegruppen und ihre Bedeutung für die ärztliche Praxis. Med. Klin. 76, Nr. 6 (1981) 148—153.

8.33 *Müller-Westing, H.*: Rehabilitation durch Sozialgemeinschaft. Rehabilitation (Stuttg.) 20 (1981) 101—106.

8.34 *Neittaanmaeki, L., Koskela, K., Puska, P., McAlister, A. L.*: The role of lay workers in community health education: experiences of the North Karelia project. Scand. J. soc. Med. 8 (1980) 1—7.

8.35 *Redler, E.*: Selbsthilfegruppen. Laieninitiativen im Gesundheitswesen. Med. Mensch Gesellsch. 4 (1979) 8—13.

8.36 *Richter, H. E.*: Lernziel Solidarität. Polit. Schriften und Kommentare. Reinbek: Rowohlt 1974.

8.37 *Schelsky, H.*: Der selbständige und der betreute Mensch. Stuttgart: Seewald 1976.

8.38 *Schipperges, H.*: Laienmedizin als Säkularisierung der professionellen Medizin. In Herder-Dorneich, P., Schuller, A. (Hrsg.): Spontanität oder Ordnung, S. 46—71. (Ordnungspolitik im Gesundheitswesen, Bd. 2). Stuttgart-Berlin-Köln-Mainz: Kohlhammer 1982.

8.39 *Schmidbauer, W.*: Die hilflosen Helfer. Reinbek: Rowohlt 1977.

8.40 *Trojan, A., Behrend, J. U.*: Lokale Bewegungen. Modelle gemeindebezogener Gesundheitsselbsthilfe in der BRD. Öst. Z. Politikwiss. 1 (1980) 93—109.

8.41 *Trojan, A., Döhner, H.*: Gesundheitsselbsthiflegruppen. Münch. med. Wschr. 123 (1981) 1 851—1 854.

8.42 *Trojan, A., Waller, H.* (Hrsg.): Gemeindebezogene Gesundheitssicherung. München: Urban & Schwarzenberg 1980.

8.43 *Troschke, J. von*: Krankheitsverhalten und Selbstmedikation. Öff. Gesundh.-Wes. 40 (1978) 173—179.

8.44 *Unschuld, P. U.*: Professionalisierung im Bereich der Medizin. Entwurf zu einer historisch-anthropologischen Studie. Saeculum 25 (1974) 251—276.

8.45 *Wilken, U.*: Zur geschichtlichen Entwicklung der Körperbehinderten-Selbsthilfe-Vereinigungen. Rehabilitation (Stuttg.) 22 (1983) 65—68.

8.46 *Williamson, J. D. Daneher, K.*: Self-Care in Health. London: 1978.

8.47 *Windhoff-Heritier, A.*: Selbsthilfeorganisationen. Eine Lösung für die Sozialpolitik der mageren Jahre? Soz. Welt 33 (1982) H. 1.

8.48 *Yablonski, L.*: Synanon: Selbsthilfe der Süchtigen und Kriminellen. Stuttgart: Klett-Cotta 1975.

9. Perspektiven

9.01 *Aebi, H., Frey, U.* (Hrsg.): Schweizerische Gesundheitspolitik heute und morgen. Bern-Stuttgart-Wien: Huber 1977.

9.02 *Büttner, L., Meyer, B., Wetzstein, E.*: Gesundheitspolitik. Aufgaben und Tradition. Jena: Fischer 1980.

9.03 *Baier, H.*Die Medizin in der Wohlfahrtsgesellschaft. Med. Klin. 68 (1973) 1 405—1 412.

9.04 *Baier, H.*: Das Krankenhaus in der Gesundheitspolitik der Gegenwart. Pharma Dialog Nr. 48. Frankfurt: Bundesverb. Pharm. Ind. e. V. 1976.

9.05 *Banta, H. D., Behney, C. J.*: Medical technology: policies and problems. Hlth Care Mngmt Rev. 5., No. 4 (1980) 45—52.

9.06 *Banta, H. D., Burns, A. K., Behney, C. J.*: Policy implications of the diffusion and control of medical technology. Ann. Amer. Acad. Pol. soc. Sci. No. 468 (1983) 165—181.

9.07 *Banta, H. D. Russell, L. B.*: Policies toward medical technology: an international review. Int. J. Hlth Serv. 11 (1981) 631—652.

9.08 *Beske, F.*: Schwerpunkt und Perspektiven der gesundheits- und berufspolitischen Situation. Öff. Gesundh.-Wes. 44 (1982) 288—292.

9.09 *Bezold, C.*: Alternative futures for health care: emerging issues and society's future. Nat. J. (Wash.) 13 (1981) 998—1 001.

9.10 *Blain, G.*: Tomorrow's political context: technocracy or democracy? Hlth Mngmt Forum 3 (1982) 23—32.

9.11 *Bogs, H., Herder-Dorneich, P., Scheuch, E. K., Wittkämper, G. W.*: Gesundheitspolitik zwischen Staat und Selbstverwaltung. Zur Ordnungspolitik des Gesundheitswesens. Köln-Lövenich: Dtsch. Ärzte-Verlag 1982.

9.12 *Brandt, E. N.*: Prevention as policy. Publ. Hlth Rep. 97 (1982) 399—401.

9.13 *Brandt, E. N.*: Prevention policy and practice in the 1980s. Amer. Psychol. 37 (1982) 1 038—1 042.

9.14 *Brown, L. D.*: Competition and health care policy: experience and expectations. Ann. Amer. Acad. Pol. soc. Sci. No. 468 (1983) 48—59.

9.15 *Bryant, J. H.*: WHO's program of health for all by the year 2000: a macrosystem for health policy making — a challenge to social science research. Soc. Sci. Med. 14 A (1980) 381—386.

9.16 Bundesärztekammer und Deutscher Ärztetag (Hrsg.): Gesundheits- und sozialpolitische Vorstellungen der deutschen Ärzteschaft. Köln-Lövenich: Deutscher Ärzte-Verlag 1980.

9.17 Bundesvereinigung der Deutschen Arbeitgeberverbände (Hrsg.): Gesundheitssicherung in Freiheit und Verantwortung. Köln: BDA 1973.

9.18 Bundesvereinigung für Gesundheitserziehung (Hrsg.): Gesundheit für alle bis zum Jahre 2000. Weltgesundheitstag 1981. Bonn: Bundesvereinigung für Gesundheitserziehung 1981.

9.19 *Dersee, T., Dupke, S.* (Hrsg.): Bankrott der Gesundheitsindustrie. Eine Kritik des bestehenden medizinischen Gesundheitssystems. Berlin: Verlagsgesellschaft Gesundheit 1981.

9.20 *Engelhorn, C.*: Die gesundheitspolitische Situation und ihre Konsequenzen. Pharma Dialog Nr. 44. Frankfurt: Bundesverb. Pharm. Ind. e. V. 1976.

9.21 *Färber, K. P.*: Formen des öffentlichen Gesundheitsdienstes in der Zukunft. Öff. Gesundh.-Wes. 34 (1972) 645—653.

9.22 *Frank, G.*: Sozialstaatsprinzip und Gesundheitssystem. Frankfurt-New York: Campus-Verlag 1983.

9.23 *Friedl, G. A.*: Gesellschaftspolitik 2000. Entwurf für eine mündige Gesellschaft. München 1971.

9.24 *Geißler, H.*: Das Gesundheitswesen — Prüfstein einer zukunftsorientierten Gesellschaftspolitik. Ortskrankenkasse 58 (1976) 698—700.

9.25 *Ginzberg, E.*: The future supply of physicians: from pluralism to policy. Hlth Aff. (Millwood) 1, No. 4 (1982) 6—19.

9.26 *Ginzberg, E.*: The grand illusion of competition in health care. J. Amer. med. Ass. 249 (1983) 1 857—1 859.

9.27 *Ginzberg, E., Brann, E., Hiestand, D., Ostow, M.*: The expanding physician supply and health policy: the clouded outlook. Milbank mem. Fd Quart. 59 (1981) 508—541.

9.28 *Graham, R.*: Policy implications of the national study of the content of family practice. J. Fam. Pract. 15 (1982) 735—737.

9.29 *Häußler, S.*: Gesundheitspolitik. Reform durch Zwang oder Einsicht? Köln: Dtsch. Instituts-Verlag 1976.

9.30 *Hamm, W.*: Irrwege der Gesundheitspolitik. Ordnungspolitische Kritik an Vorschriften des Krankenversicherungs-Kostendämpfungsgesetzes. Tübingen: Mohr 1980.

9.31 *Herbig, J.*: Das Ende der bürgerlichen Vernunft. Wirtschaftliche, technische und gesellschaftliche Zukunft. — Aktualisierte Fassung. Frankfurt: Fischer-Taschenbuch-Verlag 1980.

9.32 *Herder-Dorneich, P.*: Soziale Ordnungspolitik. Mit neuen Strategien gegen Steuerdefizite. Stuttgart: Verlag Bonn Aktuell 1979.

9.33 *Lee, P. R.*: Mary E. Switzer memorial lecture. A new perspective on health, health planning, and health policy. J. allied Hlth 6 (1977) 8—15.

9.34 *Marmor, T. R.*: The new health policy: promises and pitfalls. Hlth Policy Quart. 2 (1982) 70—78.

9.35 *McClure, W.*: The competition strategy for medical care. Ann. Amer. Acad. Pol. soc. Sci. No. 468 (1983) 30—47.

9.36 *Mechanic, D.*: Some dilemmas in health care policy. Milbank mem. Fd. Quart. 59 (1981) 1—15.

9.37 Medizinisch Pharmazeutische Studiengesellschaft e. V. (Hrsg.): Vorstellungen zur Weiterentwicklung des Gesundheitswesens. Modelle, Programm und Kommentare. Frankfurt: Med. Pharmazeut. Studiengesellschaft 1974.

9.38 *Moloney, T. W.*: Grantmarking in health — setting priorities in the 1980s. Issues Hlth Care 3 (1982) 70—75.

9.39 *Primus, W. E.*: Financing Medicare through 1995. Nat. J. (Wash.) 14 (1982) 789—793.

9.40 *Reinhardt, U. E.*: Health insurance and health policy in the Federal Republic of Germany. Hlth Care Financ. Rev. 3, No. 2 (1981) 1—14.

9.41 *Rödel, U.*: Forschungsprioritäten und technologische Entwicklung. Frankfurt: Suhrkamp 1972.

9.42 *Röper, B.* (Hrsg.): Wettbewerbsprobleme auf dem Markt für Arzneimittel und staatliche Gesundheitspolitik. Berlin: Duncker und Humblot 1981.

9.43 *Rohde, J. J.*: Das Dilemma der Gesundheitspolitik. Soziologische Ansichten zur Auseinandersetzung der Gesellschaft mit der Krankheit. Neue Gesellsch. 11 (1964) 25—36.

9.44 *Rosenberg, P.*: Möglichkeiten der Reform des Gesundheitswesens in der Bundesrepublik Deutschland. (Schriften der Kommission für Wirtschaftlichen und Sozialen Wandel, Bd. 48). Göttingen: Schwartz 1975.

9.45 *Rutten, F. F.*: Health care policy today: making way for the libertarians? Eff. Hlth Care 1 (1983) 35—43.

9.46 *Salmon, J. W.*: The competitive health strategy: fighting for your health. Hlth Med. 1, No. 2 (1982) 21—30.

9.47 *Schaefer, H.* (Hrsg.): Die Medizin in der Gesellschaft von morgen. (Schriftenreihe Arbeitsmedizin, Sozialmedizin, Arbeitshygiene, Bd. 39). Stuttgart: Gentner 1971.

9.48 *Schaefer, H.* (Hrsg.): Folgen der Zivilisation. Therapie oder Untergang? Frankfurt: Umschau-Verlag 1974.

9.49 *Schaefer, H.*: Plädoyer für eine neue Medizin. München-Zürich: Piper 1979.

9.50 *Schatz, O.* (Hrsg.): Wie krank ist unsere Medizin? Salzburger Humanismusgespräche. Graz-Wien-Köln: Verlag Styria 1983.

9.51 *Schicke, R. K.*: Trends in der Krankenversorgung — Anpassungsprobleme im Lichte ausländischer Erfahrungen. Krankenhausarzt 48 (1975) 335—338.

9.52 *Schipperges, H.*: Der Arzt von morgen. Von der Heiltechnik zur Heilkunde. Berlin: Severin und Siedler 1982.

9.53 *Selby, P.*: Health in 1980—1990. A Predictive Study Based on an International Inquiry. Basel: Karger 1974.

9.54 *St. George, D., Draper, P.*: A health policy for Europe? Lancet 1981, II: 403—465.

9.55 *Teeling-Smith, G.*: Medicines in the 1990s. Prospects. Int. J. environm. Stud. 1 (1970) 219—225.

9.56 *Thompson, W. L.*: Critical care tomorrow: economics and challenges. Crit. Care Med. 10 (1982) 561—568.

9.57 *Townsend, P.*: The policy implications of a positive approach to health. Hlth Visit 56 (1983) 97—101.

9.58 Verband der Ärzte Deutschlands, Hartmannbund e. V. (Hrsg.): Thesen zur Sozial- und Gesundheitspolitik. 5. Aufl. Bonn: Hartmannbund 1981.

9.59 Verband der Ärzte Deutschlands, Hartmannbund e. V. (Hrsg.): Thesen für ein gesundheitspolitisches Programm der Ärzteschaft für die Bundesrepublik Deutschland. Außerordentl. Hauptversammlung. Mainz: Kirchheim 1972.

9.60 *Wolters, H. G.*: Perspektiven der Gesundheitspolitik. Ortskrankenkasse 55 (1973) 700—704.

9.61 *Wunderli, J., Weishaupt, K.* (Hrsg.): Medizin im Widerspruch. Für eine humane und an ethischen Werten orientierte Heilkunde. Olten-Freiburg: Walter 1977.

Anschriften der Autoren

Prof. Dr. med. Walter Bachmann
Technische Universität München
Tristanstraße 24
8000 München 40

Prof. Dr. Horst Baier
Universität Konstanz
Sozialwissenschaftliche Fakultät
Postfach 5560
7750 Konstanz

Prof. Dr. Arthur E. Imhof
Freie Universität Berlin
FB 13
Friedrich-Meinecke-Institut
Habelschwerdter Allee 45
1000 Berlin 33

Prof. Dr. Wolfgang Jacob
Institut für Sozial- und
Arbeitsmedizin
Im Neuenheimer Feld 368
6900 Heidelberg

Prof. Dr. med. Gerhard Möllhoff
Institut für Rechtsmedizin
Voss-Straße 2
6900 Heidelberg

Prof. Dr. Hans Schaefer
Physiologisches Institut
Im Neuenheimer Feld 326
6900 Heidelberg

Prof. Dr. Heinrich Schipperges
Institut für Geschichte der Medizin
Im Neuenheimer Feld 305
6900 Heidelberg

Dr. Johannes Schlemmer
Wiesenhaus
6901 Neckarsteinach-Grein

Priv. Doz. Dr. Friedrich-Wilhelm Schwartz
Zentralinstitut der Kassenärztlichen
Bundesvereinigung
Haedenkampstraße 5
5000 Köln 41

Prof. Dr. Hans-Günther Sonntag
Hygiene-Institut
Im Neuenheimer Feld 324
6900 Heidelberg

Prof. Dr. Rainer Thome
Lehrstuhl für Betriebs- und
Wirtschaftsinformatik
Feldkirchstr. 21
8600 Bamberg

Prof. Dr. Gustav Wagner
Institut für Dokumentation, Information
und Statistik
DKFZ
Im Neuenheimer Feld 280
6900 Heidelberg